苗医临床学

MIAOYI LINCHUANGXUE

Hmub diot vit ghab xof

主　审　熊芳丽

主　编　唐东昕　夏景富

副主编　肖淦辰　吴文宇　龙明豪　杨通神　孙东东　李　高

编　委（以姓氏笔画为序）

王　佳	王　倩	王　颖	王飞清	王宏吉	王雪雁
王镜辉	方志聪	邓　茜	龙明豪	田民义	田婷婷
冉光辉	付馨慧	冯雪兰	吕　岑	伍谨林	刘　杰
刘　洋	刘　璇	刘　薰	刘欣欣	刘燕青	孙冬雪
孙东东	李　高	李　娟	李芮芮	李明珠	李宝杰
李瑞雪	杨　华	杨　兵	杨　静	杨通神	肖淦辰
吴　群	吴文宇	吴相友	吴海燕	余　婷	冷福玉
张　鹏	张　震	陈　发	陈　杰	陈　果	陈　庚
陈国美	陈晓琼	苗翠影	欧阳思露	金亚弦	周圆妃
孟　娜	赵梦云	胡　顶	贺　凡	贾思静	夏景富
郭　斌	唐东昕	黄　洪	黄雯琪	章　甜	琚皇进
喻娇娇	税会利	谢　薇	熊天容	魏显鳗	

全国百佳图书出版单位

中国中医药出版社

· 北 京 ·

图书在版编目（CIP）数据

苗医临床学 / 唐东昕，夏景富主编 . —北京：中国中医药出版社，2023.5
ISBN 978 – 7 – 5132 – 7950 – 5

Ⅰ . ①苗…　Ⅱ . ①唐…②夏…　Ⅲ . ①苗医—临床医学　Ⅳ . ① R291.6

中国版本图书馆 CIP 数据核字（2022）第 231261 号

中国中医药出版社出版

北京经济技术开发区科创十三街 31 号院二区 8 号楼

邮政编码　100176

传真　010 – 64405721

万卷书坊印刷（天津）有限公司印刷

各地新华书店经销

开本 787 × 1092　1/16　印张 24.5　字数 419 千字

2023 年 5 月第 1 版　2023 年 5 月第 1 次印刷

书号　ISBN 978 – 7 – 5132 – 7950 – 5

定价　110.00 元

网址　www.cptcm.com

服 务 热 线　010-64405510

购 书 热 线　010-89535836

维 权 打 假　010-64405753

微信服务号　zgzyycbs

微商城网址　https://kdt.im/LIdUGr

官 方 微 博　http://e.weibo.com/cptcm

天猫旗舰店网址　https://zgzyycbs.tmall.com

如有印装质量问题请与本社出版部联系（010 – 64405510）

苗医理论及临床专家组

以姓氏笔画为序

马武开	贵州中医药大学第二附属医院	主任医师
王 政	凯里市中医医院（苗医医院）	主任医师
龙千里	贵州省台江县苗族医药研究所	主任医师
龙运光	黔东南州民族医药研究所	主任医师
龙奉玺	贵州中医药大学	教授
田华咏	湖南省湘西自治州民族医药研究所	主任医师
杜 江	贵州中医药大学	教授
李志强	贵州中医药大学	副教授
李宝鸿	云南省蒙自军分区医院	副主任医师
杨 柱	贵州中医药大学	教授
杨通神	从江县中医医院	副主任医师
张东海	湖南省龙山县红十字会民族骨伤科医院	主任医师
郑曙光	贵州中医药大学第一附属医院	教授
胡建山	黔南州中医院	主任医师
胡新民	黔南民族医学高等专科学校	副教授
袁涛忠	黔东南州民族医药研究所	副主任医师
夏景富	贵州中医药大学第一附属医院	主任医师
郭伟伟	黔东南州中医医院 / 州民族医药研究院	主任医师
唐东昕	贵州中医药大学第一附属医院	主任医师
唐海华	松桃苗族自治县民族中医医院 / 县苗族医药研究所	副主任医师
熊 招	云南省中医医院	副主任医师
熊安富	黔西南州安富民族民间医药开发研究所	主任医师
熊芳丽	贵州中医药大学第一附属医院	主任医师
潘炉台	贵州中医药大学	主任药师

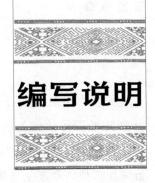

编写说明

    苗医药是中医药的重要组成部分，有着悠久的历史。它是苗族人民在长期的生产、生活实践中形成的对抗疾病的经验总结，是以远古原始神话、苗族古歌等形式传承下来的，有苗族特色的理论和内容。苗族医学研究作为民族医学的重要组成部分，近年得到良好的发展。贵州苗医总结出"两病""五经""三十六大症""七十二小症""两纲"治则等苗医学术特点。

    苗族医学的发掘整理，是通过当代苗医的传承与总结。主要由各地苗医口述，然后通过汉文的方式记录加以整理而成，其中难免存在整理者的取舍和提炼。本书是在挖掘整理近年苗医药相关研究成果的基础上，结合临床实践编撰而成。苗医在生理上把人体划分为九个架组（脑架、身架、窟架、肾架、心架、肺架等），总体上来说，这九个架组基本涵盖了人体的各个部位和器官，是苗医对人体结构的独特划分方法，因此本书的编写主要是运用"九架组学说"为框架；疾病的命名、辨证分类治疗等方面参考了陆科闵等编著的《苗族医学》一书，将疾病分为冷病、热病，称两纲，冷经、热经、半边经、快经（包括哑经）、慢经，称为五经，疾病有三十六大症、一百零八小症、七十二疾，基本上形成了苗医的两纲、五经、三十六症、七十二疾的纲、经、症、疾理论模式。

    在编写过程中，我们成立了由贵州、云南、湖南等地的苗医专家组成的"苗医理论及临床专家组"，对本书的编写进行了指导。我们力求去伪存真，求同存异，坚持理论联系实际的原则，突出民族特色。《苗医临床学》全书共分为总论两章及各论十一章，对苗族医学的发展概况、苗医理论基础、苗医对疾病的认识及病证分类辨治进行了阐述。疾病病种涵盖内科、外科（皮肤、骨伤）、妇科、儿科、五官科等，各科疾病病种的选择重点是临床的常见病、多发病，并按概述，苗医症疾，成因，病由，诊查要点，鉴别诊断，病、证分类辨治，预防调护等几个方面编写。本书主要适用于中医药院校本科生或民族医学专业研究生，亦可作为其他医学专业学生学习的参考用书。

　　本书的出版得到了 2019 科技部国家重点研发计划中医药现代化研究"十五个少数民族医防治常见病特色诊疗技术、方法、方药整理与示范研究"（项目编号：2019YFC1712500，课题编号：2019YFC1712505）、贵州省科技计划项目"苗弩药针防治癌性疼痛的示范基地建设及推广应用"（项目编号：黔科合后补助〔2020〕3003）和2022 年贵阳市科技局联合基金（项目编号：筑科合同〔2022〕4-3）项目支持。本书在编撰过程中邀请了贵州中医药大学 2015 级卓越中医师班全体 49 名和 2018 级 5+3 尚义班 58 名同学进行了校对，并从本科生的学习角度提出了宝贵的意见。本书涉及内容广泛，但是可供参考的文献及书籍较少，编写的过程中遇到了一定的阻力。本书中的苗药名主要参考陆科闵等编著的《苗医病方集》，有些苗药与中药同名，有些中药有至少两个苗药名，针对这种情况主要采用使用频率较高的苗药名。对于病名，引用了拉丁文标注，除参考以上书籍外，还参考了张永祥主编的《苗汉词典》和王春德主编的《汉苗词典》，但一些疾病如经期前后诸症，是众多症状的总称，对于其中的症状苗医有记载但没有拉丁文标注。苗医病因病机方面主要通过对气血水理论进行阐述，其具体机理的阐述较表浅，这是以后我们将着力改进的地方。由于我们编写水平有限，时间紧迫，书中难免存在欠妥之处，期望各位同仁及广大师生读者提出宝贵意见，以便再版时修订完善。

编　者

2023 年 4 月

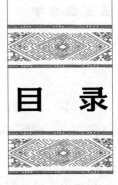

目 录

总 论

各 论

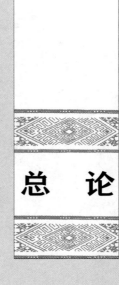

总 论

第一章 概论

苗族医学概述

一、苗族简况

苗族是散布在世界各地的一个古老民族，主要分布于中国的湘、黔、鄂、川、滇、桂、琼等省区，以及东南亚的老挝、越南、泰国等国家。苗族人民在距今五六千年的炎黄时期，作为中华文明的创造者之一，已经登上历史的舞台。苗族的先祖蚩尤，与炎帝、黄帝被后世尊为中华民族的三大人文始祖。苗族是一个在迁徙中谋求生存的民族，据考证苗族至少经历了五次大迁徙。虽然苗族多次大迁徙和分散居住，形成了许多支系，但各支系都具有民族认同感，认为蚩尤是苗族的先祖。由于迁徙造成各支系长期的地域分离，在语言、文学艺术、节日庆典、风情习俗、民间工艺、宗教信仰、远古神话等文化中形成了各支系间的差异。国内学者认为，苗语属汉藏语系苗瑶语族苗语支，苗语又划分为湘西方言、黔东方言、川黔滇方言（又称东部方言、中部方言、西部方言）三大方言和七个次方言，十八种土语。苗族是一个有民族语言或者文字的少数民族，可能历史上创造过文字，而后来因为某种原因失传。由于与汉族的频繁往来，苗族有一部分通用的苗语兼通汉文有利于交流和合作。

苗族孕育丰富多彩的民俗文化，古歌古词也是一种承载苗族远古神话和悠久历史的传承形式，主要包括"开天辟地、铸日造月、洪水滔天、战争迁徙"等篇章。苗族的"飞歌"极富感染力，声音高亢响亮。舞蹈有板凳舞、铜鼓舞、芦笙舞等，其中以芦笙舞最为出名。苗族音乐可包括声乐和器乐两种。苗族民歌根据其内容可分为游方歌（情歌）、酒歌、时政歌、劳动歌、儿歌、苦歌等几类，曲调各不相同。在苗族，青年男女的自娱性集体歌舞多被称为"踩堂",由于"踩堂"舞蹈离不开芦笙的伴奏,所以如今"踩堂"已被多数人改称为"芦笙舞"了。苗族由于战乱常年迁徙,因此在房屋的材料和结构上形成了本民族独特的建筑特色。苗族人民聚集地区植被繁茂,木材资源丰富,由此以木房居多。苗族女性擅长手工艺术,尤其是刺绣,主要用来装饰衣服。苗族刺绣色彩缤纷,种类繁多。根据色彩的样式可分为单色绣和彩色绣两种。蜡染是贵州省丹寨县、安顺市、织金县苗族世代传承的传统技艺,古称"蜡缬",苗语称"务图",意为"蜡染服"。苗族人在口味上偏好食酸,家家户户都自制酸汤、酸菜、腌鱼肉等腌制品,苗族人做的酸汤鱼肉嫩汤鲜,清香可口。由此可见,苗族是一个具有文化内涵的民族。

二、苗族医学发展简史

《苗医药发展简史》一书指出,苗医药文化的发展历经三种形态各异的阶段,形成于不同的时期。苗族初期是原始文化形态,主要是以神为象征的氏族部落医药文化。第二阶段是巫术与医学融合的文化形态,主要是以沟通鬼神的巫教为象征的巫医合一文化。第三阶段是相对较成熟的苗族医药文化形态,主要以医药治病为象征。

1. 苗族医药原始文化

苗族民间历来有"千年苗医,万年苗药"的说法。西汉刘向在《说苑·辨物》中说:"吾闻古之为医者曰苗父。苗父之为医也,以菅为席,以刍为狗,北面而祝,发十言耳。诸扶之而来者,举而来者,皆平复如故。"刘向口中的苗父,即传说中的"药王爷",创造了三千苗药、八百单方。

苗族医药起源还可追溯到远古时代,伏羲对疾病、自然的认识是我国关于医药知识的最早记载。《帝五世纪》伏羲篇说:"所以六气、六脉、五行、阴阳、四时,水火升降,得以有象,百病之理,得以有类。"就是认识人体的论述。亦有学者考证指出神农是苗医的农医始祖,苗族农艺巫医文化源于神农,"神农尝百草,日遇七十二毒,得茶而解之"。正如《淮南子》中所云:"神农播百谷也,囚苗以为教。"苗医药神话最有意义的当数"药王",药王被认为是苗族医药的始祖,"药王,周身晶亮,穿山越谷,行走如常,食果露宿,寻找药方"。苗族是没有文字的民族,口口世代相传是苗族文化传承的主要方式,神话传说也是一种作为历史作证的"口碑"文化。

2. 巫医结合文化

宗教是社会在不同历史形态下的产物。我国进入奴隶社会后,原始宗教迷信逐渐成为统治者利用的思想工具,从而产生了专事祈祷、祭祀的"巫",形成了原始宗教的表现形式——巫术。从事巫术活动的巫师则有意识地将人们幻想中的"神"人格化，并在巫术活动中利用医药知识，以能和"鬼神"沟通的姿态、迷信的方式为患者治疗疾病，于是出现了"巫医合一"的历史阶段。经过巫与医、"神"与药的结合，"巫"对苗族医药的发展起到至关重要的作用，"巫医一家"和"神药两解"的文化形态长时间存在于苗族人民中。巫医通过对疾病的分析与总结，将巫术与药物等有效结合，心理与药物协同治疗，通过沟通"鬼神"慰藉患者，一定程度上弥补了苗族医药资源相对不足的劣势。

春秋战国时期，巫术在汉族地区已不能适应时代潮流，巫与医完全分离，而此时的苗族仍保留"神不歆非类，民不祀非族"的习俗，盛行巫风。在《说苑·辨物》中记载："吾闻之古为医者曰苗父。苗父之为医也，以菅为席，以刍为狗，北面而祝，发十言耳。诸扶而来者，举而来者，皆平复如故。"《中国通史简编》记载这个苗父就是黎，他是苗族的巫师（巫医），巫师治病主要通过祈祷，使用禁咒术，也用酒、草等药物。这表明苗族先民普遍使用占卜祈祷以求禳解之外，也常用医药治疗疾病。在此巫医相从的关系中，可能是巫从于医，也可能是医从于巫，二者相互结合，相互补充。正如《针灸甲乙经校释》中所云："先巫者，因知百病之胜，先知百病之所从者，可祝由而已也。"说明古代医者已经了解巫医并非对疾病一无所知。

3.苗族医药文化

苗族医药受"巫医合一"文化长期影响，但随着民族的开放化，逐渐靠拢于现代的汉族文化，摒弃迷信和盲从，苗族医药也越来越走向规范化。在国家大力提倡民族发展的大好时代背景下，苗族医药得到了飞跃式的发展。苗药材、治疗技术、苗医诊断思想逐步形成相对完整的理论体系和药物的科学开发与技术的合理应用。

"改土归流"后，越来越多的不同民族的人民涌入苗族的聚集地，为苗族带来了新鲜的血液，加速了苗族与各民族间的交流与团结，因此产生了专业的苗族医药人员并成为合法的职业。黔西南关岭县被誉为贵州传统民族医药之乡，在康熙时期就有"滇黔锁钥"之称。每逢集市时会出现"场期药市"的现象，苗族山民将采集的生鲜药材拿到市场上销售，同时兼顾医治患者。苗族医药与外界频繁往来，广泛吸收其他民族的医药经验，并结合本民族的特点促使富有苗乡气息的苗族医药逐步形成及发展。经过几千年探索、研究、应用、总结和提高，苗族创立了自己独树一帜的医学理论和疾病诊治方法，形成了两纲、五经、三十六症、七十二疾、一百零八小症的基本理论体系，以及病理、生理、病因、病机、疾病分类、疾病命名、疾病诊断、疾病预防等理论学说和内治法、外治法、饮食疗法、体育疗法等治疗方法，其中内治法有服汤药等十余种，外治法有爆灯火等五十余种。

第二章 苗医学基础理论

第一节 病因病机

一、病因

苗医认为疾病产生主要受"一毒、二伤、三亏、四积、五菌、六虫、七乱、八特"这八方面的影响，但总的不外乎"无毒不生病""无乱不成疾"两方面。现代可归纳为以下几方面。

1. 邪毒外侵

苗医理论认为毒是人体患病的根本原因，邪毒是运动不息、长期存在的。苗医认为人与自然是和谐统一的共生关系，自然界的季节交替、生老病死均顺应规律而变化。当环境失宜，气候异常，惠气内虚，外毒乘虚而入，发而致病，甚者可形成流行性大范围的毒而谓之"疫疬之毒"。

2. 自然环境的影响

《乾州厅志》载："春始见微霜，四时皆热，而人多生寒疾，盖地气卑湿，雾多风少，且冬寒返暖，则阴中之阳不固，夏时阴雨反凉，则阳中之阴邪易侵，故阳不下降，阴不上升，多上热下寒之疾也。"说明了风、湿、寒、暑、雾、霜皆可使人致病。人类生活在自然界，气候或环境改变，通常会直接或间接影响机体的生理变化，若环境恶劣或气候异常超过了机体的适应能力，则发病。如夏季酷暑炎热，易犯"鱼鳅症"。

3. 饮食不调

苗医有"人食五谷生百病"之说。五谷虽养人，倘若饮食不节、不洁，也会让人生病。交环理论认为，以食为天，以和为贵，以乱则为病。如过食生冷不洁食品会引起头身疼痛、面青、呕吐、寒战等"耗子症"。食物为人体补充物质基础，水谷精微润养全身，保证生命的延续。苗医认为胃属于肚架，主承载与受纳食物，胃肠功能虚弱，容易受到外来侵害，应该注意饮食调护。例如过食辛辣、过饥过饱、饮食不节等饮食习惯导致的乱会影响肚架的正常运化功能，产生一系列胃肠紊乱的疾病。

4. 意外损伤

苗医认为，苗族人民多聚居在深山峻岭中，常受到猛兽、毒虫侵袭，以及在劳作过程中难免受到农具伤害及不慎跌伤等，这些因素容易导致皮肤破裂、出血、骨折、感染、中毒等，常造成身体病残，甚者危及生命。苗族是一个饱受战乱的民族，生活环境恶劣，经历了多次的民族大迁徙，深受战乱之伤，因此苗医擅长治疗野外伤害、跌打损伤、骨伤科疾病等。

5. 情志失调

苗医认为，人的情绪与身体的健康状态有着密切的联系。如突然的大喜大悲、盛怒或长期处于一种情绪状态者会引起机体紊乱而致病，如诱发耗子钻心症、半边风、失心疯或失魂等症。喜、怒、哀、乐的情绪变化是人体对外界刺激的正常反应，暴喜、暴怒、过哀等情绪过度会损害机体生理功能，严重损及九大架组。

6. 劳累过度

苗族人民生活相对落后贫穷，为了生存常过度劳作，超负荷的劳作日久易使机体脏腑筋骨受损，而患筋骨疼痛、食欲不振、少气乏力等"劳伤病"。生存条件的恶劣迫使苗族人民付出更多辛勤的耕耘，气候条件的异常也会影响生活环境，为了获取更多饮食物资源、医疗资源等，人们需要进入大山深处，开拓土地，耕作谷物，采摘草药，日积月累的跋涉导致身体积劳成疾。

7. 房事不节

苗医认为，房事是一种繁衍后代、维系夫妻感情的正确方式，不过房事过度则伤身，应注意适度为养，不可耗伤太过。如果不注意卫生，如经期同房，女子易患"女子月家乐证"，男子易患"妇男月家病"。由于生灵能的虚弱，行房事容易损伤性、肾架组。过度纵欲，耗伤肾精，一方面损伤正常生殖繁衍功能，另一方面影响子孙后代的发育及延续。

8. 先天禀赋异常

苗医认为"百人生百病"，人体体质强弱的根源在于先天禀赋的差异，对各种疾病的抵抗能力有所差异，因此，不同体质的人会患不同的疾病。先天来源于父母，父母双亲的体质决定先天的素质，如遗传某些传染病、过敏性疾病、先天性缺陷疾病等均难以改变，只能依靠后天调理改善。

二、病机

苗医认为疾病的发生发展与内外因素密切相关，气、血、水、上下交环、四大筋脉的病理变化是疾病发生的内在基础，外界邪毒因素侵袭是疾病发生的必要条件，两者在疾病过程中共同组成病机变化。

（一）气血水三要素论

1. 气血水三大要素

苗医认为，气、血、水是构成人体最重要的物质基础，人的生老病死与之有着十分密切的联系。

（1）气：气是人体能量的一种表现形式，是一种看不见、摸不着的内在物质。主要包括人体惠、粹、灵、废四气，主要体现气在人体中的形成、运行、转化、排泄的代谢运转全过程，推动着人体整体功能的运营。如气壅滞易致气路受阻，气不足易致气虚等。

（2）血：血是谷物消化后形成的精微，具有润养全身的作用。人体有生血、熟血、瘀血、废血四血，主要体现在血在人体内运行、病变、转化及排泄的过程，提供人体各种生理活动的物质需要。如血受阻不通易致瘀证，热毒、外伤所致的出血或生成不足易致血弱等。

（3）水：水是人体生命之源，是人体不可或缺的基础物质。人体有原水、汁水、精水、废水四水，水的摄入、运化、升华及排泄维持着人体新陈代谢和生理功能。如水液过盛易致水臌病，水液不足易致水弱症等。

2. 气血水之间的关系

（1）气与血的关系：气和血为生命之本，两者同根同源，气推血走，血载气行，也有着"伤气必伤血，伤血也伤气"之说。

（2）气与水的关系：气与水相依相存，伤气必伤水，伤水也伤气。

（3）血与水的关系：血和水是看得见的物质，水为血源，血中有水，伤血必伤水，伤水也必伤血，苗医有着"水生血，血带水，血水相融。血无水则不能生，水无血则不养人"之说。

（二）交环学说

苗医认为交环"以和为贵，以食为天，以乱为病"，治则为"以帮为治"。人体存在上部、下部两个交环，主要是由脑髓的筋丝组成的功能群体的非实质性器官。

1. 上交环

位置：主要位于咽喉周围，在口腔、鼻腔以及气管与食管的交界部位，起于脑髓下部，前至喉结的上下两部，形状类似宽状环围绕颈部上段。功能：主管气体的交换与食物的摄入，同时统辖附近的眼、耳、口、鼻、心、肺等器官及腺体的功能，维持正常有序的生理活动。特点：摄取食物的管理中枢，是气体、食物的关卡和要塞。总称为"禄"。

2. 下交环

位置：主要位于大、小肠交接处的周围，在肚脐水平的部位形成的一个宽带的环。功能：主管人体下部肝、肾等架组及相关腺体、组织的功能活动，利于肝、胆、大肠、小肠将胃肠受纳之食进一步吸收，消化，输送到全身各处，剩余物排出体外。特点：主要用于营养精微物质的加工和供给利用，总称为"福"。

3. 上、下交环的关系

作为人体上下两部的管理机构，两大交环合套协调，统管全身，维持机体的正常生理活动。通过管理人体的后天本源，即食物的摄入、加工、吸收等过程，保证人体的物质基础和营养供给。两者的合套促进胃肠功能的健康，称为"以保为康"。

（三）四大筋脉学说

苗医理论认为筋与脉是人体中两个密不可分的生理系统，既彼此独立，又互相联系，合称为"筋脉"。筋脉的水系形如干流与支流纵横交错，有粗有细，有大有小，分布全身各处，形成星罗棋布的网络。筋脉狭义指四条主要干流，谓之"四大筋脉"，联系人体的三界和四肢；广义泛指一切筋与脉。

1. 生理功能

苗医认为"筋为气路，脉为血路"。筋与脉，主要运行气与血两大生命物质，内部联系大脑与内脏，外界联系整个躯干部位，深入肌肉组织。四大筋主司人体的组织，有带动、指挥、运动协调的功能；四大脉则是供给营养的主要补给线路。筋：发于脑，行于脊，分布于全身，主要负责传导和执行大脑的指令，牵动身体的肌肉和骨骼，承载惠气，主持人体的运动功能。脉：发于心，运行于内脏，分布在四肢。主要为各器官、肌肉骨骼、组织各处输送水谷精微、血液、水分等营养物质。

2. 筋与脉的关系

筋主气体的运行，推动人体的正常生理功能以及血液运行和水分、营养的输送，排泄废物。脉主血液的运行，使筋得到血液、精微的濡养，惠气能量的充实。筋损时，惠气运行受阻，血脉运行无力则瘀滞；脉损时，筋枯无养，惠气运行不畅。两者紧密配合，促进气与血、能量与物质的正常运行和输布。

3. 筋脉与疾病

苗医认为筋脉的特点是"以畅为安，以塞为病，以通为用，以绝而亡"。外因和内因均会损伤筋脉。外因有风、湿、寒、热四种毒，内因包括骨骼和内脏两方面。骨骼方面，产生疼痛、麻木、重着等不适；内脏方面，还可引起各种风类疾病，如"半边风""串皮风""冷骨风"等以及"走马惊、天吊惊"等四肢抽搐疾病。筋脉的传导作用使得它本身具有较强的敏感性，局部的刺激可以激发全身的生灵能，恢复惠气，起到治疗作用。筋脉学说的代表的外治法有糖药针、硫黄针、爆灯火等。

（四）苗医毒学说

苗医认为，毒多种多样，无处不有、无所不在。毒是导致疾病的外在因素，自然界中的风、湿、冷、热毒属于外毒。人体的筋脉、气血、脏器、组织都在摄入毒、产生毒、运行毒、排泄毒。一般情况下，在人体各种功能的正常调节下，各种毒相互制约，是不会致病的。只有当人体气、血、水功能紊乱，生灵能不足，气候环境等异常改变，某种毒素过盛侵袭机体而致病，故苗医有"无毒不致病，无乱不成疾"之说。

1. 苗医四大毒

（1）热毒：热是人体生灵能的一种表现形式，在生灵能的调节下，冷与热相互制约，人体体温维持在37℃左右，提供人体生理活动的最佳环境。然而，当外界的热毒侵犯人体，或体内虚寒不能制约实热时便会出现以热为特征的疾病。苗医热毒伤人具有易伤脑架、损筋脉而生风，易伤精水，迫血妄行等特点。

（2）冷毒：外界冷毒侵袭人体，人体生灵能减弱，功能衰退。体内生灵能衰弱也易致冷毒生成。冷毒侵袭体表常表现为身痛怕冷，恶风，无汗，近火亦不能缓解。冷毒侵入体内多表现为四肢不温，手足逆冷，呕吐清水，面色苍白，舌淡苔白，脉缓而慢。冷毒伤人具有凝滞、耗损热能等特点。

（3）风毒：风是自然界中气体的运动状态，与气息息相关。风毒伤人具有善行易变，无孔不入，易犯体表，易留筋脉、脑架，易携诸毒等特点。

（4）湿毒：湿为外界潮湿之气，湿毒伤人常见头身困重，四肢酸楚，肌肤不仁，关节屈伸不利，舌苔厚腻等症状，具有重着、生痰、易伤筋脉等特点。

2．四毒之间的相互关系

（1）四大毒之间的关系：热主蒸腾，主发散，主亢奋；冷主凝聚，主收缩，主衰退。二者相克维持人体体温和功能的动态平衡，但在一定条件下会相互转化，如热不足以制冷，则冷毒自生，冷不足以制热，则热毒自成，二者制约失衡，则出现冷极生热，热极生冷。热能生风，风火相资，风能助火，但风也能降温而助冷，因此可见风对于热和冷都是助长的关系。水能生湿，湿为水之气，风为气之行，故湿也能生风。可见风与冷、热、湿之间都有直接或间接的相生关系。风性善行多变，主乱，主痛，能助长和融合诸毒。湿性重着，易停滞，易阻塞，与风的特性相反，但两者并不相克，而是并存的关系。

（2）适当为养，过度为毒：生命与毒素是相互依存、相制相取的，在生灵能不衰不亢的状况下能维持正常的生理功能，保持机体处于动态平衡。生成人体的三大根本生灵能之间，供生物质之间，人体各种结构之间三大关系平衡为"养"。当三大关系失衡便形成"毒"。苗医认为，毒与养之间的区别是一个动态变化的问题。

第二节　诊断方法

苗医诊病主要从望、嗅、摸、弹等诊察手段来获取疾病信息，搜集疾病的各种症状和体征，进行综合分析，辨清冷、热病范畴，为临证处方提供诊疗依据。苗医对疾病的诊断可总结为"一考功能察气魄，本命精神冷或热，架组交环常或异，检测数据不可缺；二考物质察病根，汁水浆液血气分，排泄物及异物等，病原体及抗原情；三考结构察病机，皮肉筋骨脏器窥，十窟征迹舌象类，病灶以及反应区"。

一、望诊

苗医中以望诊为首，主要包括望形态、望神志、望神色、望眼、望口舌以及望二便等内容。

1. 望形态

苗医认为，形态与疾病关系密切。如形体健壮，有病易治，预后较好，形体虚弱，有病难治，预后较差。不同的疾病，可以从不同的形态中表现出来。如患者呼吸活动度大，喜欢仰卧，不盖衣被，多为热病；反之则多为冷病。

2. 望神志

神志是人体生命活动的外在表现。患者神志的盛衰，可从语言、眼神、举动等方面观察出来。如眼神灵活，进食清脆有力，则重病易治；眼神萎靡不振，进食声微无力，甚至不能自食，表情痛苦，则治疗较难，预后欠佳；重危患者，神志本衰，突然容光焕发，暴饮狂食，不知饱足，此称"黄泉路食"，为临死之象，预后较差。

3. 望面色

望面色是通过观察患者面部的颜色光泽以辅助疾病的诊断。正常人面色多为黄红隐隐，明润含蓄。如患者左侧面色重于右侧，表示肝架有病；下午面色潮红，多为结核病；久病重病，突然转容光焕发，为"绝色症"，是重危之象。

4. 望眼

眼睛为光窟，是人体生灵能灌注的焦点之一，有高度的灵敏性，许多内在的疾病可以从眼球反映出来。如眼球色黄，多为肝黄病证。

5. 望口舌

通过观察口腔、口唇、舌质、舌色、舌苔等情况以辅助疾病的诊断。如口腔黏膜色红多为热病，反之则多为冷病；口腔黏膜呈沟路形糜烂，分泌脓臭液，多为"白口腻"。

二、听诊

苗医听诊主要通过听患者声音、呼吸、咳嗽、打嗝、肠鸣等变化来辨别病性与病情。

1. 听语声

患者语声高亢者，多为热病、初病、轻病，声音低沉细弱者，多为冷病、久病、重病。语无伦次，表情淡漠，哭笑无常者，多为癫证。突然惊叫，昏仆倒地，不省人事，口吐白沫，四肢抽动，过后如常者，多为痫证等。

2. 听呼吸音

患者呼吸声粗而紧者，多为热病；呼吸微弱无力，多为冷病；久病患者愁眉苦脸，喜叹气，称为"叹息"，多为心情不愉快所致。久病重病患者呼吸音微弱，间歇性呼吸暂停，断续呼吸称为"敌了仙"，是病危之象。患者呼吸、脉搏停止，是为"逮仙"，为死亡之象。

3. 听咳嗽声

咳嗽声重有力，多为热病、初病。反之则多为冷病、久病。如咳声阵作，持续不断，伴有鹭鸶叫声，多为"疫咳"；因生气而咳声连作，甚或咳血，多因急躁恼怒而发，多为"气咳"等。

4. 听饱嗝声

病中饱嗝声高短促，响亮有力者，多为热病。嗝声冗长，低弱无力者，多为冷病。久病重病，不思饮食，而见饱嗝频作者，多属危象。饭后饱嗝酸臭，多为伤食。

5. 听肠鸣音

肠鸣声如水振动，直立时下行，多为水胀、冷病。肠鸣声作响，腹胀难受，无振水声者，为气胀、热病。肠鸣作响，矢气奇臭者，多为伤食、热病。腹胀膨大，剧痛，呕吐，无大便，肠鸣高亢或听不到肠鸣，多为"绞肠证"。

三、问诊

苗医问诊主要包括问发病时间、冷热、饮食、睡眠、二便等情况以协助疾病的诊断。

1. 问时间

苗医很重视发病时间，根据发病时间，判断疾病轻重。苗医有着"男怕三六九，女怕二四八"之说，小儿发病"春忌羊日，夏忌蛇日，秋忌牛日，冬忌犬日"。

2. 问冷热

初病发冷发热，或先热后冷，或先冷后热，或冷热并见，多为热病。长期发冷，怕冷或低热患者，多为冷病。

3. 问饮食

病后偏食冷饮，或多食易饥者，多为热病；反之则多为冷病。婚后妇女停经喜吃酸味者，多为妊娠，不属病态。若久病患者不进饮食，突然暴饮暴食，不知饱足者，多为病危，且预后较差。

4．问二便

主要是通过询问患者大小便排出量、排出时间、颜色、性状等情况以协助疾病的诊断，如大便秘结，干如羊屎，次数减少，为"干结"。小便黄少灼热，涩滞不畅或尿频、尿急、尿痛，多为"尿急病"，为热病。

5．问睡眠

主要是通过询问患者睡眠时间、睡眠质量等情况以协助疾病的诊断，如患者短时期烦躁不易入睡，或睡而多梦，易醒者，多为热病；反之则多为冷病。睡中起床行走，而后重新入睡，次日醒后不知所为之事，为"梦游症"。

四、脉诊

苗医以手指触摸患者的脉位，然后根据脉搏的强弱、形象变化、节律、速率等变化来诊查疾病。通常分为以下几种脉型。

1．快脉

正常成人的脉搏为一次呼吸中脉搏跳动 4～5 次，超出 5 次者为快脉，常见于内外发热、外感急性热病等患者。

2．慢脉

正常成人的脉搏为一次呼吸中脉搏跳动 4～5 次，脉搏跳动少于 4 次者为慢脉，常见于体内冷盛、风湿病及久病体虚能量不足者。

3．大脉

脉搏洪大有力为大脉，主热病。如来盛去衰为热盛体虚；来去均强为实热；脉大而浅，按之绵软中空，多为失血。

4．小脉

脉来细小，细直而软，形如细线为小脉，主冷病。常见于忧思愁恼所致的内损或痨病等患者。

5．转索脉

来去皆有力，左右转动如转索并弹手为转索脉，常见于疼痛、感风寒等患者。

6．张弓脉

脉来长紧如弓为张弓脉，常见于惊吓、忧思恼怒、摔伤的患者。

7．豆脉

脉似黄豆，滚动如珠，来去皆短为豆脉。常见于受惊、冷热疼痛、急性腹泻等疾病。

8. 落花脉

脉大而散乱,浅有深无,有来无收,次数不齐,如落花之状,为落花脉。常见于受惊吓或部分临终患者。

9. 不节脉

脉搏有规律性地跳动数次而停搏一次为不节脉。通常快而有力为热病,慢而弱为冷病。

10. 喜脉

根据喜脉的搏动情况可推测妊娠情况,如停经后双手脉圆滑应指多有妊娠,右手下部脉比左手中部脉搏动有力为虽妊娠但易流产。

五、嗅诊

医者通过嗅患者体气、口气、排泄物、分泌物等气味变化以协助疾病的诊断。如口气腥臭,或汗后有酸臭味,或大便焦臭,或小便浑浊而臭,或矢气臭如腐蛋,均为热病。若大便腥臭,小便清长无臭,或久病屁多不臭,脓无腥臭,质稀而薄,经久不愈者,均为冷病。

六、摸诊

医者用手对患者身上相关部位进行触摸,以了解所摸部位的温度、有无压痛等情况,从而协助疾病的判断。主要包括摸冷热、摸压痛、摸形态三个方面内容。如前额、手心、手背发热发烫,多为热病,反之多为冷病。如肚腹疼痛,按之痛甚或拒按者,多为热病之象;反之则多为冷病。

七、弹诊

医者用手指提弹患者肌肉筋膜,用于诊断某些疾病,主要分为提弹和指弹两种。提弹法是医者用手指提起患者肌肉筋膜,然后迅速放手,如弹墨线状,若患者饱食后,嗝声连续不断,可在患者双侧肩胛提起一股筋,称为"嗝筋",提弹嗝筋有"咚咚"之声,多为伤食积滞、消化不良。指弹法是指医者用手指指腹对患者肌肉筋膜弹击,如患者腹胀,弹声响如鼓者,多为"气胀"。

第三节 治疗方法

苗医疾病纳入"冷病""热病"两大范畴，从而制订出"冷病热治""热病冷治"两大治则。主要包括内治法、外治法、奇治法三种。其中，外治法尤为丰富，充分体现了苗族鲜明的民族特色。苗族拥有自身医药理论体系，如"四大筋脉理论""两纲两病理论""苗医生成哲学""三界九架理论""五基成物学说""交环理论""苗药质征理论"等，对苗医技法有重要指导意义。在苗族早期，知医行医者甚多，有着"百草皆药，人人会医"的景象。

一、内治法

内治法是指由口腔服药物，经消化道吸收以治疗疾病的一种方法，适用于能吞服药物的患者。苗医内治法有治毒法、通气散血法、补体法、健胃邦交环法、治伤法等。苗医常以冷治热、以热治冷、以毒攻毒、以克为治、以色治色、以形定用、以脏补脏等为用药规律。苗医立方精简，常用鲜药；针对性强，多用单方，复方或配方较少；对症用药，配方灵活；用药多为植物药，再者为动物药，其次为矿物类药；常用的剂型有汤剂、酒水共煎剂、酒剂、丸剂等。

二、外治法

外治法指用器具、手法或药物从机体体表治疗，患者无需内服药物即可达到治疗疾病的一类疗法。苗医认为"外治之理，即内治之理；外治之药，即内治之药"。

1. 针类疗法

（1）弩药针疗法：弩药针疗法源于古代苗人猎杀大型野兽时，用弓弩蘸取适量弩药的方法，能起到见血封喉、快速猎杀的效果。后来发现小剂量使用有较好的祛风止痛作用，故在针具涂抹上弩药汁刺于患处，可加用拔罐吸出毒血后再涂上弩药液，用于治疗人体疾病，能起到以毒攻毒之效。对于一些慢性顽固性疾病，采用此法屡获良效。后经反复实践进行减毒，改进工艺，部分苗医在药物中加入蜂蜜，称为"糖药针"。主要用于半边风、湿热风等多种慢性疼痛疾病的治疗。

（2）硫黄针疗法：硫黄是一种有毒的矿物质，性温而燥，走中、里两关，长于治风毒，祛冷毒。硫黄针疗法就是利用硫黄的这一药理作用，将硫黄燃烧熔化后使用适当的针具针刺患处，可根据病情的需要加以点刺，从而祛除人体内的冷毒、湿毒、风毒而达到治疗疾病的目的，主要用于冷骨风、麻木风等疾病的治疗。

（3）针挑疗法：针挑疗法是选定治疗部位挑破皮肤，挑出少量脂肪并挑断或剪去，包扎伤口的一类疗法，苗医称"泮疚"疗法。苗医认为人体内毒素会通过不同形式在人体展现出来，毒素在身体内作乱，必然是因为身体内存在作乱的"根"。正所谓"毒之内存必显于外，毒之所乱必有其根"。针挑疗法的原理就是找到毒邪在人体体表处的"根"，并将其挑断，让"毒"无依附之处，毒则自亡，病则自愈。主要用于各种痧症、风湿病、小儿疳积、各类眼疾等疾病的治疗。

2.灸类疗法

（1）发疱疗法：发疱疗法是借助药物对痛点或穴位的刺激，使局部皮肤发红充血，甚者起疱，以激发经络、调整气血而防治疾病的一种方法。主要用于类风湿关节炎、关节肿痛、肩周炎、强直性脊柱炎、坐骨神经痛、腰肌劳损、网球肘等疾病的治疗。

（2）爆灯火疗法：爆灯火疗法是将灯心草浸透桐油点燃后在经络或穴位上快速点灼的方法，点灼处可产生轻微的爆炸声及白色焦点，从而达到治疗疾病的目的。主要用于小儿惊风、休克、翻类等疾病的治疗。

（3）隔药纸火灸疗法：隔药纸火灸疗法源于苗医生成学理论三生成学说，利用火疗和药液的作用，在施治的穴位或部位贴附药液浸泡过的纱布和草纸，然后点燃，通过药纸作用于局部的强力刺激和药物成分刺激的双重作用，以激发生灵能，扶助内能，舒筋通络，温散冷毒，祛除毒邪，通气散血，促进康复，主要用于各种顺筋风、冷骨风、冷肉风、麻木风、半边风、湿热风等多种慢性顽固性疾病的治疗。

3.拔毒类疗法

（1）生姜拔毒疗法：生姜拔毒疗法是医者将生姜捣烂在患者穴位上进行吸拔以治疗疾病的一种方法，主要用于小儿伤风、头痛、发热等疾病的治疗。

（2）拔毒根疗法：拔毒根疗法主要采用适当的针具将患者的疮肉挑破，然后通过外敷拔毒药物拔出局部的疮脓毒源，从而减少毒素，达到治疗疾病的目的。主要用于疗疮肿毒反复发作者。

（3）蛤蟆拔毒疗法：蛤蟆拔毒疗法是将活体的蛤蟆剖开，去除内脏后敷于患处，以达吸拔毒素治疗疾病的一种方法。主要用于发斑发疹、心腹胀闷、黄疸等疾病的治疗。

4. 孔窍类给药疗法

（1）塞药疗法：塞药疗法将药物捣烂研末，用纱布包裹扎紧，制成各种剂型，塞入耳、鼻、阴道、肛门等处，以达到消炎、止痛、通便、杀虫等效果，主要用于鼻炎、阴道炎、痔疮等疾病的治疗。

（2）灌肠疗法：灌肠疗法将具有润滑作用的药物制成液体，用灌肠器具从肛门灌入，以达到尽快通便的目的，主要用于急慢性大便秘结的治疗。

（3）佩戴疗法：佩戴疗法通过将药物纳于香囊（布袋）内或缝于帽缘内，将其戴在身上，使药物的药性经呼吸道吸入来防治疾病。在苗族民间，他们通常会在端午节用艾叶、菖蒲等气味芳香的药物挂在门边驱虫、辟秽，此疗法沿袭至今。主要用于小儿腹痛、小儿疳积、感冒等疾病的防治。

5. 刮擦抹类疗法

（1）灰疗法：灰疗法主要利用柴火刚燃烧产生的热灰作介质，撒于患者体表刮擦，从而达到治疗疾病的目的，主要用于各种痧症、身体酸胀疼痛、风湿类疾病的治疗。

（2）刮治疗法：刮治疗法利用铜钱蘸桐油或药液，在脊柱两侧、胸部肌肉丰厚处或头顶、前额、鼻梁、后项、腹股沟、四肢内侧等部位进行刮治，一般是从内向外或从上向下刮，力量适度，刮至该处出现暗红色瘀点或瘀斑即可。主要用于感冒、头痛、中暑、痧症等疾病的治疗。

（3）抹酒火疗法：抹酒火疗法将白酒放入碗中点燃，医者用手蘸燃烧着的白酒敷至病灶处，同时予以揉、拍、摸、捏等手法综合治疗的方法。主要用于关节疼痛、软组织损伤、风湿麻木等疾病的治疗。

6. 推拿按摩类疗法

（1）拍击疗法：拍击疗法是医者手蘸白酒在患者病灶处用力拍击，拍至患者不可耐受为止的方法。主要用于腰腿痛、风湿病、扯肠风等疾病的治疗。

（2）牛角推拿按摩疗法：牛角推拿按摩疗法是将苗族地区纯天然的水牛角制成的按摩器，借助水牛角之性凉、质地柔和的特性，结合苗药的功效，作用于人体特定的部位以调节机体的病理状况，达到疏通经络、通畅气血、扶正祛邪的作用，起到防治疾病的目的。主要用于风湿疼痛、腰肌劳损、软组织损伤等疾病的治疗。

（3）玉杵点穴疗法：玉杵点穴疗法源于苗族武术中的点穴击技，是用苗族地区所产玉杵在患病体表的某些穴位和刺激线上施行点、按、压、拍和叩打等不同手法，促使脏腑器官功能恢复，从而达到治愈疾病的目的。主要用于跌打损伤、头痛、身痛、脘腹疼痛、颈肩腰腿痛等多种疾病的治疗。

7.其他

（1）**水煮罐疗法**：水煮罐疗法是将拇指大小的竹罐放入苗药水中浸煮，然后将沸腾的药液中的竹罐取出并吸拔于受术部位的方法。本法主要用于四肢骨关节及其周围韧带损伤类疾病的治疗。

（2）**接骨疗法**：接骨疗法是通过推、按、扯、揉、捏、压、摇、摆等手法使骨折或患处旁肌肉放松，缓解疼痛，再进行复位、固定的一种手法。多用于治疗骨折、脱臼等疾病的治疗。

（3）**熏蒸疗法**：根据患者病情选择全身熏蒸法或局部熏蒸法，主要将相应药物煎煮后，让药物的蒸汽熏蒸患者的全身或局部病灶，达到治疗疾病的目的。主要用于全身风湿麻木、皮肤病等疾病的治疗。

三、奇治法

奇治法是巫术与医学结合的苗族医疗产物。苗族的巫医文化历史悠久。相关历史文献均有所记载，如《黔书》载："苗人……病不服药，惟祷于鬼，谓巫为鬼师，鬼师乘以愚人。"由此可知，苗族经历了原始鬼神教与巫教文化的融合后形成特殊的巫医文化形态时期。苗族的巫医师，在滇川黔交界处称"笃能"，黔东南叫"相孬嘎"，湘西称"巴对雄"。奇治法的实质是药物治疗和巫术（心理干预）治疗的结合，下面介绍两种疗法。

1.化水疗法

医者取一碗清水，通过定神运气后，用手指在水上空根据不同疾病画不同的符，同时默念口诀或投入相关药物，然后将碗里的水喷向患处，或加一针至数针的点刺。前者有止痛、止血、清热、消肿、安胎、催产等疗效，后者可治疗疼痛、偏瘫、风湿麻木等疾病。化水法外在形式虽来源于巫术，但也类似于心理暗示。

2.滚蛋疗法

滚蛋疗法主要有滚生蛋法和滚熟蛋法两种。滚生蛋法是取一个生鸡蛋洗净晾干，然后用鸡蛋在患者前额、腹部等位置，运用手足掌心的力量使鸡蛋在患处等往返滚动，直至鸡蛋发热，方可停止，可用于治疗热病；滚熟蛋法是选用热性药物或金、银等具有重镇作用的首饰与鸡蛋同煮，煮熟后将鸡蛋置于患者额部、胸腹部等处来回滚动，使鸡蛋的热力和药力透过皮肤渗入患处，可用于治疗冷病。

第四节　疾病分类与命名

一、疾病分类

苗族医学中广泛流传着冷热两纲、三十六症、七十二疾病、一百零八小症之说，但因苗族的地域差异，分支略有不同，疾病分类也有所差异，后来历代苗医学者根据某些共同属性而将疾病进行整理归类，分为症、风、惊、痧、翻、小儿十二胎病、新生儿十二抽病、癀、疔、丹毒、花、疮等。

二、疾病命名

1. 以取类比象命名

（1）以动物形象命名：如坐卧不安，行走如荒野的兔子叫作"兔子翻"；双上肢抽搐像鹞鹰闪翅的称为"鹞子经"；胸腹如火烧，叫声如小狗者称为"狗儿症"；膝关节红肿发亮、形如猫头者叫作"猫头症"。

（2）以植物形象命名：如皮肤红肿溃烂外翻突起如花状，称之为"花"。发于乳房者，称为奶花；发于背部者，称为背花；发于腰部者，称为腰花；发于腹部者，称为肚花。

（3）以家常使用物品命名：如皮肤病灶顽硬，行小根深，如钉子状称为疔类疾病，如火疔、水疔、铜疔等疾病。

2. 以病因命名

如男子纵欲过度所产生的疾病称为"男色症"，妇女在经期行房事所产生的疾病叫作"月家乐症"，因外感风寒引起的腹痛、腹泻称"寒风经"等。

3. 以病位命名

如颈部生癀叫作"颈癀"；咽喉痒痛，吞咽困难，声嘶者，称为"哈喉症"；阴茎缩入小腹部所引起的疼痛，称为"缩阴症"。

4. 以主要症状命名

如患者喜食生米，面色萎黄者，称为"米黄症"；腹大骨瘦，皮黄无神者，称为

"黄臌症"；皮肤瘙痒，皮屑多如雪花者，称为"雪皮风症"；发病时角弓反张者，称为"翻腰惊"；抽搐时脚向后翻者，称为"翻脚惊"；全身发痒难忍，心烧烦躁者，称为"奇痒症"；舌缩入喉，阴缩入腹者，称为"下扯上，上扯下症"。

5.以病灶的色泽命名

如患者局部皮肤略高出皮面，边缘清楚，光亮灼热，红如涂丹等，称为"丹"类疾病；满口皆生白色斑点，甚至白膜满口者，叫作"白口疮"；高热，遍身有出血点如红砂粒者，叫作"红痧症"等。

第五节　疾病预防

苗族人民多数居住在大山深处，居住环境恶劣，生产条件相对较落后，经济贫穷，医疗资源匮乏，为了预防疾病的发生，衍生出苗族的医生。苗医在现有的医疗基础下，对周边苗族人民进行健康教育，以避免疾病的传播，加强卫生习惯。早在秦汉时，苗族对疾病的预防就非常重视和讲究，还特别重视对环境卫生的保护，防止病从口入，而且注意传染病患者的隔离，把预防分为未病先防和已病预防传染两个方面。川、黔、滇、湘等地的苗族大多有古老的预防疾病的习俗，主要包括以下几个方面。

一、预防虫毒

例如惊蛰节气到来之时，苗族家家户户会用石灰在门上画弓箭，并将石灰撒在石阶上，以达到驱杀毒虫的目的。端午节时悬挂菖蒲、陈艾于门上以达到辟邪的效用；节日中午时分饮少许雄黄菖蒲酒，并将酒与朱砂粉喷洒在房间内外、屋前屋后，以防虫兽袭人。河边举行龙舟竞赛时，用新鲜的苗药材煎成百草汤，服用可以强身健体，利于比赛的发挥。清明时节苗家喜在门前插柳枝、簪柳于头首上，以驱毒辟疫。取菖蒲、藿香、芦根等鲜药加 1000 ～ 2000mL 的水，煎 20 ～ 30 分钟后代茶饮用防病。

二、病区隔离

苗家有种"风水林"习惯，苗族人民通常认为人生病是荒郊野外的各种精灵作祟，为了寨子的安全，每个苗寨都要集体维护该村的"风水林"和"茅草地"，以维护生态环境和生物多样性，这也是预防疾病的措施之一。

三、水源隔离

湘西凤凰县苗家规定"三连井"以保证饮水清洁，以分开饮用水、洗菜水、洗衣水用途，故一次挖掘三个井，严格规定用途，不可混用，以防污染水源，导致人体生病。

四、药物预防

位于贵州黔东北地区的苗族在"接龙节、十月苗节、三月三、跳花节"等苗家重大节日里，无论大人、小孩都要口含当地一种苗药"苦藤"，以预防风湿病和传染性疾病。

五、体质锻炼

苗家练体以苗拳、苗功盛行，增强体质，以家具或农具作为体育运动器材，举行拳、棍、刀、弩、叉术及板凳舞、猴儿鼓等项目比赛或表演，既娱乐情志又锻炼身体，起到增强体质、防病治病的作用，同时防止疾病的传染。

六、病源隔离

苗家有 3 个规定：严禁带病串门；严禁在饮水井中洗猪菜及杂物；严禁随意倾倒污物，祸及他人。

七、病区隔离

苗族人民不允许患者串门，以免殃及他人，传播疾病；麻风病患者不得在村内滞留，被送至指定的地方单独简居；小孩麻痘也严禁出门串户等。制定乡规民约以防病、保健康。

八、因时、因地、因人制宜

苗家春季注意饮食卫生；夏季带上大蒜、百味连、盐巴等上山劳动，预防中暑；秋天不在露天环境休息，以防感染伤寒；冬天多吃生姜、辣椒、花椒之类辛香调味品，祛寒防感冒。起居住房具有因地制宜、就地取材营造的特点，房屋多选择"吊脚楼"，建在山麓、山腰向阳处或田坎边，房屋采光通风良好具有很好的通风除湿，防止蚊虫叮咬、野兽袭击的作用。苗家小孩出门身上常常会背着一个由一小块红布包裹着的"隔药"，据说可以起到祛除病邪保平安的作用。

总而言之，苗族预防疾病的习俗，极具民族特色，绿色安全，价廉效优，流传至今已近千年，这与中医经典《黄帝内经》中"治未病"的思想是不谋而合的。未病先防、既病防变的疾病预防理念同样贯穿于苗族人民的日常生活行为。由此可见，苗医药历史悠久，源远流长，意义深远，其广泛的实用价值亟待挖掘。

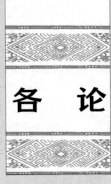

各 论

第一章　碑究叽薄（脑架）

碑究叽薄（脑架），由脑髓兜、大脑、小脑、脊骨髓、神经、脑脊液、颅腔等组成，是人体最高的权能机构，贮藏生灵能和高质量的生命物质，通过脑架各脏器来发挥对人体生命活动的统御作用。脑髓兜是原始细胞的中心点，主藏生灵能，是人的生命核心。大脑是本命精髓上贯的容池，是人体气魄、精神、灵气、惠气汇聚的场所，总司能量的十大特征，主宰全身功能活动。小脑是大脑的护卫，协调身体上下的关系。脊骨髓分管肢体、脏器等组织结构的功能活动，沟通大脑、脑髓兜、小脑与相关脏器、组织结构的关系。神经是由脑髓兜和脊骨髓向外通达全身组织结构的联络网，传递生灵能的指挥信息，并接收与反馈下属信息，履行其生理功能。脑脊液环抱着脑脊髓，起到滋养、润滑、保护及物质交换的作用。颅腔主司供血供气，以满足大脑功能的物质需要。

第一节　比阿赊
Bit ax dlaib（不寐）

【概述】

苗医称不寐为比阿赊（*Bit ax dlaib*），比阿赊是由于饮食不节、情志失调、劳累、思虑过度或年迈体虚等因素，导致心神不安而致失眠。

中医不寐，是阳不入阴所引起的，以经常不易入寐为特征的一种病证，即一般所谓的"失眠"。轻者入寐困难，时有寐而易醒，时有醒后不能再寐，亦有时寐时醒等，严重者整夜不能入寐。古代文献中亦称为"目不瞑""不得眠"等。

西医学中常见于抑郁症、神经症、更年期综合征等，临床以入睡困难、睡眠质量下降和睡眠时间减少等为主要表现时均可参照本病辨治。

【呼候疾鹏·苗医症疾】

比阿赊为小症，分热经失眠及冷经失眠两个小疾。

【爱讲夺·成因】

苗族医学认为，人之睡眠由心神控制，气血为生命之本，其正常运行是维护心神、调节睡眠的基础。苗医还有"伤气必伤血，伤血也伤气"之说，因而每因饮食、情绪或过度劳伤等耗损机体气血，致血水失调，血不养神，心情忧虑，神不自定，心神无所安，故可导致失眠。

【梗夺蒙·病由】

本病是多种原因导致机体气血亏虚，血水失调，血不养神，水不济心，引起心神失养，神不内守，心神无所安，继而出现多思，性情急躁，烦躁，欲睡不能，欲起又觉困倦等一系列表现。

【诊查要点】

1. 诊断依据

（1）本病以不寐为主症，轻者入寐困难或寐而易醒，醒后不寐，重者彻夜难眠。

（2）常伴有心悸、头晕、健忘、多梦、心烦等症。

（3）本病常有饮食不节、情志失调、劳倦、思虑过度、病后、体虚等病史。

2. 相关检查

予多导睡眠脑电图判断及鉴别不寐。不寐患者平均睡眠潜伏期时间延长（>30分钟），实际睡眠时间减少（<6.5时/夜），觉醒时间增多（>30分钟/夜）。脑CT及MRI可排除由脑器质性病变引起的不寐。

【鉴别诊断】

玛仰 Mangb hniub（健忘）

二者均可出现健忘的表现。但玛仰多因劳伤思虑过度、血液耗损、房事过多或久病年老，损伤气血，日久而致气虚，血液受阻内停，气血内蕴导致心神失养，最终导致记忆力差，是以健忘为主症。比阿赊是由于饮食不节、情志失调、劳累、思虑过度或年迈体虚等因素，导致心神不安而致失眠。以失眠为主症，伴有心悸、头晕、健忘、多梦、心烦等症。

【病证分类辨治】

1. 热经失眠

蒙里夺（病证表现）：失眠多梦，通夜后方能入睡，急躁易怒，头晕头胀，目赤，耳鸣，口干，口苦，不思饮食，胸闷不适。

兴冷（属经）：属热经热病。

佳合蒙（治则）：维汕拉凯（疏肝泻火），怡象布网亭笨（养血益气安神）。

欧夺息佳、冈偶（用方、方解）：

佳架山（龙胆草）20g，珍陆（栀子）20g，仰松芭（香附）12g，水煎服。

佳架山，性冷，味苦，属冷药，入热经，清热燥湿，清肝泻火；珍陆，性冷，味苦，属冷药，入热经，泻火解毒，清热利湿；仰松芭，性热，味微甘，属热药，入冷经，理气疏肝。

2. 冷经失眠

蒙里夺（病证表现）：心烦，不易入睡，多梦易醒，心慌，头昏，耳鸣，腰腹酸软，盗汗，手脚心热，四肢乏力，纳差，男子遗精，女子月经不调。

兴冷（属经）：属冷经冷病。

佳合蒙（治则）：怡象布笨（养血益气），仃网亭（安神）。

欧夺息佳、冈偶（用方、方解）：

佳欧芜（党参）20g，凯欧（黄精）15g，莴朴翁（何首乌）20g，仰松迷（灯心草）10g，水煎服。

佳欧芜，性热，味甘，属热药，入冷经，补中益气，健脾；凯欧，性热，味甘，属热药，入冷经，补气养水，健脾益气；莴朴翁，性热，味甘、微涩，属热药，入冷经，补肝肾，养精血；仰松迷，性平，味淡、微甘，属两经药，清心火。

【预防调护】

1. 重视精神的调摄和睡眠习惯的养成，培养良好的睡眠环境。

2. 积极进行心理情志的调整，保持精神舒畅。

3. 建立规律的作息制度，适量运动及锻炼。

4.养成良好的睡眠习惯，忌浓茶、咖啡，定时就寝。

5.注意环境的舒适度，光线柔和，环境安静。

【按语】

苗医认为气、血、水是人体的基本物质，三者相互依存，相互影响，相互转化，并有"气血相互依存，气推血走，血带气行"以及"水生血，血带水，血水相融，血无水不能生，水无血不养人"之说。本病是由于多种原因造成机体血水失调，血不养神，水不济心，而出现心情忧虑，神不自定，多思，性急，烦躁欲睡不能，欲起又觉困倦等一系列表现。治疗上则以补益气血、养心安神为主。

附：

一、玛仰 *Mangb hniub*（健忘）

苗语称健忘为玛仰（*Mangb hniub*），别名为夯仰、朗仰。常表现为记忆力差，遇事善忘的一种病证。本病属小症，分冷病血虚健忘及热病心血受损健忘两个小疾。本证是由劳伤思虑过度、房事过多或久病年老，损伤气血，而致善忘或情志失常，久病伤体，以致血液受阻内停，气血内蕴郁热上扰，则成热病健忘；气血受损，伤气必伤血，气不足不能濡养，血不足则伤神，心神两伤，遇事健忘，则成冷病血虚健忘。

【病证分类辨治】

1.冷病血虚健忘

蒙里夺（病证表现）：健忘，失眠，心慌神倦，纳少，腹胀，腰酸腿软，头晕，耳鸣，手足心热，男子遗精早泄。

兴冷（属经）：属冷经冷病。

佳合蒙（治则）：汗吾汕布丢（滋补肝肾），挡琉饤网亭（养心安神）。

欧夺息佳、冈偶（用方、方解）：

豆顿（杜仲）20g，酒桑咯咯列里（牛膝）15g，莴嘎里（旱莲草）18g，凯欧（黄精）20g，豆嘎里访（黄柏）15g，水煎服。

豆顿，性热，味甘，属热药，入冷经，补肝肾；酒桑咯咯列里，性冷，味酸、苦，属冷药，入热经，活血化瘀，补肾；莴嘎里，性凉，味酸、甘，属冷药，入热经，补肝肾；凯欧，性热，味甘，属热药，入冷经，补气养水，健脾益气；豆嘎里访，性冷，味苦，属冷药，入热经，清热燥湿。

2. 热病心血受损健忘

蒙里夺（病证表现）：善忘，头晕，胸闷，呕吐恶心，咳嗽痰多，心慌，面唇暗红。

兴冷（属经）：属热经热病。

佳合蒙（治则）：旭嘎凯（清热），挡琉仃网亭（养心安神）。

欧夺息佳、冈偶（用方、方解）：

莴佬噪（当归）15g，嘎佬豆金（山栀茶）15g，达柯芍（赤芍）15g，酒桑咯咯列里（牛膝）15g，水煎服。

莴佬噪，性热，味辛、甜，属热药，入冷经，补血，活血；嘎佬豆金，性冷，味苦、辣，属冷药，入热经，镇静，安神；达柯芍，性冷，味苦，属冷药，入热经，凉血散瘀，平肝泻火；酒桑咯咯列里，性冷，味酸、苦，属冷药，入热经，滋补肝肾。

【按语】

苗医认为气、血、水是人体的基本物质，三者相依相存，相互影响。本病是劳伤思虑过度，血液耗损，房事过多或久病年老，损伤气血等原因造成机体气血受损。伤气必伤血，血不足则伤神，心神两伤，遇事健忘，则成冷病血虚健忘；而气不足，气滞则血瘀，气血内蕴郁热上扰，则成热病健忘。

二、浠变 *Hlib bit*（多寐）

苗医称多寐为浠变（*Hlib bit*），别名洛欧留浠。常表现为不分昼夜，时时欲睡，呼之即醒，醒后复睡。胸闷，纳少，午后困倦嗜睡，畏寒肢冷，或伴有头痛头晕，健忘。本病由感受外来风湿毒邪影响心神所致，属小疾。心神不安，体内气、血、水失调，故而多睡，久睡不醒，醒后又想睡。

兴冷（属经）：属两经冷热并病。

佳合蒙（治则）：麦靓麦韦芴（健脾），替笨（益气），雄访达（扶阳）。

欧夺息佳、冈偶（用方、方解）：

加嘎陇给（徐长卿）12g，莴嘎勒（蜘蛛香）15g，莴项嘎（鸡屎藤）20g，佳欧芜（党参）16g，水煎服。

加嘎陇给，性热，味香、麻、属热药，入冷经、快经、半边经，解毒，通经活络；莴嘎勒，性热，味麻、辣，属热药，入冷经，平肝；莴项嘎，性热，味甘、微涩，属热药，入冷经，健脾除湿；佳欧芜，性热，味甘，属热药，入冷经，补中益气，健脾。

【按语】

苗医认为毒是导致疾病的外在因素，自然界中的风、湿、冷、热毒属于外毒，有"无毒不致病，无乱不成疾"之说。当机体受到外来风湿毒邪等影响，可导致体内气、血、水失调，蒙塞心窍，心神失养，因而出现嗜睡，久睡不醒，醒后复睡的表现。治疗以健脾益气、扶阳为原则。

第二节　凯蒙凯
Kaib mongb kib（中风、中暑）

【概述】

苗医称中风、中暑为凯蒙凯（*Kaib mongb kib*）。凯蒙凯是因多种毒邪侵犯人体，伤神、伤血，导致以突然昏迷，不省人事，伴或不伴发热为主要症状的疾病。本病分为热经中邪和冷经中邪两个小疾，类似中医中风、中暑。

中医中风、中暑是因机体阴阳失调，气血逆乱，上犯于脑引起以突然昏仆、不省人事等为主要症状的疾病。

西医学中急性脑血管意外、中暑、脑梗死等可参照本病辨治。

【呼候疾鹏·苗医症疾】

凯蒙凯为小症，分为热经中邪和冷经中邪两个小疾。

【爱夺讲·成因】

苗族病理学认为"无毒不致病，无乱不成疾"，当邪毒侵犯机体，必将伤神、伤血，气血逆乱，上犯于脑，脑架气血冲逆，便可发为昏迷，不省人事。尤其在夏秋季节，天气炎热，机体易受热邪侵犯，出现大热、大汗，气血严重受损，同时血气受热上冲脑窍，使得脑窍不固，进而发为中风、中暑。

【梗夺蒙·病由】

本病是由于机体感受邪毒侵袭，耗散气血，气血亏损无以养神，神机失养发为昏迷，不省人事。尤其夏秋季节，热邪耗散气血，同时血热易导致气上冲脑窍，脑窍不固，发为昏迷，不省人事；冷经中邪，多气虚血虚，加之平素机体体质较弱，过劳及神劳过度易导致冷经中邪。

【诊查要点】

1. 诊断依据

（1）以突然昏仆、不省人事为主症，中风可以伴偏身麻木、半身不遂等症，中暑可伴发热、大汗等症。

（2）发病急促，有渐进性发展过程，发病前常有头晕、头痛、肢体麻木先兆。

（3）常有劳倦内伤，嗜食烟酒、膏粱厚味，或外感热毒等病史，每因恼怒、劳累、酗酒、气候变化而诱发。

2. 相关检查

予头颅 CT、头颅 MRI 等检查排除及鉴别中暑、脑梗死、脑出血等脑血管意外。

【鉴别诊断】

奴娘柯滇迈 Niul nangl khob dus dul mais（眩晕）

二者均可由气血不足、清窍失养导致，而出现头晕、眼花，甚者昏仆的情况。但奴娘柯滇迈是因年老体虚或平素体质虚弱气血不足，"小天"（头颅）失养，气血受阻或气虚血行缓慢，血虚失养，因而头昏目眩；或因肝火旺盛，肝火上冲小天，故而头昏目眩。奴娘柯滇迈以头昏目眩为主症。凯蒙凯是因邪毒侵犯机体，伤神、伤血，致气血逆乱，上犯于脑，发为昏迷、不省人事。

【病证分类辨治】

1. 热经中风、中暑

蒙里夺（病证表现）：天气炎热，突然发生高热，大汗，神昏或烦躁不安。

兴冷（属经）：属热经热病。

佳合蒙（治则）：摆笨维象（泻火除烦），汗吾渥曲靳（养阴生津）。

欧夺息佳、冈偶（用方、方解）：

茵达尚（鸢尾）20g，衣修（生石膏）30g，佳茵姣米（藿香）15g，水煎服。

莴达尚，性冷，味苦，属冷药，入热经，有小毒，泄热；衣修，性冷，味甘，属冷药，入热经，清胃热；佳莴姣米，性热，味辛，属热药，入冷经，清热解表、化湿。

2. 冷经中风、中暑

蒙里夺（病证表现）： 平素身体羸弱，加之暑热天气耗气伤血，身热出汗太过，可出现神志昏愦不清，胸闷，气短，心慌，纳少，便溏。

兴冷（属经）： 属冷经冷病。

佳合蒙（治则）： 布笨维象（益气养血），汗吾窝摆都（滋阴降火）。

欧夺息佳、冈偶（用方、方解）：

姬佳诺（阳雀花）20g，翁澳（荷叶）30g，雉豆莴岗（桑叶）20g，水煎服。

姬佳诺，性热，味微甘、微辛，属热药，入冷经，益气养阴、活血；翁澳，性冷，味淡，属冷药，入热经，清心除烦；雉豆莴岗，性冷，味苦，属冷药，入热经，疏风清热、清肺润燥、补益肝肾、解暑祛湿。

【预防调护】

1. 针对病因，如避免感受外邪，勿情志过激，慎劳倦，过食肥甘等，即做到避风寒，适寒温，调情志，节饮食。

2. 急性发作时，应适当休息，清淡饮食，切忌食用辛辣之品，以防助火生热，妨碍治疗。

3. 生活起居要有规律，做到动静结合，劳逸适度，保持心情愉快。

【按语】

苗医认为"气血相互依存，气推血走，血带气行"。气血作为机体最基本的物质，维持着各架组的正常功能运行。当邪毒侵犯机体，耗散气血，气血亏损无以养神，神机失养便可发为昏迷，不省人事。而根据邪毒特点，又可分为热经中风、中暑，冷经中风、中暑两个小疾。热经中风、中暑是以天气炎热，热邪外侵，突然发生高热、大汗、神昏或烦躁不安等为主要表现。治疗上则以泻火除烦、养阴生津为主。冷经中风、中暑是因平素身体羸弱，加之暑热天气耗气伤血，身热出汗太过，出现神志昏愦不清、胸闷、气短、心慌、纳少、便溏等表现。治疗上以益气养血、滋阴降火为原则。

第三节　蒙柯
Mongb pit khob（头痛）

【概述】

苗医称头痛为蒙柯（*Mongb pit khob*），亦称"遍柯蒙"。蒙柯是环境变化、邪毒、劳累损伤及先天禀赋异常等造成以头部疼痛为主要表现的疾病，包括里柯（头胀）、奴良柯（头重）、另波柯量迈蒙（阳明经头痛）及蒙孬柯（偏头痛）。

中医头痛，是指因外感或内伤导致脑脉失养或拘急，进而清窍不利，以头部疼痛为主要表现的疾病。

西医学中的多种头痛疾病，如紧张性头痛、群集性头痛、高血压病头痛、偏头痛、慢性阵发性偏头痛、周期性偏头痛及颅内肿瘤等，凡临床以头痛为主要表现者均可参照本病辨治。

【呼候疾鹏·苗医症疾】

蒙柯以头部疼痛为主，分冷经头痛及热经头痛两个小疾。

【爱讲夺·成因】

苗族医学认为，人类生活在自然界，气候或环境改变都会直接或间接影响机体的生理变化。若环境恶劣或气候异常超出了机体的适应能力则发病，且外界风、湿、寒、暑、雾、霜皆可使人生病。例如外感寒湿之邪，寒毒侵入机体，阻遏脑架脉络，血滞于内，故而头痛。情志郁怒，长期精神紧张、忧郁，肝气郁结，肝失疏泄，络脉失于条达拘急而头痛；或平素性情暴逆，恼怒太过，气郁化火，日久肝阴被耗，肝阳失敛而上亢，气壅脉满，清阳受扰而头痛。

【梗夺蒙·病由】

本病是因外感、内伤，邪毒侵犯脑架而发病。

外感寒湿之邪，寒性凝滞，湿性重浊，使机体气血凝固，阻遏脉络，血滞于内，故而头部重痛。外感风热之邪，风毒伤人善行易变，无孔不入。风热之邪夹杂，耗损气血，常伴口渴或不渴，或伴有发热，畏寒，胸闷，肢体困重，纳差，大便不畅。外感风热之邪，则起病较急，头部多表现为掣痛、跳痛、灼痛、胀痛、重痛等。

内伤头痛是情志恼怒，肝气郁结，气郁化火，肝火上冲，或素体阴虚，肝阳上扰头目而致的头痛。或久病体虚，失血之后，血虚不能上荣脑髓，而致头痛。也可由于饮食不节，或思虑过度，致使脾运失司，痰湿内生，痰浊上干，阻遏清阳，引起头痛。此外，因跌仆损伤，脑髓受震，气血运行失畅，或日久不已，久痛入络，络道不通，瘀血停滞，均可引起头痛。

【诊查要点】

1. 诊断依据

（1）以头痛为主症，头痛部位发生在前额、额颞、颠顶、枕区；可发生在一侧、两侧或全头痛；可以突然发作，可以反复发作；疼痛持续时间为数分钟到数周不等。

（2）疼痛的性质有剧痛、隐痛、胀痛、灼痛、昏痛、跳痛等。

（3）外感头痛多有起居不慎、感受外邪的病史。

（4）内伤头痛多有情绪急躁、围绝经期综合征的病史。

2. 相关检查

予血常规、测血压等常规检查，必要时可行脑血流图、脑电图、脑脊液检查，甚至经颅多普勒、颅脑 CT 和 MRI 检查等明确病因，同时有助于排除器质性疾病。

【鉴别诊断】

奴娘柯滇迈 *Niul nangl khob dus dul mais*（眩晕）

二者均为脑架出现病变。但奴娘柯滇迈是因年老体虚或平素体质虚弱气血不足，"小天"（头颅）失养，气血受阻或气虚血行缓慢，血虚有失所养，因而头昏目眩；或肝火旺盛，上冲小天，故而头昏目眩。该病以头昏目眩为主症。而蒙柯则是因居住环境、邪毒、劳累损伤及先天禀赋等造成以头部疼痛为主要表现的疾病。

【病证分类辨治】

1. 冷经头痛

蒙里夺（病证表现）：头昏胀痛，心烦易怒，夜寐不宁，口苦面红，胁痛，或伴有心悸、精神萎靡、面色苍白。

兴冷（属经）：属冷经冷病。

佳合蒙（治则）：荷筛漳射（温通散寒），滇劫挡蒙（祛风止痛）。

欧夺息佳、冈偶（用方、方解）：

高立日（天麻）15g，仰嗟嘎（鸡血藤）15g，豆斗殹（决明子）15g，仰纠（三叶草）12g，佳劳略（钩藤）10g，凯欧（黄精）10g，莴巩料（虎杖）10g，水煎服。

高立日，性平，味淡，属两经药，祛风通络，息风止痉，平肝潜阳；仰嗟嘎，性热，味甘、微苦，属热药，入冷经，补血活血；豆斗殹，性冷，味苦，属冷药，入热经，具有清肝的功效；仰纠，性冷，味苦，属冷药，入热经，具有退热的功效；佳劳略，性冷，味甘，属冷药，入热经、哑经，平肝、息风；凯欧，性热，味甘，属热药，入冷经，具有滋阴、补气养水、健脾益气的功效；莴巩料，性冷，味苦，属冷药，入热经，清热除湿，活血散瘀。

2．热经头痛

蒙里夺（病证表现）：起病较急，多为掣痛、跳痛、灼痛、胀痛、重痛、痛无休止，口渴或不渴，或伴有发热、怕冷、胸闷，肢体困重，进食差，大便不畅。

兴冷（属经）：属热经热病。

佳合蒙（治则）：滇劫滌内（祛风除湿），挡蒙（止痛）。

欧夺息佳、冈偶（用方、方解）：

布佳菲（阎王刺）15g，嘎罢又赊（黑骨藤）12g，莴梗比（鹅不食草）10g，珍姜（木姜子叶）8g，水煎服。

布佳菲，性冷，味苦、涩，属冷药，入热经，祛风除湿，解毒止痛；嘎罢又赊，性热，味辛，属热药，入冷经，祛风、发汗；莴梗比，性热，味辣，属热药，入冷经，通窍散寒，祛风除湿；珍姜，性热，味辛、微辣，属热药，入冷经，祛冷祛湿，顺气止痛。

【预防调护】

1.避免感受外邪，慎劳倦，做到避风寒，适寒温。

2.饮食有节，同时戒烟酒，急性发作时，应注意休息，清淡饮食，切忌食用辛辣之品，以防助火生热，加重病情。

3.调畅情志，减少烦忧，生活起居要有规律，做到动静结合，劳逸适度。

【按语】

苗医认为，自然界中的毒多种多样，无处不有，无所不在。同时毒是导致疾病的外在因素，自然界中的风、湿、冷、热毒属于外毒。一般情况下，在人体各种功能的正常调节下，各种毒相互制约不会致病。蒙柯是因感受外界环境之毒及自身内损之毒后，以致脑架失养，以蒙柯（头部疼痛）为主要表现的疾病，可分冷经头痛及热经头痛两个小疾。冷经头痛是以温通散寒、祛风止痛为治疗原则；热经头痛是以祛风清热、除湿止痛为主。

附：

一、蒙孬柯 *Mongb pit khob*（偏头痛）

苗医认为蒙孬柯（*Mongb pit khob*）与中医的偏头痛相类似，多为风毒伤气引起的小疾。风毒伤气，气虚则少气懒言，头昏头痛；伤气必伤血，气推血走，血带气行，血虚不能濡养，则出现头晕、头痛，心慌气短，面色苍白，四肢麻木。

【病证分类辨治】

蒙里夺（病证表现）：其表现为头痛发生于左侧或右侧，头面部胀痛，痛如刀割或针刺，痛时头昏耳鸣，目赤流泪，病重者畏风、畏寒，颜面抽搐，烦躁，胸闷，手脚凉，恶心纳呆。

兴冷（属经）：属冷经冷病。

佳合蒙（治则）：沉笨维象（行气活血），滇劫挡蒙（祛风止痛）。

欧夺息佳、冈偶（用方、方解）：

嘎炯菲（葛根）15g，佳嘎陇给（徐长卿）10g，加九留（四块瓦）8g，斗挖斗（白芷）15g，桂枝（与中药同名）10g，水煎服。

嘎炯菲，性热，味甘，属热药，入冷经，具有生津止渴、解肌退热的功效；佳嘎陇给，性热，味香、麻，属热药，入快经、冷经及半边经，具有通经活络、解毒消肿之功；加九留，性热，味辣，属热药，入冷经，具有活血、散寒止痛的作用；斗挖斗，性热，味辛，属热病，入冷经，化瘀行气止痛；桂枝，辛温而具有祛风散寒之功。

【按语】

苗医认为，风是自然界中气体的运动状态，与气息息相关。风毒伤人具有善行易变，无孔不入，易犯体表，易留筋脉、脑架，易携诸毒等特点。蒙孬柯是风毒伤气所致。风毒耗伤气血，导致气血亏虚，不能濡养脑架，故出现少气懒言、头昏头痛。同时因风善行易变，故头痛部位不固定。本病以行气活血、祛风止痛为治疗原则。

二、波柯量迈蒙 *Bod khob hniab mais mongb*（前额头痛）

苗医认为波柯量迈蒙（*Bod khob hniab mais mongb*）是指在前额痛时，自觉脑中有响声，与中医阳明头痛相类似。本病多因风邪、热邪侵入人体，气血受损，血热气上冲前额产生头痛和响声，久治不愈。

【病证分类辨治】

蒙里夺（病证表现）：前额疼痛，经久不愈，痛时脑中似有响声，苗语称"嘎沙柯布"；患者少气无力，时有鼻塞、流黄涕。

兴冷（属经）：属两经冷热并病。

佳合蒙（治则）：沉笨挡蒙（行气止痛），怡渥雄访达（养阴扶阳）。

欧夺息佳、冈偶（用方、方解）：

娜丽（山药）20g，苞姜给打（茯苓）20g，高立日（天麻）15g，加欧（苍耳）10g，莴哈（姜黄）5g，斗挖斗（白芷）15g，水煎服。

娜丽，性热，味甘，属热药，入冷经，补肾涩精；苞姜给打，性热，味甘，属热药，入冷经，宁心安神；高立日，性平，味淡，属两经药，祛风通络，止头痛；加欧，性冷，味苦，属冷药，入热经，祛风散寒，除湿解毒；莴哈，性冷，味麻、辣带苦，属冷药，入热经，行气破瘀，通经止痛；斗挖斗，性热，味辛，属热病，入冷经，祛风散寒止痛。

【按语】

苗医认为"气血相互依存，气推血走，血带气行"。气血作为机体最基本的物质，维持着各架组的正常功能运行。当风热之邪侵入人体，气血受损，血热气上冲前额产生疼痛和响声，久治不愈。本病为小疾，属冷热并病。发作时头痛剧烈，流黄涕属热病；疼痛缓解，经久不愈则属冷病。本病以行气止痛、养阴扶阳为治疗原则。

第四节 奴娘柯滇迈
Niul nangl khob dus dul mais（眩晕）

【概述】

奴娘柯滇迈亦称为"娘迈也项粑"或"奴娘柯"，多因体质虚弱，或年老体衰，或情志失调引起。苗医认为奴娘柯滇迈与中医眩晕相类似。

中医眩晕，是由清窍失养，脑髓不充所致，临床以头晕、眼花为主症的一类病证，轻者闭目可止，重者如坐车船，旋转不定，不能站立，或伴有恶心呕吐，汗出，面色苍白等症状，严重者可突然仆倒。

西医学中多种疾病，如高血压病、低血压病、梅尼埃病、脑动脉硬化、椎－基底动脉供血不足、贫血等，临床表现以眩晕为主要症状者，可参照本病辨治。

【呼候疾鹏·苗医症疾】

奴娘柯滇迈属大症，分热经头晕目眩证、冷经头晕目眩证和冷经气虚头晕目眩证三个小疾。

【爱讲夺·成因】

苗族医学认为，气和血为生命之本，两者同根同源，气推血走，血载气行，也有着"伤气必伤血，伤血也伤气"之说。气主要包括人体粹气、惠气、灵气、废气四气，在人体中形成、运行、转化、排泄，推动整个机体功能运营；血有生血、熟血、瘀血、废血四血，在人体内运行、病变、转化、排泄，为各种生理活动提供物质需要。而奴娘柯滇迈多因体质虚弱、年老体衰或情志失调等，耗损机体气血，使得清窍失养，因而头昏目眩。

【梗夺蒙·病由】

本病是因年老体虚或平素体质虚弱，气血不足，使得小天失养；或气虚无力推动血液运行，血行缓慢，瘀滞脉中，脑窍失养，因而头昏目眩，伴见少气懒言、气短汗出、面色苍白；此外，苗医有"肝气主全身血脉"之说，肝火旺盛，上冲小天，故而头昏目眩，伴见面红目赤。

【诊查要点】

1. 诊断依据

（1）头晕目眩，视物旋转，轻者闭目即止，重者如坐车船，甚则仆倒。

（2）可伴见恶心呕吐，眼球震颤，耳鸣耳聋，汗出，面色苍白等症。

（3）起病较慢，逐渐加重，反复发作。

2. 相关检查

做血常规、血压、心电图、颈椎 X 线、经颅多普勒检查，必要时可行头部 CT、MRI 等检查，有助于明确诊断，注意排除颅内肿瘤及血液疾病等。

【鉴别诊断】

蒙柯 *Mongb pit khob*（头痛）

二者均属脑架病变。但蒙柯是由于环境变化、邪毒、劳累损伤及先天禀赋异常等造成以头部疼痛为主要表现的疾病，或可伴见头部眩晕；而奴娘柯滇迈是因年老体虚或平素体质虚弱，气血不足，使得小天失养；或气虚无力推动血液运行，血行缓慢，瘀滞脉中，脑窍失养；或肝火旺盛，上冲小天，而头昏目眩，可不伴见头痛。

【病证分类辨治】

1. 热经头晕目眩证

蒙里夺（病证表现）：天旋地转，头晕眼花，视物转动，恶心，呕吐，烦躁不安，胸闷，易怒，不思睡眠，口苦，咽干，尿少色黄。

兴冷（属经）：属热经热病。

佳合蒙（治则）：汗吾窝摆都（滋阴降火），汗吾汕布丢（滋肝补肾）。

欧夺息佳、冈偶（用方、方解）：

高立日（天麻）15g，机衣（女贞子）15g，白芍（与中药同名）15g，佳劳略（钩藤）10g，水煎服。

高立日，性平，味淡，属两经药，息风止痉，平肝抑阳，祛风通络；机衣，性冷，味苦、涩，属冷药，入热经，清热解毒；白芍，性冷，味苦，属冷药，入热经，养血柔肝，止眩；佳劳略，性热，味微甘，属热药，入冷经、哑经，清热，平肝，息风。

2.冷经血虚目眩证

蒙里夺（病证表现）：头晕目眩，视物转动，面色苍白，心慌气短，寐差，神疲，全身无力。

兴冷（属经）：属冷经冷病。

佳合蒙（治则）：汗吾窝摆都（滋阴降火），汗吾汕布丢（滋肝补肾）。

欧夺息佳、冈偶（用方、方解）：

凯欧（黄精）20g，佳莴遍尖脑（半枝莲）15g，珍陆（栀子）15g，莴里略坝（小远志）15g，水煎服。

凯欧，性热，味甘，属热药，入冷经，补气养水，健脾益气，滋阴；佳莴遍尖脑，性冷，味苦，属冷药，入热经，清热解毒；珍陆，性冷，味苦，属冷药，入热经，泻火解毒，清热利湿；莴里略坝，性冷，味苦、微辛，属冷药，入热经，宁心安神，止眩。

3.冷经气虚头晕目眩证

蒙里夺（病证表现）：头晕，视物转动，胸闷，少气懒言，恶心欲吐，不思饮食，眼睛痛。

兴冷（属经）：属冷经冷病。

佳合蒙（治则）：滇劫阶哈格（祛风化痰），布笨怡象（补气养血）。

欧夺息佳、冈偶（用方、方解）：

榜拉梯（枇杷叶）15g，佳保耶（石菖蒲）10g，凯欧（黄精）10g，豆卡欧（吴茱萸）10g，真花休（瓜蒌）15g，水煎服。

榜拉梯，性冷，味苦，属冷药，入热经，清热利湿，活血通络；佳保耶，性热，味麻、辣，属热药，入冷经，化痰开窍，除湿健胃，祛风除湿；凯欧，性热，味甘，属热药，入冷经，滋阴；豆卡欧，性热，味麻、辣，属热药，入冷经、慢经，有小毒，温中散寒，燥湿疏肝；真花休，性冷，味甘、微苦，属冷药，入热经，宽胸理气，通络。

【预防调护】

1.慎起居，调情志，饮食有节，起居规律，做到动静结合，劳逸适度，保持心情愉快，同时清淡饮食，多吃蔬菜、水果，忌烟酒、油腻、辛辣之品。

2.眩晕发作时应卧床休息，尽量减少旋转、弯腰等动作，以免诱发或加重病情。

3.危重患者应密观患者生命体征及神志变化，及时处理突发情况。

【按语】

苗医认为，气和血同为人体生命之根本，二者相依相存，同根同源，气推血走，血载气行，有"伤气必伤血，伤血也伤气"之说。而当年老体虚或平素体质虚弱气血不足，使得小天失养，气血受阻，气虚无力推动血液运行，血行缓慢，瘀滞脉中，脑窍失养；或肝火旺盛，上冲小天，故而出现头晕目眩。治疗上则以补气养血、滋肝补肾为原则。

附：

奴娘柯 *Hfud zek*（头昏）

苗医认为奴娘柯（*Hfud zek*）与中医的头昏类似，本病与体质虚弱、年老体衰或情志失常有关。

【病证分类辨治】

蒙里夺（病证证表现）：头昏，头重如裹，胸闷，少气懒言，恶心欲吐，不思饮食。

兴冷（属经）：属冷经冷病。

佳合蒙（治则）：滇劫阶哈格（祛风化痰），布笨怡象（补气养血）。

欧夺息佳、冈偶（用方、方解）：

科辣（制半夏）12g，莴嘎勒（蜘蛛香）12g，莴里略坝（瓜子金）10g，嘎刘昔更里（陈皮）10g，水煎服。

科辣，性热，味麻、辣，属热药，入冷经，燥湿化痰；莴嘎勒，性冷，性热，味麻、辣，属热药，入冷经，理气，祛风解毒；莴里略坝，性冷，味苦，属冷药，入热经，祛痰；嘎刘昔更里，性热，味辛、苦，属热药，入冷经，理气化痰。

【按语】

气和血为生命之本，两者同根同源。体质虚弱，年老体衰，气血不足，使得小天失养；气虚无力推动血液运行，血行缓慢，瘀滞脉中，脑窍空虚，有失所养；或情志失调，肝火旺盛，上冲小天，可出现头昏。治疗上则以祛风化痰、补气养血为原则。

第五节 夏西
Hxat hvib（郁证）

【概述】

苗医称郁证（*Hxat hvib*）为夏西或果那。夏西是由于先天不足，身体虚弱，加上心神受损，忧虑伤神，气滞血瘀，气机运行不畅以致瘀堵神窍，心血受阻，神志不定，所以忧愁思虑不解。

中医郁证，是由情志不舒、气机郁滞所致，以心情抑郁、情绪不宁、胸部满闷、胁肋胀痛，或易怒欲哭，或咽中如有异物梗塞等症为主要临床表现的一类病证。

西医学的神经衰弱、癔症及焦虑状态、更年期综合征及反应性精神病均可参照本病辨治。

【呼候疾鹏·苗医症疾】

夏西为小症，分为热经忧郁和冷经忧郁两个小疾。

【爱讲夺·成因】

本病多由身体虚弱，加上心神受损、神志不定而造成。苗医认为"百人生百病"，因人体先天禀赋不同，体质强弱存在差异，对各种疾病的抵抗能力也存在差异。而人的情绪与身体的健康状态有着密切的联系，如突然的大悲、盛怒或长期处于一种情绪状态会使机体功能紊乱而致病。

【梗夺蒙·病由】

情志过极、神志内伤为主要原因，忧思恚怒、精神紧张、过度悲哀等情志刺激，导致气机郁结，脾失健运，肝失疏泄，出现肝脾失和之证。忧思伤脾，既可导致气郁生痰，又可因生化无源，气血不足，形成心脾两虚或心神失养之证。

【诊查要点】

1. 诊断依据

（1）以忧郁不畅、情绪不宁、胸胁胀满疼痛为主要临床表现，或伴见易怒欲哭，或见咽中如有炙脔，吞之不下，咯之不出的特殊症状。

（2）患者大多数有忧愁、焦虑、悲哀、恐惧、愤懑等情志内伤的病史，而郁证反复发作常与情志因素密切相关。

（3）多发于青中年女性，无其他病证的症状及体征。

2. 相关检查

予血常规、尿常规、便常规、生化全项、心电图、X线、鼻咽镜等检查。

【鉴别诊断】

蒙嘎调宫 Mongb ghab diux ghongd（喉痹）

夏西多见于青中年女性，因情志抑郁而起病，自觉咽中有物梗塞，但无咽痛及吞咽困难，且咽中梗塞的感觉与情绪波动有关。心情愉快、工作繁忙时，症状可减轻或消失；而心情抑郁或注意力集中于咽部时，梗塞感觉加重。蒙嘎调宫中的虚火喉痹，以青中年男性较多见，多因感冒、长期吸烟饮酒及嗜食辛辣食物引发，咽部除有异物感外，还有咽干、灼热、咽痒等症状，且与情绪无关，可因过度疲劳或感受外邪加剧。

【病证分类辨治】

1. 热经忧郁

蒙里夺（病证表现）：病程较短，精神抑郁，咽中梗塞，哀声叹息；胁肋胀痛，痛无定处；胸闷，不思饮食，大便失调；头痛，头晕，耳鸣，嘈杂吞酸，口苦。

兴冷（属经）：属热经热病。

佳合蒙（治则）：替笨（理气），拉凯（泻火），夯宇（开郁）。

欧夺息佳、冈偶（用方、方解）：

茵嘎勒（蜘蛛香）10g，嘎佬豆金（山栀茶）12g，茵里略坝（小远志）8g，珍访象（山楂）10g，姜加裁董（麦冬）10g，茵朴翁（首乌藤）20g，水煎服。

茵嘎勒，性热，味麻、辣，属热药，入冷经，理气；嘎佬豆金，性冷，味苦、辣，属冷药，入热经，镇静，安神；茵里略坝，性冷，味苦、微辛，属冷药，入热经，平肝火；珍访象，性热，味甘、微酸，属热药，入冷经，平肝顺气；姜加裁董，性热，味甘，属热药，入冷经，滋阴生津；莴朴翁，性热，味甘、微涩，属热药，入冷经，补肝肾，养精血。诸药合用理气，开郁，安神。

2. 冷经忧郁

蒙里夺（病证表现）：神志恍惚，悲忧善哭，时时欠伸，脑涨，心慌，失眠、多梦，腰腹酸软，不欲饮食，面色无华。

兴冷（属经）：属冷经冷病。

佳合蒙（治则）：挡疏仃网亭（宁心安神）。

欧夺息佳、冈偶（用方、方解）：

加灰柯（路边青）20g，莴朴翁（首乌藤）15g，珍发秋（木瓜）15g，珍访象（山楂）50g，凯欧（黄精）20g，水煎服。

加灰柯，性热，味辣，气香，属热药，入冷经、快经、半边经，平肝养阴，活血；莴朴翁，性热，味甘、微涩，属热药，入冷经，补肝肾，养精血；珍发秋，性冷，味酸、湿，属冷药，入热经，平肝，除湿；珍访象，性热，味甘、微酸，属热药，入冷经，平肝开郁；凯欧，性热，味甘，属热药，入冷经，补气养水，健脾益气，滋阴润肺。诸药合用，理气开郁。

【预防调护】

1. 避免忧思郁怒，防止情志内伤。

2. 医务人员深入了解病史，详细进行检查，用诚恳、关怀、同情、耐心的态度对待患者，取得患者的信任。

3. 帮助患者正确认识和对待疾病，增强治愈疾病的信心。

【按语】

苗医认为引起疾病的原因主要包括内损和外因，总不外乎"无毒不生病""无乱不成疾"两方面。苗医认为，人的情绪与身体的健康状态有着密切的联系，长期处于一种情绪状态会使身体失去正常状态而引起体内的紊乱而致病。苗族人民生活相对落后贫穷，为了生存常过度劳作，超负荷的劳作日久易使机体脏腑受损。而"百人生百病"，因先天禀赋不同，体质强弱也具有差异，对各种疾病的抵抗能力有所差异。本病以情志过极、神志内伤为主要原因，忧思恚怒、精神紧张、悲哀过度等情志刺激，导致气机郁结，脾失健运，肝失疏泄，心失所养以及脏腑阴阳气血失调。治疗上则以理气开郁，泻火，宁心安神为主。

第二章　果目叽薄（心架）

果目叽薄（心架），由心子、红脉管、绿脉管、微脉管、汁水管、脾等组成。因为各脉管是血气运行的共同管道，所以统称为血气管。心子有心治点和心事点，心治点主管心子的生长、收缩、扩张和搏动，心事点在心治点的影响下与心治点共同管理心事。红脉管装净血，净血带有灵气，在人体各浅表处的动脉处容易外映，通过脉诊可以推测人体的病情。绿脉管装生血，生血带有各组织结构中的污气，因此心子将其送入肺中进行净化。微脉管是红、绿脉管交汇区域的细微管道，其中血液既含粹气又含污气，所以呈黄红色。汁水管起源于脾，遍布周身内外各组织间隙处，沟通全身的汁水循环，把组织中的有害物质纳入血液。脾是生血、化血、统血的重要器官，并能化生浆液细胞和惠气，以抗御病邪。

第一节　来修底
Laib dliud dik（心悸）

【概述】

所谓来修底 *Laib dliud dik*（心悸），也就是通常所说的心慌，是人们主观上对心脏跳动不安的一种不适感。心跳一旦失去固有规律，就会引起不适。它既可以是疾病的征兆，也可以是正常生理反应。不论何种原因引起的心跳加快，苗医统称为来修底。

心悸是中医病证证名，是因外感或内伤，致气血阴阳亏虚，心失所养；或痰饮、瘀血阻滞，心脉不畅，引起以心中自觉悸动、惊慌不安，甚则不能自主为主要临床表现的一种病证。

西医学中各种原因引起的心律失常,如心动过速、心动过缓、期前收缩、心房颤动或扑动、房室传导阻滞、病态窦房结综合征、预激综合征及心功能不全、神经官能症等,凡以心悸为主要临床表现者,均可参考本病辨证论治。

【呼候疾鹏·苗医症疾】

来修底为大症,分热病血虚心悸和冷病气血两虚心悸。

【爱讲夺·成因】

来修底因先天不足,或气血亏虚引发。先天不足,疲劳过度,心虚胆怯,突受外界刺激易产生心慌、气喘、易惊。苗族人民多聚居在深山峻岭,常受到猛兽、毒虫侵袭。而气候或环境改变,通常会直接或间接影响机体的生理变化,若环境恶劣或气候异常,超出了机体的适应能力则发病。苗族人民生活相对落后贫穷,为了生存常过度劳作,超负荷的劳作日久易损伤机体脏腑。

【梗夺蒙·病由】

来修底多因气血损伤,气亏血亏,心失所养,而致心悸。血热伤神伤气,气阻伤精,因而神乱;气血不足,心神失常,故而产生心慌。

【诊查要点】

1. 诊断依据

(1)本病的临床特征是以外感或内伤为主要表现,并呈慢性病变过程。

(2)有长期慢性病史,或存在引起心悸的其他致病因素,多见于大病、久病之后。

(3)排除其他内科疾病的虚证。

2. 相关检查

心电图、冠脉 CT、血常规、尿常规、大便常规、血生化、X 线等检查可做初步筛选。

【鉴别诊断】

哦阿罗右 Ait naol ax lol ves（喘证）

二者均有心慌。哦阿罗右喘有封勒普·拉娜、来修底等病史,以喘促短气,呼吸困难,甚则张口抬肩,鼻翼翕动,不能平卧,口唇发绀为主要特征,每遇外感及劳累而诱发。来修底 *Laib dliud dik*（心悸），是人们主观上对心脏跳动不安的一种不适，也就是常说的"心慌"。它既可以是疾病的征兆，也可以是正常生理反应。不论何种原因引起的心跳加快，苗医统称为来修底。

【病证分类辨治】

1. 热病血虚心悸

蒙里夺（病证表现）：心慌，呼吸急促，易惊恐，坐卧不安，梦多易醒；或精神差，头晕眼花，短气自汗，食欲不振，面部烘热，急躁易怒，口干便秘。

兴冷（属经）：属热经热病。

佳合蒙（治则）：旭嘎凯滌穆（清热除烦），挡琉仃网停（养心安神）。

欧夺息佳、冈偶（用方、方解）：

凯访（郁金）10g，姜加裁董（麦冬）15g，珍陆（炒栀仁）20g，嘎佬豆金（山栀茶）15g，茵朴翁（首乌藤）20g，水煎服。

凯访，性冷，味苦、微辛，属冷药，入热经，行气解郁，破瘀通经；姜加裁董，性热，味甘，属热药，入冷经，滋阴生津；珍陆，性冷，味苦，属冷药，入热经，清肝火，清热利湿；嘎佬豆金，性冷，味苦、辣，属冷药，入热经，补虚弱，镇静安神；茵朴翁，性热，味甘、微涩，属热药，入冷经，补肝肾，养精血。诸药合用，清热滋阴，宁心安神。

2. 冷病气血两虚心悸

蒙里夺（病证表现）：心慌，面色苍白，短气喘息，四肢冷，浮肿，尿少，胸腹闷，或时有微热，汗出。

兴冷（属经）：属冷经冷病。

佳合蒙（治则）：布笨怡象（补气养血），挡疏仃网停（养心安神）。

欧夺息佳、冈偶（用方、方解）：

仰松芭（香附）10g，佳欧芜（党参）15g，茵朴翁（首乌藤）20g，水煎服。

仰松芭，性热，味微甘，属热药，入冷经，理气疏肝；佳欧芜，性热，味甘，属热药，入冷经，补中益气，健脾；茵朴翁，性热，味甘、微涩，属热药，入冷经，补肝肾，养精血。诸药合用，养心安神，补气养血。

【预防调护】

1. 情志调畅，避免外感六淫邪气，增强体质等是预防本病的关键。积极治疗胸痹心痛、痰饮、肺胀、喘证及痹病等，对预防和治疗心悸有重要意义。

2. 可以适当练习八段锦中"摇头摆尾去心火"和五禽戏的"猿戏"以及二十四节气导引养生"夏季导引"的动作。

3. 不宜过度劳累，生活尽量规律。

4. 心悸患者应保持精神乐观、情绪稳定，积极配合，坚持治疗，坚定信心，有助于康复。应避免惊恐刺激及忧思恼怒等。

5. 生活作息要有规律。饮食有节，宜进食营养丰富而易消化吸收的食物，宜低脂、低盐饮食，忌烟、酒、浓茶。

6. 轻症患者可从事适当体力活动，以不觉劳累、不加重症状为度，避免剧烈活动。重症患者应卧床休息，还应及早预防变证、坏病先兆，做好急救准备。

【按语】

苗医认为气、血、水是构成人体最重要的物质基础。气是人体能量的一种表现形式，气不足易致气虚。人体有生血、熟血、瘀血、废血四血，血受阻不通易致瘀证，热毒、外伤所致的出血或生成不足易致血虚等。本病是因先天不足，或血虚血少引起的。先天不足，疲劳过度，心虚胆怯，突受外界刺激产生心慌、气喘、易惊。治疗上则以养心安神为主，兼以清热除烦、补气养血等。

第二节　落象疾
Lol hxangd jil（血证）

【概述】

苗医称血证（*Lol hxangd jil*）为落象疾，血证是身体不同部位出血的总称，相当于中医的血证。它是苗医的一大症，包括沃洛象（咳血）、休嘎洛象（便血）、休沃象（尿血）、嘎果面落象（齿衄）、内洛象（鼻衄）、象伐洛吐象（倒经）、样呆当刚洛象（产后血崩）、象夺（皮下出血）等。

中医血证是指因热伤血络、瘀血阻络、气不摄血等导致血不循经，溢于脉外，以口鼻诸窍、前后二阴出血或者皮肤出现紫斑为主要特征的一类病证。

西医学中的出血性疾病包括呼吸系统疾病如支气管扩张、肺结核等引起的咯血，消化系统疾病如肝硬化门静脉高压、胃及十二指肠溃疡等引起的呕血，泌尿系统疾病如肾小球肾炎、肾及输尿管结石、肾肿瘤等引起的尿血；血液系统疾病如白血病、原发性血小板减少性紫癜引起的皮肤、黏膜、内脏出血，以及其他引起出血的疾病，均可参考本病辨证论治。

【呼候疾鹏·苗医症疾】

落象疾表现是出血，头晕，心慌气短，冷汗，四肢发冷，面色苍白，心烦等。治病时必须掌握病证分类、出血部位、出血原因等。出血是苗医一大症，分五个疾（咳血、吐血、便血、鼻衄、齿衄），十三个小疾（内伤便血、水湿热毒便血、热经便血、冷经便血、肺热咳血、肝火咳血、胃热吐血、肝火吐血、肺热鼻衄、胃热鼻衄、肝火鼻衄、胃热齿衄、虚火齿衄）。

【爱夺讲·成因】

本病多由外邪伤气、伤血、伤水引起。苗族人民多聚居于深山峻岭，常受猛兽、毒虫侵袭，以及劳作过程中难免受到农具伤害或不慎跌伤等，导致皮肤破损、出血、骨折、感染等，甚者危及生命。

【梗夺蒙·病由】

伤气必然伤血，伤血也必伤气。血与水相辅相成，血无水不能生，水无血不养人。本病多因农具伤害或不慎跌伤、感受湿毒、热毒等因素伤气、伤血、伤水引起出血。

一、沃洛象 *Ngol hxangd*（咳血）

苗医称咳血（*Ngol hxangd*）为沃洛象，别名按沃洛象。沃洛象指由肺内或经过气道咳出鲜血，颜色鲜红，常夹混痰液，发作之前或伴见咳嗽、胸闷等症状。本病属大症之一，分热毒咳血和肝火咳血两个小疾。多因风毒、热毒犯肺，或热毒过盛伤血引起。风毒、热毒从口鼻入内，首先犯肺，伤及气血，血热气滞，血随气逆，发为咳血。热毒过盛必然伤血伤水，加重热毒咳血。

【诊查要点】

1. 诊断依据

本病的临床特征为血由肺或气管而来，经咳嗽而出，或纯红鲜血、间夹泡沫，或痰中带血丝，或痰血相兼、痰中带血。多有慢性咳嗽、喘证或肺痨等肺系疾患病史。

2. 相关检查

予胸部 CT、X 线、支气管造影或支气管镜、痰培养、血沉、脱落细胞检查、痰标本涂片等检查协助诊断。

【鉴别诊断】

1. 沃象 Ld hxangd（吐血）

沃洛象与沃象均为血液经口而出的病证。沃洛象病位在肺与气管，血液随咳嗽而出，色鲜红，伴痰液泡沫，发作之前有胸闷、喉痒征兆，沃洛象患者常患有封勒普·拉娜、按哦阿罗右、来修底等疾患；沃象病位在胃与食管，血液随呕吐而出，色紫暗，伴食物残渣，发作之前有恶心、呕吐、胃部不适，大便呈黑色。沃象患者常患有修调访、艨朣档等疾患。

2. 松芮泡 Hsongb nais pob（肺痈）

松芮泡初期常可见风热袭于卫表之症状，病情进展到成痈期和溃脓期伴有壮热、咳嗽、烦渴、胸痛等，咳吐腥臭浊痰，甚至脓血相兼，舌质红，苔黄腻，脉洪数，一派热象；而沃洛象则是痰血相兼，同时从口而出。

【病证分类辨治】

1. 凯洛沃洛象（热毒咳血）

蒙里夺（病证表现）：咳嗽，吐黄痰，痰中带血，血色鲜红，口干鼻燥，咽痛，发热。

兴冷（属经）：属热经热病。

佳合蒙（治则）：旭嘎凯任复奈波（清热润肺），赊象挡象（凉血止血）。

欧夺息佳、冈偶（用方、方解）：

仰抵嘎（杏叶沙参）20g，珍蟒（杏仁）15g，雉豆芮岗（桑白皮）20g，芮相学（牛蒡子）15g，肝努净菝（岩豇豆）12g，水煎服。

仰抵嘎，性微寒，味甘，属热药，入热经，清热养阴，润肺止咳；珍蟒，性冷，味苦，有小毒，属冷药，入热经，止咳平喘；雉豆莴岗，性寒，味甘，属热药，入热经，泻肺平喘，利水，消肿，补肝补肾；莴相学，性冷，味苦，属冷药，入热经，疏散风热，宣肺止咳；肝努净蒸，性冷，味苦，属冷药，入热经，清热解表，宣肺止咳。

2. 呼勒炯凯·沃洛象（肝火咳血）

蒙里夺（病证表现）：咳嗽，痰中带血，血色鲜红，胸胁痛，烦躁易怒，大便干结，尿少色黄。

兴冷（属经）：属热经热病。

佳合蒙（治则）：旭嘎凯任复奈波（清热润肺），赊象维象（凉血活血）。

欧夺息佳·冈偶（用方、方解）：

佳架山（龙胆草）20g，珍陆（栀子）15g，姜加裁董（麦冬）20g，莴久碧幼（一朵云）15g，莴布罡溜（大蓟）30g，水煎服。

佳架山，性冷，味苦，属冷药，入热经，清热燥湿，清肝泻火，解毒；珍陆，性冷，味苦，属冷药，入热经，泻火解毒，清热利湿；姜加裁董，性热，味甘，属冷药，入热经，滋阴生津，润肺止咳；莴久碧幼，性热，味甘、淡，属热药，入冷经，润肺止咳；莴布罡溜，性冷，味甘，属冷药，入热经，凉血止血。

二、沃象 *Ld hxangd*（吐血）

苗医称吐血（*Ld hxangd*）为沃象，指血液从口中吐出，不是咳出。吐血的血自胃而来，经呕吐而出，血色紫暗，常夹有食物残渣，吐血之前多有胸口不适或胃痛、恶心等症状，吐血之后痰中不带血，但大便多呈黑色。吐血是苗医大症之一，分胃热吐血及肝火吐血两个小疾。多因水湿热毒、风热毒邪侵犯所致。饮食不洁或过食生冷、辛辣食物，饮酒过量，水湿热毒侵犯胃肠，胃中火旺，胃热损伤胃气，血热上逆而吐血；或劳累过度，情志失调，损伤肠胃而致吐血。

【诊查要点】

1. 诊断依据

本病的临床特征为血自胃或食管而来，随呕吐而出，常夹有食物残渣等胃内容物，血多呈紫红、紫暗色，也可呈鲜红色，大便常色黑如漆或呈暗红色。吐血前多有恶心、胃脘不适、头晕等先兆症状。患者多有胃痛、嗳气、吞酸、胁痛、黄疸、癥积宿疾。

2.相关检查

予呕吐物潜血试验、便潜血试验、上消化道钡餐造影、纤维胃镜和腹部 B 超检查等有助于吐血、便血的诊断。血常规、凝血四项、束臂试验、骨髓细胞学检查等有助于鉴别血液病所致血证。

【鉴别诊断】

1.沃洛象 *Ld hxangd*（咳血）

沃洛象与沃象均为血液经口而出的病证。沃洛象的病位在肺与气管，血液随咳嗽而出，色鲜红，伴痰液泡沫，发作之前有胸闷、喉痒征兆，沃洛象患者常患有封勒普·拉娜、按哦阿罗右、来修底等疾患。沃象的病位在胃与食管，血液随呕吐而出，色紫暗，伴食物残渣，发作之前有恶心、呕吐、胃部不适，大便呈黑色，沃象患者常患有修调访、朦朣档等疾患。

2.内洛象 *Khongd nais lol hxangd*（鼻衄）

内洛象临床表现血液常为鲜红色，血量较少，不夹杂食物残渣。此类出血多因相应的鼻咽部疾病引起。

【病证分类辨治】

1.布兜凯·沃象（胃热吐血）

蒙里夺（病证表现）：腹部胀闷、疼痛，恶心，呕吐，胃热，吐血，血色鲜红或紫暗，量多，不思饮食，口苦，便秘或解黑色大便，尿黄，量少。

兴冷（属经）：属热经吐血。

佳合蒙（治则）：汗吾窝摆都（滋阴降火），赊象维象（凉血活血）。

欧夺息佳、冈偶（用方、方解）：

酒桑咯咯列里（牛膝）15g，仰嘎姬（白茅根）30g，朗访幼（石斛）15g，莴布罢娜（小蓟）20g，牡丹皮（与中药同名）15g，水煎服。

酒桑咯咯列里，性冷，味酸、苦，属冷药，入热经，活血化瘀，清热解毒；仰嘎姬，性寒，味甘，属冷药，入热经，凉血止血；朗访幼，性微寒，味甘，属冷药，入热经，滋阴除热，养胃生津；莴布罢娜，性冷，味苦，属冷药，入热经，滋补精血，清热，止血；牡丹皮，性冷，味甘、苦，属冷药，归热经，凉血滋阴。

2. 呼勒凯·洛象（肝火吐血）

蒙里夺（病证表现）：吐血，量多，口苦，胸闷，胁痛，寐少梦多，心烦多怒，头痛，目眩，耳鸣，双目红赤。

兴冷（属经）：属热经热病。

佳合蒙（治则）：摆都呼勒凯（清肝火），旭嘎凯布挡象（清胃热止血）。

欧夺息佳、冈偶（用方、方解）：

莴坝仰（夏枯草）20g，榜莴芜（野菊花）20g，莴欧吾（千里光）20g，莴布罢溜（大蓟）30g，珍陆（栀子）15g，水煎服。

莴坝仰，性冷，味苦、微辛，属冷药，入热经，清肝；榜莴芜，性冷，味苦，属冷药，入热经、快经、半边经，清热解毒；莴欧吾，性寒，味苦，属冷药，入冷经，清热解毒，凉血消肿；莴布罢溜，性冷，味甘，属热药，入冷经，凉血止血，解毒；珍陆，性冷，味苦，属冷药，入热经，泻火解毒，清热利湿。

三、休嘎洛象 *Xud ghad lol hxangd*（便血）

苗医称便血为休嘎洛象（*Xud ghad lol hxangd*），别名为凯落洛象，意为热毒太盛便血。大便下血或单纯下血者或血便夹杂而下，或大便前后下血，统称便血，多因体内气血亏虚，疲劳过度，损伤心神，或血溢肠内而便血。休嘎洛象属小症，分冷经便血及热经便血两大类。本病多为热毒、水湿侵犯肠胃引起便血。体质虚弱，水湿热毒从口侵入胃肠，热毒内蕴，损伤胃肠功能，胃血、胃气受损，热毒迫血下行，产生便血；或胃肠自身虚弱，或久病体虚，气血不固，血液下行产生便血。

【诊查要点】

1. 诊断依据

临床特征表现为大便下血，可发生在便前或便后，色鲜红、暗红或紫暗，甚至色黑如柏油。多有胃痛、胁痛、积聚、泄泻、痢疾等病史。

2. 相关检查

呕吐物潜血试验、大便潜血试验、上消化道钡餐造影、纤维胃镜和腹部 B 超检查等有助于吐血、便血的诊断。血常规、凝血四项、束臂试验、骨髓细胞学检查等有助于鉴别血液病所致血证。

【鉴别诊断】

1. 蒙杠嘎久杠 *Mongb gangb ghab jud ghad*（痔疮）

出血在便中或便后，色鲜红，常伴肛门疼痛或异物感。肛门或直肠检查可发现内痔或外痔。

2. 修嘎修董象 *Xud ghad xud dongf hxangt*（痢疾）

下血为脓血相兼，常伴腹痛、里急后重和肛门灼热感等症状。病初常有发热、恶寒等外感表现。

3. 休嘎洛象的不同病证鉴别

近血为先血后便的病证，病位在肛门及大肠。远血为先便后血的病证，病位在胃及小肠。肠风为风热客于肠胃引起，症见便血，血清而鲜，证属实热。脏毒为湿热留滞肠中，伤于血分引起，症见便血，血浊而暗，证属湿热偏盛。

【病证分类辨治】

1. 茵笨洛象（冷经内伤便血）

蒙里夺（病证表现）：大便下血，腹部隐痛，面色苍白，少气懒言，大便溏稀。先大便后下血，大便呈黑色，纳差，四肢无力。

兴冷（属经）：属冷经冷病。

佳合蒙（治则）：麦靓麦韦芍（健脾），荷桐（温中），挡象（止血）。

欧夺息佳、风偶（用方、方解）：

佳蒙枪（木香）15g，背佳（泡参）20g，加嘎陇给（徐长卿）15g，加嘎吉给（仙鹤草）18g，水煎服。

佳蒙枪，性温，味苦，属热药，入冷经，解毒；背佳，性平，味甘，属两经药，入两经，补血、补气、止血；加嘎陇给，性热，味香、麻、属热药，入冷经、快经、半边经，解毒理气，通经活络；加嘎吉给，性冷，味苦、涩，属冷药，入热经，活血、止血。诸药合用，健脾温中，补血，止血。

2. 沃睑仰筋洛象（热经水湿热毒便血）

蒙里夺（病证表现）：先下血后大便，血色鲜红，腹痛，肛门灼热，口苦。大便或干或稀，口渴喜冷饮。

兴冷（属经）：属热经便血。

佳合蒙（治则）：旭嘎凯滁内（祛热除毒），搁钴泽澈（收敛止血）。

欧夺息佳、冈偶（用方、方解）：

莴丢（鱼腥草）30g，莴娜（荠菜）20g，莴吼嘎抖（贯众）20g，水煎服。

莴丢，性冷，味酸、辛，属冷药，入热经，清热解毒；莴娜，性热，味甘，属冷药，入热经，凉血止血；莴吼嘎抖，性冷，味苦，属冷药，入热经，清热祛毒。诸药合用，去热解毒，收敛止血。

3. 凯经休嘎洛象（热经便血）

蒙里夺（病证表现）：病势急，病程短，出血量多，色鲜红或紫或黑，且质稠，面赤，烦热口干。

兴冷（属经）：属热经热病。

佳合蒙（治则）：旭嘎凯渗象（清热凉血）。

欧夺息佳、冈偶（用方、方解）：

莴灰秋（大黄）10g，糯独佳开都（水黄连）3g，莴久欧（三七）10g，珍陆（栀子）10g，仰嘎姬（白茅根）50g，水煎服。

莴灰秋，性冷，味苦、涩，属冷药，入热经，清热解毒，凉血止血；糯独佳开都，性冷，味苦，属冷药，入热经，清热利湿解毒；莴久欧，性冷，味苦，属冷药，入热经，活血化瘀止血；珍陆，性冷，味苦，属冷药，入热经，泻火解毒；仰嘎姬，性寒，味甘，属冷药，入热经，清热，凉血。诸药合用，清热，凉血止血。

4. 赊经休嘎洛象（冷经便血）

蒙里夺（病证表现）：心慌气短，精神不振，四肢无力，小便清长，便血不多，或大量出血，血色淡，或鲜红或粉红，面色苍白，或病程较长，食后渐热，面赤，口苦咽干。

兴冷（属经）：属冷经冷病。

佳合蒙（治则）：布笨怡象（补气养血），布都挡象（止血）。

欧夺息佳、冈偶（用方、方解）：

窝布套学（血人参）30g，莴里料（石韦）30g，嘎炯芒桑（棉花根）30g，朗莴跃（蚊母草）20g，水煎服。

窝布套学，性热，味苦，属热药，入冷经，补气摄血，滋阴敛汗；莴里料，性冷，味苦、微甘，属冷药，入热经，凉血止血；嘎炯芒桑，性温，味甘，属热药，入冷经，补气升阳；朗莴跃，性微寒，味苦，属冷药，入热经，收敛止血。

四、休沃象 *Ob wal hxangt*（尿血）

休沃象（*Ob wal hxangt*）一证，类似中医、西医的尿血，但苗医不区分病因，只分热经尿血、冷经尿血。小便色黄带血，本病属小症，分热经尿血及冷经尿血两个小疾，多因外伤引起内损造成尿血。感受风寒、热湿、水毒造成尿血，外来邪毒伤血、伤气、伤水，血脉受损，气血受阻，上逆则五官出血，下行则便血、尿血。

【诊查要点】

1.诊断依据
本病的临床特征为小便中混有血液或夹血丝、血块，但尿道不痛。

2.相关检查
予尿常规、尿潜血、膀胱镜等检查有助于尿血的诊断。

【鉴别诊断】

董欧洼欧奴 *Diongx eb wal·ed nul*（淋证）

欧洼象与董欧洼欧奴中的血淋均为血随尿出，血淋伴尿道疼痛，而欧洼象不伴尿道疼痛；而董欧洼欧奴中石淋可先有小便排出不畅，时断时续，腰腹绞痛，痛后排出砂石并出现血尿，欧洼象不伴腰腹绞痛、小便艰涩。

【病证分类辨治】

1.热经尿血
蒙里夺（病证表现）：小便色黄灼热，尿血鲜红，心烦口渴，面赤，口内生疮，夜寐不安，或头晕，耳鸣，神倦，腰腹酸软。

兴冷（属经）：属热经热病。

佳合蒙（治则）：旭嘎凯摆都（清热降火），赊象挡象（凉血止血）。

欧夺息佳、冈偶（用方、方解）：

珍榈（桃仁）15g，达柯芍（赤芍）15g，搜档索（一点红）20g，代等（天胡荽）30g，仰蜡烛（蒲黄）20g，水煎服。

珍榈，性冷，味苦，属冷药，入热经，活血通络，解毒；达柯芍，性冷，味苦，属冷药，入热经，凉血散瘀，利水通淋；搜档索，性冷，味酸、微苦涩，属冷药，入热经，清热止血；代等，性冷，味苦，属冷药，入热经，清热止血；仰蜡烛，性平，味淡、微甘，属两经药，利尿止血。

2. 冷经尿血

蒙里夺（病证表现）：小便次数多，尿中带血，面色萎黄，头晕耳鸣，寐差，短气无力，腰酸背痛，四肢冷。

兴冷（属经）：属冷经冷病。

佳合蒙（治则）：布西参戈洛（补虚固涩）。

欧夺息佳、冈偶（用方、方解）：

嘎炯姬佳诺（阳雀花）20g，凯欧（黄精）20g，莴勇更（鹿衔草）15g，豆顿（杜仲）20g，水煎服。

嘎炯姬佳诺，性热，味淡甜、微辛，属热药，入冷经，补气养阴；凯欧，性热，味甘，属热药，入冷经，补气养水，健脾益气，滋阴；莴勇更，性热，味辛、甜，属热药，入冷经，补肾固涩；豆顿，性热，味甘，属热药，入冷经，补肝肾，养血活血。诸药合用补气养阴，补肾固涩。

五、嘎果面落象 *Ghab hgox hmid lol hxangd*（齿衄）

苗医称齿衄为嘎果面落象，齿衄为血自齿缝溢出，胃热上溯，则齿龈红肿疼痛而出血，血色鲜红，口臭，大便干结；可分为胃热齿衄和虚火齿衄两类小疾。

【诊查要点】

1. 诊断依据

本病的临床特征为血自牙龈、齿缝溢出，并可排除外伤所致者，即可诊断。

2. 相关检查

予血常规、凝血五项、肝功能、肾功能等检查，针对疾病采取系统治疗措施。

【鉴别诊断】

沃洛象 *Ld hxangd*（咳血）

沃洛象与嘎果面落象均为血液经口而出的病证。沃洛象的病位在肺与气管，血色为鲜红色，伴痰液泡沫，发作之前有胸闷、喉痒征兆，随咳嗽而出，沃洛象患者常患有封勒普·拉娜、按哦阿罗右、来修底等疾患；嘎果面落象的病位在牙龈、齿间，血色鲜红，可伴有齿龈红肿疼痛、口臭、便秘等表现。

【病证分类辨治】

1. 布兜凯迷洛象（胃热齿衄）

蒙里夺（病证表现）：齿衄血色鲜红，齿龈红肿疼痛，口臭，便秘，口干，喜食冷饮，尿少色黄。

兴冷（属经）：属热经热病。

佳合蒙（治则）：旭嘎洼布兜（清胃），拉凯（泻火）。

欧夺息佳、冈偶（用方、方解）：

豆比吼哈羌（三颗针）20g，朗访幼（石斛）15g，莴布罢溜（大蓟）20g，水煎服。

豆比吼哈羌，性冷，味苦，属冷药，入热经，清热燥湿，泻火解毒；朗访幼，性微寒，味甘，属冷药，入热经，滋阴除热，养胃生津；莴布罢溜，性凉，味甘、苦，属冷药，入热经，凉血止血，散瘀消肿，解毒。

2. 凯休迷洛象（虚火齿衄）

蒙里夺（病证表现）：牙龈肿而微痛，齿衄，牙齿松动，口腻。

兴冷（属经）：属热经热病。

佳合蒙（治则）：旭嘎凯沓痂（清热解毒），赊象挡象（凉血止血）。

欧夺息佳、冈偶（用方、方解）：

豆跃里（佩兰）20g，莴欧吾（九里光）20g，豆野给（白马骨）30g，水煎服。

豆跃里，性寒，味辛、甘，属冷药，入热经，凉血止血；莴欧吾，性寒，味苦，属冷药，入热经，清热解毒；豆野给，性冷，味苦、微辛，属冷药，入热经，清热利湿，消肿拔毒。

六、内洛象 *Khongd nais lol hxangd*（鼻衄）

苗医称鼻衄为内洛象（*Khongd nais lol hxangd*），由邪毒伤肺伤胃，热邪上扰损伤血脉，使血液溢出或鼻衄。如肺有热感是感受风热、燥热；胃内郁热，或饮食不节，产生内热都可导致热盛损伤血脉，迫血流出。鼻衄一证，属热病居多，分为肺热出鼻衄、胃热鼻衄、肝火旺鼻衄三个小疾。

【诊查要点】

1. 诊断依据

凡血从鼻腔溢出而不因外伤、倒经所致者，均可诊断为鼻衄。

2. 相关检查

为确定出血部位，结合前鼻镜、鼻内镜或 CT、MRI 检查，判断出血部位。对于出血量较大及怀疑为血液病的患者，结合血常规检查。对使用抗凝药物或怀疑凝血功能异常的患者，需检查凝血功能。

【鉴别诊断】

沃洛象 Ld hxangd（咳血）

沃洛象与内洛象均为邪伤肺，血液可经鼻而出。沃洛象病位在肺与气管，随咳嗽而出，血色鲜红，间夹泡沫，发作之前有胸闷、喉痒征兆，沃洛象患者常患有封勒普·拉娜、按哦阿罗右、来修底等疾患；内洛象由邪毒伤肺、伤胃，热邪上扰损伤血脉所致，血从鼻腔溢出。

【病证分类辨治】

1. 呼勒普凯内落象（肺热鼻衄）

蒙里夺（病证表现）：鼻衄，色鲜红，鼻腔干燥，口干，无痰，咳嗽喉痒，大便干，或伴有恶寒，发热。

兴冷（属经）：属热经热病。

佳合蒙（治则）：旭嘎呼勒普·挡象（清肺止血），赊象挡象（凉血止血）。

欧夺息佳、冈偶（用方、方解）：

雉豆莴岗（桑叶）20g，莴菀（青蒿）20g，珍陆（栀子）15g，仰嘎姬（白茅根）30g，姜加裁董（麦冬）20g，水煎服。

雉豆莴岗，性冷，味苦，属冷药，入热经，补肝肾；莴菀，性冷，味苦，属冷药，入热经，清热凉血；珍陆，性冷，味苦，属冷药，入热经，泻火解毒，清热利湿；仰嘎姬，性热，味甘，属冷药，入热经，清热止血，凉血止血；姜加裁董，性寒，味甘、微苦，属冷药，入热经，滋阴生津。诸药合用，清肺止血，凉血。

2. 布兜凯·内落象（胃热鼻衄）

蒙里夺（病证表现）：鼻衄，血色鲜红，鼻息灼热，鼻内干燥，口干苦且臭，心烦易怒，口渴，喜吃冷饮。

兴冷（属经）：属热经热病。

佳合蒙（治则）：旭嘎凯滁内（清热除湿），赊象维象（凉血活血）。

欧夺息佳、冈偶（用方、方解）：

衣修（生石膏）50g，珍陆（栀子）20g，仰格陇给（竹叶）15g，酒桑咯咯列里（牛膝）15g，水煎服。

衣修，性冷，味淡，属冷药，入热经，清胃热；珍陆，性冷，味苦，属冷药，入热经，泻火解毒，清热利湿；仰格陇给，性冷，味淡，属冷药，入热经，清热除烦；酒桑咯咯列里，性冷，味酸、苦，属冷药，入热经，活血化瘀，清热解毒。

3. 呼勒炯凯·内落象（肝火旺鼻衄）

蒙里夺（病证表现）：鼻衄，色鲜红量多，头晕痛，胸闷胁痛，口苦，心烦易怒，目赤尿少色黄，大便干结。

兴冷（属经）：属热经热病。

佳合蒙（治则）：旭嘎汕渣都（清肝泻火），赊象挡象（凉血止血）。

欧夺息佳、冈偶（用方、方解）：

达柯芍（赤芍）20g，珍陆（栀子）20g，豆比吼哈羌（三颗针）15g，带加料（生地黄）20g，水煎服。

达柯芍，性冷，味苦，属冷药，入热经，消肿止痛，清肝泻火；珍陆，性冷，味苦，属冷药，入热经，泻火解毒，清热利湿；豆比吼哈羌，性冷，味苦，属冷药，入热经，清热燥湿，泻火解毒；带加料，性冷，味苦，属冷药，入热经，滋阴补血。

七、若山·象夺 *Lot dlait·hxangd diok*（青紫血斑）

苗医称青紫血斑为若山·象夺（*Lot dlait·hxangd diok*），别名鬼打印。上下肢体内侧皮肤出现青紫色的斑块或出血点，称青紫血斑，属大症之一，分热经风热青紫血斑、热经血热青紫血斑、冷经气虚青紫血斑、冷经血虚青紫血斑四个小疾。体质不好，外感风毒，热毒损伤气血而成疾。风毒、热毒入侵，首先损伤气血，产生气滞血瘀，皮肤出现青紫血斑。苗医认为深红有内热，青紫为血瘀。

【诊查要点】

1. 诊断依据

本病的临床特征为四肢及躯干部出现瘀点或青紫瘀斑，甚至融合成片，压之不褪色，常反复发作。

2．相关检查

血常规、凝血四项、束臂试验、骨髓细胞学检查等有助于血液病所致血证的诊断。

【鉴别诊断】

1．岗秀布 Gangb xint bul（湿疹）

若山·象夺与岗秀布均表现为皮肤的病变，而岗秀布中有点状出血者须与若山·象夺相鉴别。一般说来，若山·象夺隐于皮内，压之不退色，触之不碍手；而岗秀布高于皮肤，压之退色，触之碍手，瘙痒，易反复发作。

2．点村娥 Dix cet ves（粉刺）

点村娥表现为颜面、胸、背等处见丘疹，顶端如刺状，可挤出白色碎米样粉汁，多在青春期出现；而若山·象夺常有反复发作的慢性病史，隐于皮内，压之不褪色，触之不碍手。

【病证分类辨治】

1．热经风热青紫血斑

蒙里夺（病证表现）：突然发病，青紫血斑，多发生在下半身，尤以下肢和臀部常见，或斑块色红，大小不一，有的融合成片。全身不适，发热，不思饮食，颜面微肿，瘙痒，关节疼痛，恶心呕吐，腹痛，便血，尿血。

兴冷（属经）：属热经热病。

佳合蒙（治则）：旭嘎凯滁内（祛风清热），赊象挡象（凉血止血）。

欧夺息佳、冈偶（用方、方解）：

佳姜给（荆芥穗）20g，榜佳腔（金银花）20g，带加料（生地黄）10g，达柯芍（赤芍）15g，豆阿潘（地肤子）15g，仰嘎姬（白茅根）20g，水煎服。

佳姜给，性热，味辣，属热药，入冷经、快经、半边经，祛风，通络，止血；榜佳腔，性寒，味甘，属冷药，入热经，清热解毒，凉血；带加料，性冷，味苦，属冷药，入热经，滋阴补血；达柯芍，性冷，味苦，属冷药，入热经，凉血散瘀，消肿止痛，消肝泻火；豆阿潘，性冷，味苦，属冷药，入热经，清热利水；仰嘎姬，性寒，味甘，属冷药，入热经，清热凉血，收敛止血。

2．热经血热青紫血斑

蒙里夺（病证表现）：高热不退，皮肤出现瘀点或瘀斑，颜色深紫，融合成片，流涕，尿血，色鲜红，腹痛，便血，面赤，心烦不安。

兴冷（属经）：属热经热病。

佳合蒙（治则）：旭嘎凯沓痂（清热解毒），赊象挡象（凉血止血）。

欧夺息佳、冈偶（用方、方解）：

潘豆芴（十大功劳）20g，豆野给（白马骨）15g，豆磅囊（木芙蓉）20g，衣修（生石膏）30g，莴灰秋（土大黄）20g，水煎服。

潘豆芴，性冷，味苦，属冷药，入热经，泻火解毒；豆野给，性冷，味苦、微辛，属冷药，入热经，清热利湿，消肿拔毒；豆磅囊，性冷，味甘微苦，属冷药，入热经，清热解毒，凉血止血；衣修，性冷，味甘、淡，属冷药，入热经，清胃热；莴灰秋，性冷，味苦、涩，属冷药，入热经，凉血止血。

3. 冷经气虚青紫血斑

蒙里夺（病证表现）：青紫瘀斑反复发作，瘀点或瘀斑色淡，病程长，四肢无力，面色苍白，少气懒言，畏寒。

兴冷（属经）：属冷经冷病。

佳合蒙（治则）：布笨怡象（补气养血），维角烊丢象（活血化瘀）。

欧夺息佳、冈偶（用方、方解）：

嘎炯芒桑（棉花根）20g，仰嘎姬（白茅根）15g，凯欧（黄精）20g，珍布仰（金樱子）10g，水煎服。

嘎炯芒桑，性温，味甘，属热药，入冷经，通络，利湿；仰嘎姬，性热，味淡，属热药，入冷经，清热利尿，凉血止血；凯欧，性平，味甘，属两经药，入两经，补气养水，健脾益气；珍布仰，性平，味酸、甘、涩，属两经药，入两经，补肾生津，收敛止血。

4. 冷经血虚青紫血斑

蒙里夺（病证表现）：皮肤常见青紫血斑，下肢居多，时发时止，头晕耳鸣，有时发热，盗汗，面色淡红，手足心热。

兴冷（属经）：属冷经冷病。

佳合蒙（治则）：汗吾窝摆都（滋阴降火），赊象挡象（凉血止血）。

欧夺息佳、冈偶（用方、方解）：

仰嘎姬（白茅根）20g，叶下珠（与中药同名）20g，莴布罢溜（大蓟）20g，波嘎梯（百合）30g，莴娜（荠菜）15g，水煎服。

仰嘎姬，性热，味甘，属热药，入冷经，清热；叶下珠，清热解毒，淡渗利湿；莴布罢溜，性热，味甘，属热药，入冷经，解毒，凉血止血；波嘎梯，性热，味甘、微苦，属热药，入冷经，清心安神；莴娜，性热，味甘，属热药，入冷经，清热利湿。

【预防调护】

1. 注意饮食有节，宜进食清淡、易于消化、富有营养的食物，忌食辛辣、肥甘厚味之品，戒除烟酒。同时起居有常，劳逸适度。

2. 避免情志过极，调整情绪，消除紧张、忧虑等不良情绪。

3. 注意日常休息，病重者应卧床，密切观察病情的发展变化，当出现面色苍白、肢冷脉微、大汗淋漓时，及时采取措施以防出现厥脱危候。

4. 吐血量多，或频数较多者，注意暂时禁止饮食，采取对症治疗，积极治疗原发病。

【按语】

苗族人民多聚居于深山峻岭，常受猛兽、毒虫侵袭，以及在劳作过程中难免受到农具伤害或不慎跌伤等。而气、血、水是构成人体最重要的物质基础，人的生老病死与之有着十分密切的关系。气和血为生命之本，二者同根同源，"伤气必伤血，伤血也伤气"；气与水是相依相存，伤气必伤水，伤水也伤气；水为血源，血中有水，伤血必伤水，伤水也必伤血，苗医有"水生血，血带水，血水相融。血无水则不能生，水无血则不养人"之说。本病多因外邪伤气、伤血、伤水引起。治则以止血为主。

第三节　蒙刚谷
Mongb gek gangb（心痹）

【概述】

苗医把蒙刚谷（*Mongb gek gangb*）归属于心痹的范畴。蒙刚谷是由毒邪伤及气血，引起血脉不通、气滞所造成的心胸疼痛、心悸。

中医心痹，是指由风寒湿热等邪气，侵袭机体，导致经气痹阻，内舍于心，久而久之损伤心脉，致心脉失常，临床以胸闷、气短、心悸等为主要表现。

西医学中的风湿性心脏病可参照本病辨治。

【呼候疾鹏·苗医症疾】

蒙刚谷为小症，分为热经心痹和冷经心痹两个小疾。

【爱讲夺·成因】

苗族医学认为，外感邪气、饮食不调等均可导致本病的发生。本病多发生于中老年人，因中老年人体质本虚，故外邪易侵袭脏腑组织，日久成疾。

【梗夺蒙·病由】

本病是由于外感风毒、热毒、寒毒、烟毒等邪气，造成血脉堵塞、气机不畅。邪气犯肺，气血失调，肺气壅遏，日久导致机体出现胸闷、心悸、胸痛等症状。

【诊查要点】

1. 诊断依据

（1）本病的临床特征是以胸痛、胸闷、气短、心悸为主要表现。

（2）排除其他外伤胸痛。

2. 相关检查

予心电图、X线检查等做初步筛选。

【鉴别诊断】

1. 艨朣档 Mongb hsongd dangb（胁痛）

艨朣档和蒙刚谷同属于心胸部位疼痛。苗医认为艨朣档是由于体质虚弱，或情志失调，损伤经脉；或因饮食不节，损伤胃肠，湿热内蕴；或因不慎外伤，气滞血瘀而发生一侧或两侧胁肋疼痛为主要症状的疾病。而蒙刚谷是由毒邪伤及气血，引起血脉不通、气滞血瘀所造成的心胸疼痛、心悸。

2. 蒙布兜 Mongb buk dux（胃痛）

蒙布兜和蒙刚谷同属心胸部位疼痛。苗医认为蒙布兜的病位多在上腹部疼痛、胀痛，或刺痛、隐隐作痛，不思饮食，恶心呕吐，嗳气，吐酸；而蒙刚谷是由毒邪伤及气血，引起血脉不通、气滞血瘀所造成的心胸胀痛、刺痛、闷痛、心悸。

【病证分类辨治】

蒙里夺（病证表现）：胸口出现疼痛，或胀痛或刺痛或闷痛，呼吸皆可出现疼痛。

兴冷（属经）：急性期属热经热病，慢性期属冷经冷病。

佳合蒙（治则）：赊洛（通络），替笨（理气），挡蒙（镇痛）。

欧夺息佳、冈偶（用方、方解）：

真宫幼（五香血藤）15g，豆姜额（苦楝子）10g，仰松芭（香附）10g，豆卡欧（吴茱萸）6g，水煎服。

真宫幼，性冷，味苦，属冷药，入热经，理气止痛，通络祛风，活血消肿；豆姜额，性冷，味苦，有毒，属冷药，入热经，理气止痛；仰松芭，性热，味辛，属热药，入冷经，理气止痛，疏肝；豆卡欧，性热，味辣，属热药，入冷经，温中散寒，燥湿。

【预防调护】

1. 消除及避免引起心痹的病因是预防心痹的根本措施。

2. 避风寒，适寒温。

3. 调饮食，戒烟酒，以富营养、易于消化、不伤脾胃为原则。

4. 慎起居，适劳逸。生活起居规律，做到动静结合，劳逸适度。适当节制房事。

5. 舒情志，少烦忧。

【按语】

苗医认为心痹主要由外因引起。苗医有"气血相互依存，气推血走，血带气行"之说，气血失调，日久即病。本病是由于外邪侵袭所致血脉堵塞，气机不通，气血失调，日久致病。治疗上则以活血、通络、止痛为主。

第四节　岗糯
Ghangb lol（消渴）

【概述】

苗医称消渴为岗糯（*Ghangb lol*），又称为科沃糯、信心达。岗糯是指患者解的小便，撒在土上，许多蚂蚁去吮吸，意译"蚂蚁症"或尿甜。

中医消渴，指以多饮、多食、多尿、形体消瘦、乏力，或尿浊、尿有甜味为主要临床表现的疾病。本病在《黄帝内经》中称为"消瘅"。口渴引饮为上消，善食易饥为中消，饮一溲一为下消，统称消渴（三消）。

西医学中糖尿病是一组以高血糖为特征的代谢性疾病。高血糖则是由于胰岛素分泌缺陷或其生物作用受损，或两者兼有引起的。长期存在的高血糖，会导致各种组织，特别是眼、肾、心脏、血管、神经的慢性损害和功能障碍。

【呼候疾鹏·苗医症疾】

岗糯为小症，分为冷经岗糯和热经岗糯两个小疾。

【爱讲夺·成因】

本病系饮食失节，或先天禀赋异常及老年虚衰等因素形成。

【梗夺蒙·病由】

其病机与人体受外界因素影响有关，会引起血水严重损伤。英乌当相（伤气必伤血），英相就英乌（伤血也伤气），气血两伤，功能失调。伤气则气虚，伤水则水燥，故而口渴多饮，多食易饥，尿频，尿量多，神疲乏力，形体消瘦。

【诊查要点】

1. 诊断依据

（1）凡以口渴多饮、多食易饥、尿频量多、形体消瘦或尿有甜味为临床特征者，即可诊断为消渴病。本病多发于中年以后，嗜食膏粱厚味、醇酒炙煿之人。若有青少年期即罹患本病者，一般病情较重。

（2）初起"三多"症状不显著，病久易并发眩晕、肺痨、胸痹心痛、中风、雀目、疮痈等。严重者可见烦渴、头痛、呕吐、腹痛、呼吸短促，甚或昏迷厥脱危象。

（3）本病的发生与禀赋不足有较为密切的关系，故有消渴病家族史者易患本病。

2. 相关检查

查空腹血糖、餐后 2 小时血糖和尿糖，尿比重，葡萄糖耐量试验等，有助于确定诊断。必要时查肾功能，二氧化碳结合力及血液电解质检查等。

【鉴别诊断】

董欧洼欧奴 *Diongx eb wal·ed nul*（淋证）

本病以小便频急，滴沥不尽，尿道涩痛，小腹拘急，痛引腰腹等为主症，一般无多饮、尿甜以及体重减轻症状，且尿糖阴性，血糖不高等。

【病证分类辨治】

蒙里夯（病证表现）：多饮、多食、多尿、多汗，形体消瘦，食量剧增，尿多而甜。

兴冷（属经）：属两经冷热并病，早期为热经病，晚期为冷经病。

佳合蒙（治则）：素迄挡候（清胃止渴），旭嘎凯挡嘎候（清热止渴）。

1. 早期热经岗糯

欧夯息佳、冈偶（用方、方解）：

嘎炯菲（葛根）12g，珍宫幼（五味子）12g，朗访幼（石斛）10g，哦榜阿（凉粉茶）15g，水煎服。

嘎炯菲，性凉，味甘，属冷药，入热经，生津止渴，解表退热；珍宫幼，性温，味辛、微苦，涩，属热药，入冷经，活血理气，固涩安神；朗访幼，性微寒，味甘，属冷药，入热经，滋阴除热，养胃生津；哦榜阿，性冷，味淡，属冷药，入热经，清热利湿。

2. 晚期冷经岗糯

欧夯息佳、冈偶（用方、方解）：

凯欧（黄精）20g，雉豆莴岗（桑椹）20g，莴朴翁（何首乌）20g，水煎服。

凯欧，性平，味甘，属两经药，入两经，补气养水，健脾益气，滋阴润肺；雉豆莴岗，性热，味甘，属热药，入冷经，滋阴养血，补肝益肾，生津润肠，补肝补肾；莴朴翁，性热，味甘、微涩，属热药，入冷经，养精血，补肝肾。

【预防调护】

本病除药物治疗外，注意生活调摄具有十分重要的意义。《儒门事亲·三消之说当从火断》说："不减滋味，不戒嗜欲，不节喜怒，病已而复作。能从此三者，消渴亦不足忧矣。"尤其是节制饮食，加强锻炼，具有基础治疗的重要作用。在保证机体合理需要的情况下，应限制细粮、油脂的摄入，忌糖类，饮食宜以适量杂粮，配以蔬菜、豆类、瘦肉、鸡蛋等，定时定量进餐。戒烟酒、浓茶及咖啡等。保持情志平和，制订并实施有规律的生活起居制度。

【按语】

苗医认为引起疾病的原因主要包括内损和外因。本病系先天禀赋异常、年老虚衰、饮食过度或外界因素引起血水受损所致。苗医有言："水生血，血带水，血水相融，血无水不能生，水无血不养人。"故血水异常，日久即病。苗医认为伤血必伤气、伤气必伤血，气血两伤，则可致功能失调，出现口渴多饮，多食易饥，尿频，尿多，神疲乏力，形体消瘦等症状。治疗上则以清胃热、止渴为主。

第三章　各秒叽薄（肺架）

各秒叽薄（肺架），由肺、气管、咽喉、鼻等构成。主要摄纳外界粹气和排出污气，发挥调气血、化气魄、保本命的功能。肺架还与皮肤、毛窟、汗窟、口窟、肛窟、尿窟等部位相互连接，互通信息。肺由无数肺泡和微细气管组成，肺泡一方面把吸入的粹气交给微脉管与血液掺和，另一方面又把从微脉管交换出来的污气送入气管以排出体外。气管与肺直接相通，是气体出入的通道，所以其功能与肺协调，病变也互相影响。咽喉是肺的第二道门户，外来致病因素可直接入侵，向内可侵犯气管、肺、心、肾、关节等，向外还可波及鼻道、口腔等。鼻为全身气体出入的主要门户，脑中灵气通鼻，故鼻能闻香臭，并对摄入的气体把关，又能沟通肺架的有关信息。

第一节　过痉赊
Gos jenb seil（感冒）

【概述】

苗医称感冒为过痉赊（*Gos jenb seil*）。头痛、感寒、时冷时热都归属于过痉赊。

中医感冒，是感受风邪，邪犯卫表而导致的常见外感疾病，临床表现以鼻塞、流涕、喷嚏、咳嗽、头痛、恶寒、发热、全身不适、脉浮为主要特征。

西医学的上呼吸道感染、流行性感冒及其他呼吸系统疾病出现感冒特征者均可参照本病辨治。

【呼候疾鹏·苗医症疾】

过痉赊为小症，分为冷病风寒感冒和热经风热感冒两个小疾。

【爱讲夺·成因】

本病多因风、寒、热毒侵入人体引起。

【梗夺蒙·病由】

风、寒、热毒从口鼻侵入，伤气、伤血，血郁蕴热，犯肺；风邪自口鼻或皮毛而入，寒邪客于肺卫，致表卫调节失司，肺气失宣而出现恶风寒、头痛、鼻塞等冷病风寒感冒症状；热毒上逆则咽喉疼痛；痰湿壅阻则咳嗽。

【诊查要点】

1.诊断依据

（1）本病的临床特征是以卫表及鼻咽症状为主，出现鼻塞，流涕，喷嚏，咽痒，咽痛，头痛，肢节酸重风或恶寒，或有发热等。

（2）病程一般 3～7 日。

（3）四季皆可发病，以冬、春两季为多。

2.相关检查

予血常规及胸部 X 线检查有助于本病的诊断。

【鉴别诊断】

案沃 Ait ngol（咳嗽）

二者都是外感疾病，苗医认为案沃是指肺气上冲产生咳声、咳吐痰液；而过痉赊虽可出现咳嗽症状，但以鼻塞、流涕、喷嚏，咽痒、咽痛，头痛，肢节酸重，恶风或恶寒，或有发热等症状多见。

【病证分类辨治】

1.冷病风寒感冒

蒙里夺（病证表现）：恶寒，发热，头痛，无汗，四肢酸痛，鼻塞，喷嚏，流涕，咳嗽，咳痰清稀。

兴冷（属经）：属冷经冷病。

佳合蒙（治则）：真稀沓标（辛温解表），卸复奈波挡苟（宣肺止咳）。

欧夺息佳、冈偶（用方、方解）：

佳九留（四块瓦）10g，珍姜（木姜子）20g，莴疗（辣蓼）20g，珍蟒（杏仁）

10g，莴祖别芭（前胡）10g，水煎服。

佳九留，性温，味辣，属热药，入冷经，散寒止痛，散瘀解毒；珍姜，性热，味辛、微辣，属热药，入冷经，解毒，祛冷温胃，顺气止痛；莴疗，性温，味辛，属热药，入冷经，祛风利湿；珍蟒，性冷，味苦，有小毒，属冷药，入热经，止咳平喘，润肺；莴祖别芭，性微寒，味苦、微辣，属冷药，入热经，散风清热，降气化痰。

2.热经风热感冒

蒙里夺（病证表现）：头痛，发热，目赤，咳嗽，咳黄痰，浓稠，口渴喜冷饮，尿少色黄。

兴冷（属经）：属热经热病。

佳合蒙（治则）：旭嘎凯任复奈波（清热润肺），荷呼勒阶哈格（清肺化痰）。

欧夺息佳、冈偶（用方、方解）：

莴芮榴（鱼鳅串）20g，嘎炯非（葛根）15g，仰造里（水蜈蚣）15g，莴壳欧（薄荷）15g，水煎服。

莴芮榴，性冷，味苦，属冷药，入热经、快经，理气消食，清热利湿，解毒消肿；嘎炯非，性冷，味甘，属冷药，入热经，解表退热，生津止渴；仰造里，性冷，味辣，属冷药，入热经，止咳，祛痰，祛风利湿；莴壳欧，性冷，味辣，属冷药，入热经，疏散风热，清利咽喉，止咳。

【预防调护】

1.本病在流行季节须积极防治，生活上应慎起居、适寒温，冬春注意防寒保暖，盛夏不可贪凉。勤通风换气，保持室内空气新鲜。

2.平时注意锻炼，增强体质。

3.易患感冒者，可坚持每天按摩迎香穴，酌情服用扶正固表的中药。

4.如感冒流行季节，应少去人员密集的公共场所，防止交叉感染。

5.感冒期间，患者应注意休息，重症者应卧床休息，时行感冒者应予隔离；患者应多饮温水，饮食清淡，要注意观察患者的体温、汗出等病情变化。

【按语】

苗医认为引起感冒的原因主要是外因。苗医认为感冒可由风寒、热毒所致。外感风寒热毒之邪入侵口鼻，伤气、伤血，血郁蕴热犯肺临床以卫表及鼻咽症状为主，出现鼻塞，流涕，喷嚏，咽痒、咽痛，头痛，肢节酸重，恶风或恶寒，或有发热等症状。治疗上以辛温解表、宣肺止咳、清热化痰为主。

第二节　案沃
Ait ngol（咳嗽）

苗医将咳嗽分为搭和（外感咳嗽）、吉仰英·案沃（内损咳嗽）、封勒普蒙·案沃（肺家咳嗽）。

一、搭和 *Ait ngol*（咳嗽）

【概述】

苗医称外感咳嗽为搭和。搭和是指肺气上冲产生咳声、咳吐液，类似中医的外感咳嗽。

中医外感咳嗽，主要因风、寒、暑、湿、燥、火六淫之邪，从口鼻或皮毛而入，侵袭肺系，郁闭肺气；或吸入烟尘或异味气体，致肺失宣降，气机上逆引起咳嗽。

西医上呼吸道感染、急慢性支气管炎、支气管扩张、慢性咽喉炎、肺炎等以咳嗽为主要表现时均可参照本病辨治。

【呼候疾鹏·苗医症疾】

搭和为小症，分为热经风热咳嗽和冷经风寒咳嗽两个小疾。

【爱讲夺·成因】

外感咳嗽多因风寒热毒引起。

【梗夺蒙·病由】

外感咳嗽多由过度疲劳，肺的卫外功能减退或失调；或起居不慎，寒温失宜，外邪尤其为风邪，在气候突变的情况下，从口鼻或皮毛而入，侵袭肺系导致咳嗽；或因吸入烟尘、异味气体，肺气被郁，肺失宣降。由于四时主气不同，因而人体所感受的致病外邪亦有区别。苗医认为日咳为肺内有痰，夜咳为肺内有火。

【诊查要点】

1. 诊断依据

（1）咳逆有声，咳痰，或伴喉痒。

（2）外感咳嗽，起病急，病程短，常伴肺卫表证。

2. 相关检查

外感咳嗽常见于上呼吸道感染、急性支气管炎、肺炎等，可结合病史行血常规、血沉、痰培养、胸部 X 线检查等协助诊断。

【鉴别诊断】

1. 过痉赊 *Gos jenb seil*（感冒）

都是外感疾病，苗医认为过痉赊多因风、寒、热毒侵入人体引起。案沃是指多种原因导致肺气上冲产生咳声、咳吐液的病证；而过痉赊虽可出现咳嗽症状，但以鼻塞，流涕，喷嚏，咽痒，咽痛，头痛，肢节酸重，恶风或恶寒，或发热等症状多见。

2. 吉仰英·案沃 *Gid niangs yens·ait ngol*（内损咳嗽）

吉仰英·案沃是在咳嗽未发生前，体内存在宿疾，在外来毒邪作用下，产生了本次咳嗽，称内损咳嗽。

【病证分类辨治】

1. 热经风热咳嗽

蒙里夺（病证表现）：头身疼痛，恶风，全身发热，四肢酸痛，咳嗽，气粗，咳声嘶哑，咽干喉痛，吐痰黏稠，咳时汗出。

兴冷（属经）：属热经热病。

佳合蒙（治则）：迫喔劫漳止（疏散风热），复奈波挡苟（宣肺止咳）。

欧夺息佳、冈偶（用方、方解）：

雊豆莴岗（桑叶）12g，榜莴芜（野菊花）10g，莴壳欧（薄荷）6g，莴祖别芭（前胡）10g，莴相学（牛蒡子）15g，水煎服。

雊豆莴岗，性冷，味苦，属冷药，入热经，疏散风热，清肺润燥，祛风除湿；榜莴芜，性冷，味苦，属冷药，入热经、快经、半边经，清热解毒；莴壳欧，性冷，味辣，属冷药，入热经，疏散风热，清利咽喉；莴祖别芭，性冷，味苦、微辣，属冷药，入热经，散风清热，降气化痰；莴相学，性冷，味苦，属冷药，入热经，疏散风热，宣肺止咳。

2. 冷经风寒咳嗽

蒙里夺（病证表现）：咳嗽，咳吐白色稀痰，气促，鼻塞，流清涕，四肢酸痛，恶寒，发热，无汗，头痛，小便清长。

兴冷（属经）：属冷经冷病。

佳合蒙（治则）：沓标漳射（解表散寒），卸复杂波挡苟（清肺止咳）。

欧夺息佳、冈偶（用方、方解）：

嘎会令（麻黄）10g，珍蟒（杏仁）12g，额给戈罢（桔梗）10g，莴祖别芭（前胡）15g，佳比利吉（八爪金龙）15g，嘎刘昔更里（陈皮）10g，水煎服。

嘎会令，性温，味辛，属热药，入冷经，收敛，发汗解表，宣肺平喘；珍蟒，性冷，味苦，有小毒，属冷药，入热经，止咳平喘、润肺通便；额给戈罢，性平，味苦、微辛，属两经药，入两经，宣肺利咽，祛痰排脓；莴祖别芭，性冷，味苦、微辣，属冷药，入热经，散风清热，降气化痰；佳比利吉，性平，味苦，属两经药，入两经，清利咽喉，散瘀消肿；嘎刘昔更里，性温，味辛、苦，属热药，入冷经，化痰止咳。

二、吉仰英·案沃 *Gid niangs yens · ait ngol*（内损咳嗽）

【概述】

苗医称内损咳嗽为吉仰英·案沃（*Gid niangs yens · ait ngol*）。吉仰英·案沃指在咳嗽未发生前，体内有宿疾，因而在外来毒邪作用下，又产生了本次咳嗽，称内损咳嗽。中医内伤咳嗽，总由脏腑功能失调、内邪干肺所致，可分其他脏腑病变涉及于肺和肺脏自病两种。

西医学中上呼吸道感染、急慢性支气管炎、支气管扩张、慢性咽喉炎、肺炎等以咳嗽为主要表现时均可参照本病辨治。

【呼候疾鹏·苗医症疾】

吉仰英·案沃为小症，分为冷病内损咳嗽和热经热毒咳嗽两个小疾。

【爱讲夺·成因】

由其他病证引起的内伤而导致咳嗽。

【梗夺蒙·病由】

在原来内损疾病的基础上，风热湿毒侵入人体，毒邪犯肺，损伤气血，产生本次咳嗽。气滞血热，上逆咳嗽，痰黏稠难咳，重者痰中带血。

【诊查要点】

1.诊断依据

（1）咳逆有声，咳痰，或伴喉痒。

（2）内伤咳嗽多为久病，常反复发作，病程较长，并伴其他脏腑失调的症状。

2.相关检查

内伤咳嗽常见于慢性支气管炎、肺结核、肺心病、肺癌等，可结合病史，予血常规、血沉、痰培养、胸部 X 线等检查协助诊断。

【鉴别诊断】

案沃 Ait ngol（外感咳嗽）

案沃是指肺气上冲产生咳声、咳吐液，多因风寒热毒侵袭肺系而发病，类似中医的外感咳嗽。病程较短。吉仰英·案沃是指体内有宿疾，在外来毒邪作用下，又产生了本次咳嗽，称内损咳嗽。病程较长。

【病证分类辨治】

1.冷病内损咳嗽

蒙里夺（病证表现）：咳嗽反复发作，咳声重浊，痰量多，咳出后得舒，痰黏腻成块，晨起或食后加重。

兴冷（属经）：属热经热病。

佳合蒙（治则）：维角烊丢象（活血化瘀），卸复奈波挡苟（清肺止咳）。

欧夺息佳、冈偶（用方、方解）：

科辣（制半夏）10g，莴芮榴（鱼鳅串）15g，莴嘎勒（蜘蛛香）12g，嘎欧低（紫苏）8g，水煎服。

科辣，性温，味辛，属热药，入冷经，燥湿化痰；莴芮榴，性冷，味苦，属冷药，入热经、快经，清热止咳；莴嘎勒，性温，味苦、辛，属热药，入冷经，祛风解毒，理气止痛；嘎欧低，性温，味辛，属热药，入冷经，降气利肺，化痰宽中。

2. 热经热毒咳嗽

蒙里夺（病证表现）：咳嗽、咳痰不爽，痰色黄、质稠黏，喉燥咽痛，常伴恶风身热，头痛肢楚，鼻流黄涕，口渴。

兴冷（属经）：属热经热病。

佳合蒙（治则）：追喔劫漳止（疏散风热），卸复奈波挡苟（宣肺止咳）。

欧夺息佳、冈偶（用方、方解）：

雉豆莴岗（桑叶）15g，莴壳欧（薄荷）8g，珍蟒（杏仁）10g，姜加莪董（麦冬）12g，豆莴播（地骨皮）12g，水煎服。

雉豆莴岗，性冷，味苦，属冷药，入热经，疏散风热，清肺润燥；莴壳欧，性冷，味辣，属冷药，入热经，疏散风热，清利咽喉；珍蟒，性冷，味苦，有小毒，属冷药，入热经，润肺止咳平喘；姜加莪董，性热，味甘，属热药，入冷经，滋阴生津，润肺止咳；豆莴播，性冷，味苦、微甘，属冷药，入热经，清肺降火，凉血退火，散瘀止血，生津止渴，除湿解毒，消肿止痛。

三、封勒普蒙·案沃 *Hfud nais bit · ait ngol*（肺家咳嗽）

【概述】

苗医称肺家咳嗽为封勒普蒙·案沃（*Hfud nais bit · ait ngol*）。类似于中医外感病的咳嗽病证。

中医肺家咳嗽是多种慢性肺系疾病反复发作，迁延不愈，导致肺气上逆所致的疾病。

西医的急、慢性支气管炎，肺气肿，肺源性心脏病等所引起的咳嗽喘息、呼吸不畅为主要表现时均可参照本病辨治。

【呼候疾鹏·苗医症疾】

封勒普蒙·案沃为大症，分为风邪热毒咳嗽、寒毒咳嗽、热证咳嗽和痰湿寒毒咳嗽四个小疾。

【爱讲夺·成因】

感受外来风毒、寒毒、热毒而发病。患者大多体质较差，素有呼吸系统等慢性疾病，受外邪侵袭后极易出现咳嗽咳痰。

【梗夺蒙·病由】

风毒、寒毒、热毒侵犯人体，加之患者禀赋不足，体质较差，损伤气血，血脉不通，气壅不畅，肺失宣降则咳，则喘，邪毒化热则痰多。

【诊查要点】

1. 诊断依据

（1）有慢性肺系疾患病史多年，反复发作，经久难愈。多见于老年人。

（2）常因外感而诱发。其他如劳倦过度、情志刺激等也可诱发。

2. 相关检查

（1）X线检查：两肺野透亮度增加，肺血管纹理增粗、紊乱。

（2）心电图检查表现为右心室肥大的改变，电轴右偏，顺钟向转位，出现肺型P波等。

（3）血气分析检查可见低氧血症或合并高碳酸血症。

（4）血液检查红细胞和血红蛋白可升高，全血黏度和血浆黏度可增加。白细胞总数可增高，中性粒细胞增加。后期可有肝、肾功能的改变，血清电解质紊乱。

【鉴别诊断】

1. 过疼赊 Gos jenb seil（感冒）

二者都是外感疾病。苗医认为过疼赊多因风毒热毒侵入人体引起。案沃因肺气上冲产生咳声、咳吐液；而过疼赊虽可出现咳嗽症状，但以鼻塞、流涕、喷嚏，咽痒、咽痛、头痛、肢节酸重、恶风或恶寒，或发热等症状多见。

2. 吉仰英·案沃 Gid niangs yens·ait ngol（内损咳嗽）

吉仰英·案沃患者体内有宿疾，在外来毒邪作用下产生了本次咳嗽。封勒普蒙·案沃为感受外来风毒、寒毒、热毒侵袭肺系损伤气血，血脉不通，气壅不畅而发病。

【病证分类辨治】

1. 风邪热毒咳嗽

蒙里夺（病证表现）：咳嗽、咳痰不爽，痰黄或黏稠，喉燥咽痛，常伴恶风身热，头痛肢楚，鼻流黄涕，口渴，脉属大脉、快脉。

兴冷（属经）：属热经热病。

佳合蒙（治则）：迫喔劫漳止（疏风散热），旭嘎凯沓痂（清热解毒），滇合并哈格挡苟（祛痰止咳）。

欧夺息佳、冈偶（用方、方解）：

莴祖别芭（白前）10g，珍蟒（杏仁）10g，额给戈罢（桔梗）12g，莴嘎得里（百部）10g，莴久碧幼（一朵云）10g，水煎服。

莴祖别芭，性冷，味苦、微辣，属冷药，入热经，疏散风热，降气化痰；珍蟒，性冷，味苦，有小毒，属冷药，入热经，止咳平喘；额给戈罢，性冷，味苦、辛，属冷药，入热经，宣肺散寒祛痰；莴嘎得里，性冷，味苦、微甘，属冷药，入热经，降气化痰，润肺止咳；莴久碧幼，性热，味淡、甜，属热药，入冷经，润肺止咳。

2. 寒毒咳嗽

蒙里夺（病证表现）：咳声重浊，气促，喉痒，痰稀薄色白，常伴鼻塞，流清涕，头痛，肢体酸楚，恶寒发热，无汗，脉属小脉、慢脉。

兴冷（属经）：属冷经冷病。

佳合蒙（治则）：迫喔劫漳射（疏风散寒），任复奈波挡苟（润肺止咳）。

欧夺息佳、冈偶（用方、方解）：

嘎欧低（紫苏）8g，珍蟒（杏仁）6g，佳榜岗（茗叶细辛）6g，莴祖别芭（白花前胡）10g，额给戈罢（桔梗）10g，苞姜给打（茯苓）10g，水煎服。

嘎欧低，性热，味甘、微辛，有小毒，属热药，入冷经，温肺散寒，化痰止咳平喘；珍蟒，性冷，味苦，有小毒，属冷药，入热经，润肺止咳平喘；佳榜岗，性热，味辣，属热药，入冷经，有小毒，温肺散寒，化痰止咳；莴祖别芭，性冷，味苦、微辣，属冷药，入热经，化痰止咳；额给戈罢，性冷，味苦、辛，属冷药，入热经，宣肺排毒，祛痰止咳；苞姜给打，性热，味甘，属热药，入冷经，利水渗湿，健脾宁心。

3. 热证咳嗽

蒙里夺（病证表现）：咳嗽气促，或喉中有痰鸣，痰多黏稠，色黄，咳吐不爽，或痰有热腥味，或咳吐血痰，或咳引胸痛，面赤，或有身热，口干欲饮，多为大脉、快脉。

兴冷（属经）：属冷经冷病。

佳合蒙（治则）：旭嘎凯任复奈波（清热润肺），挡苟滇哈格（止咳化痰）。

欧夺息佳、冈偶（用方、方解）：

榜佳腔（金银花）15g，莴灰莴菲（蒲公英）15g，莴冲岗（白花蛇舌草）10g，莴嘎得里（百部）10g，芮祖别芭（白花前胡）10g，潘豆芳（十大功劳）10g，水煎服。

榜佳腔，性冷，味涩、微苦，属冷药，入热经，疏散风热，清热解毒；芮灰芮菲，性冷，味苦，属冷药，入热经，清热解毒，止胸痛；芮冲岗，性平，味淡，属两经药，清热解毒，止咳除湿；芮嘎得里，性冷，味苦、微甘，属冷药，入热经，降气润肺，化痰止咳；芮祖别芭，性冷，味苦、微辣，属冷药，入热经，散风清热，降气化痰；潘豆芳，性冷，味苦，属冷药，入热经，清热解毒，化痰止咳。

4.痰湿寒毒咳嗽

蒙里夺（病证表现）：起病急，身热，汗出，咳嗽，痰多，质黏腻或稠厚成块，色白或带灰色，胸闷气短，痰出则咳缓、憋闷减轻。脉属小脉，或快或慢。

兴冷（属经）：属冷经冷病。

佳合蒙（治则）：滇哈格挡苟（祛痰止咳），沓标漳射（解表散寒），滁内沓痂（除湿解毒）。

欧夺息佳、冈偶（用方、方解）：

芮嘎得里（百部）10g，额给戈罢（桔梗）10g，芮庆玛（紫菀）12g，芮久碧幼（一朵云）8g，白芍（与中药同名）10g，芮勇更（鹿衔草）12g，水煎服。

芮嘎得里，性冷，味苦、微甘，属冷药，入热经，降气润肺，化痰止咳；额给戈罢，性冷，味苦、辛，属冷药，入热经，宣肺排毒，祛痰止咳；芮庆玛，性热，味甘、微辛，属热药，入冷经，润肺下气，消痰止咳；芮久碧幼，性热，味甘、淡，属热药，入冷经，润肺化痰止咳；白芍，性冷，味苦，属冷药，入热经，养血柔肝；芮勇更，性热，味辛、甘，属热药，入冷经，祛风化痰止咳。

【预防调护】

1.肺家咳嗽的预防应重视调治原发病，积极治疗外感。

2.秋冬寒冷季节注意保暖，避免感受外邪。适当参加体育锻炼，如散步、呼吸操、太极拳、气功等，增强体质。

3.调节情志，保持乐观，使气血调和。避免劳欲过度，应顾护真精。

4.平时应常服用扶正固本方药增强正气，提高机体抗病能力。

5.调节饮食，以清淡而富含营养之食物为主，忌食辛辣香燥、酸咸肥甘、生冷发物、烟酒等。戒烟是预防本病的重要措施之一。

6.注意保持患者气道通畅，防止痰液阻塞气道。

【按语】

苗医认为引起疾病的原因主要包括内损和外因。苗医之咳嗽分为三类，即案沃（外感咳嗽）、吉仰英·案沃（内损咳嗽）、封勒普蒙·案沃（肺家咳嗽），其发病部位主要在苗医中的肺架。苗医认为咳嗽是肺架高压喷气排毒、排异的动作，但剧烈的咳嗽又可损伤肺架组织，并对心、肚、脑、窟各架产生不良影响，又可通过空气散播致病物。肺架外通鼻而内连心，凡冷气、热气、湿气、燥气、病气、毒气、粹气、浊气等均可时时出入内外。人身惠气的御病功能稍有散失，易致病遭灾，因气道所生之病首先犯肺，由肺入心，再顺血流入脑、周身。新病势多急，久病势多顽，临床不但要注重调整能量以增强惠气的御病力，更需畅通鼻、喉、气管、支气管、肺泡的气流通路，有利于摄入粹气和排出废弃毒气，才能加快病证的消除。肺家咳嗽类似于中医外感病的咳嗽病证，但其同时也包含内损咳嗽。咳嗽一般预后好，尤其是外感咳嗽，因其病情轻、病位浅，及时治疗多能在短时间内治愈。但外感咳嗽发病日久也可转成为内损咳嗽。内损咳嗽多呈慢性、反复发作过程，其病位深，治疗难取速效，但只要精心调治多能治愈。

第三节　按哦阿罗右
Ait naol ax lol ves（喘证）

【概述】

苗医称喘证为按哦阿罗右（*Ait naol ax lol ves*）。本病病因复杂多变，涉及冷病、痰湿、气虚、血虚等。多因外感六淫之邪，或过劳伤身，气血耗伤导致的喘息气促。在病理性质上，喘证有虚实之分。实喘分为冷病咳喘、痰湿咳喘两个小疾。冷病咳喘治疗以宣肺平喘，温胃散寒为主；痰湿咳喘治疗以宣肺止咳，化痰平喘为主。虚喘由不同原因造成气血两虚，人体功能下降，五脏六腑缺血缺气，久则致病。苗医将虚喘分为气虚咳喘、血虚咳喘两个小疾，治疗在宣肺止咳平喘的基础上注重补气养血、健脾和胃滋补肝肾等。

中医喘证是以呼吸困难，甚则张口抬肩，鼻翼翕动，不能平卧等为主要临床特征的一种病证。严重者可由喘致脱，出现喘脱之危重证候。

西医中如肺炎、喘息性支气管炎、肺气肿、肺源性心脏病、心源性哮喘以及癔症性喘息等出现喘证的临床表现时，可参照本篇辨证施治。

【呼候疾鹏·苗医症疾】

本病以喘促短气、呼吸困难为主要表现，伴见目赤口干、尿黄等症。喘症属大症，分气虚咳喘、血虚咳喘、冷病咳喘、痰湿咳喘四个小疾。

【梗夺蒙·病由】

本病病因变化多端，多因风寒湿热侵入，体质虚弱，久病，或劳累过度，或伤气、伤血导致。风寒湿热，从口鼻侵入，首先伤肺、伤气、伤血。气血不足，湿痰瘀阻，血脉运行无力，血瘀气滞，呼吸受限，面色青紫，呼吸急促而喘息咳嗽。

【诊查要点】

1. 诊断依据

（1）以喘促气短，呼吸困难，甚至张口抬肩，鼻翼翕动，不能平卧，或口唇青紫为主要典型症状者。

（2）每因情志不畅、劳累、外感诱发。

（3）多有慢性咳嗽、哮病、心悸等病史。

2. 相关检查

做血常规、降钙素原、C反应蛋白、肺功能、CT等检查，必要时应做痰培养、脑钠肽（BNP）检查，有助于与肺部感染、心功能不全鉴别诊断。

【鉴别诊断】

封勒普蒙·案沃 *Hfud nais bit·ait ngol*（肺家咳嗽）

按哦阿罗右和封勒普蒙·案沃均可出现喘促、呼吸困难等表现。按哦阿罗右可见于多种急慢性疾病过程中，以呼吸困难、张口抬肩，甚则不能平卧为主症。封勒普蒙·案沃多因风毒、寒毒、热毒侵犯人体，损伤气血，血脉不通，气壅不畅，可见咳嗽、喘促，以咳嗽为主要症状。封勒普蒙·案沃长期反复发作，迁延不愈，也可造成喘证。

【病证分类辨治】

1. 气虚咳喘

蒙里夺（病证表现）：喘促短气，气怯声低，喉有鼾声，咳声低弱，痰吐稀薄，自汗畏风。

兴冷（属经）：属冷经冷病。

佳合蒙（治则）：卸复奈波曲靳（宣肺平喘），布笨怡象（补气养血）。

夺息佳、冈偶（用方、方解）：

佳欧芜（党参）15g，苞姜给打（茯苓）15g，莴庆玛（紫菀）12g，嘎欧低（紫苏）12g，莴久碧幼（一朵云）15g，水煎服。

佳欧芜，性热，味甘，属热药，入冷经，益气健脾补中，益肺；苞姜给打，性热，味甘，属热药，入冷经，健脾利水渗湿，宁心安神；莴庆玛，性热，味甘、微辛，属热药，入冷经，温肺止咳，润肺平喘；嘎欧低，性热，味辛，属热药，入冷经，化痰利肺，行气宽中；莴久碧幼，性热，味甘、淡，属热药，入冷经，润肺止咳平喘。

2. 血虚咳喘

蒙里夺（病证表现）：咳嗽喘促，呼多吸少，呼吸困难，不能平卧，烦热口渴，咯黄色浓痰，面色潮红，咽喉不利，脉大。

兴冷（属经）：属热经热病。

佳合蒙（治则）：补汕补丢（补肝肾），挡苟挡靳（止咳平喘）。

欧夺息佳、冈偶（用方、方解）：

嘎会令（麻黄）10g，衣修（生石膏）30g，雄豆莴岗（桑白皮）15g，嘎欧低（紫苏）10g，水煎服。

嘎会令，性温，味涩、微苦，属热药，入冷经，收敛发汗；衣修，性寒，味甘、淡，属冷药，入热经，清热活血；雄豆莴岗，性热，味甘，属热药，入冷经，泻肺平喘，利水，补肝肾；嘎欧低，性热，味辛，属热药，入冷经，行气宽中，化痰利肺，活血温中。

3. 冷病哮喘

蒙里夺（病证表现）：喘息，呼吸气促，胸部胀闷，咳嗽，痰多稀薄色白，兼有头痛，鼻塞，无汗，恶寒，或伴发热，口不渴。

兴冷（属经）：属冷经冷病。

佳合蒙（治则）：卸复奈波曲靳（宣肺平喘），荷迄漳射（温肺散寒）。

欧夺息佳、冈偶（用方、方解）：

嘎会令（麻黄）12g，科辣（制半夏）10g，嘎刘昔更里（陈皮）12g，珍蟒（杏仁）12g，锐头庙拉（兔耳风）15g，水煎服。

嘎会令，性温，味涩、微苦，属热药，入冷经，收敛发汗止喘；科辣，性热，味麻、辣，属热药，入冷经，燥湿化痰；嘎刘昔更里，性热，味辛、苦，属热药，入冷经，健脾顺气祛痰；珍蟒，性冷，味苦，有小毒，属冷药，入热经，止咳平喘；锐头庙拉，性冷，味微苦、微辛，属冷药，入热经，润肺止咳。

4. 痰湿咳喘

蒙里夺（病证表现）：喘而胸满闷窒，甚则胸盈仰息，咳嗽，痰多黏腻色白，咯吐不利，兼有呕恶纳呆，口黏不渴。

兴冷（属经）：属冷经冷病。

佳合蒙（治则）：卸复奈波曲靳（宣肺平喘），挡苟挡靳（止咳平喘）。

欧夺息佳、冈偶（用方、方解）：

嘎刘昔更里（陈皮）12g，科辣（制半夏）12g，苞姜给打（茯苓）15g，嘎欧低（紫苏）10g，豆写棒（厚朴）10g，水煎服。

嘎刘昔更里，性热，味辛、苦，属热药，入冷经，健脾化痰顺气；科辣，性热，味麻、辣，属热药，入冷经，有毒，燥湿化痰；苞姜给打，性热，味甘，属热药，入冷经，健脾利水渗湿，宁心安神；嘎欧低，性热，味辛，属热药，入冷经，化痰行气宽中，温中活血；豆写棒，性温，味苦、辛，属热药，入冷经，宽胸理气。

【预防调护】

1. 慎风寒，戒烟酒，饮食宜清淡，忌食辛辣刺激及肥甘厚味之品。

2. 平素宜调畅情志，因情志致喘者，尤须怡情悦志，避免不良刺激。

3. 加强体育锻炼，提高机体的抗病能力有助于预防喘病。

4. 喘病发生时，应卧床休息，或取半卧位休息，充分给氧。密切观察病情的变化，保持室内空气新鲜，避免理化因素刺激，做好防寒保暖，饮食应清淡而富营养，消除紧张情绪。

【按语】

苗医认为喘病是呼吸困难，甚至张口抬肩，鼻翼翕动，不能平卧的一种病证。严重者可致喘脱。因风寒湿热从口鼻侵入伤肺所致。其病位主要在肺，亦与肝、脾、胃、肾等脏有关。病理性质有虚实之分。实喘冷病咳喘治疗以宣肺平喘、温胃散寒为主，痰湿咳喘治疗以宣肺止咳、化痰平喘为主。虚喘治疗上在宣肺止咳平喘的基础上注重补气养血、健脾和胃滋补肝肾等。

第四节　松芮泡
Hsongb nais pob（肺痈）

【概述】

苗医称肺痈为松芮泡（*Hsongb nais pob*）。本病的病程包括三个阶段：肺痈初起，肺痈、肺肿，肺痈成脓。

中医肺痈指由于热毒瘀结于肺，以致肺叶生疮，血败肉腐，形成脓疡，以发热，胸痛，咳嗽，咯吐腥臭浊痰，甚则脓血相兼为主要临床表现的一种病证。

肺痈主要见于西医的肺脓肿。其他如化脓性肺炎、肺坏疽以及支气管扩张、肺结核空洞等出现肺痈的临床表现者，可参考本节辨证论治。

【呼候疾鹏·苗医症疾】

本病起病多急，常突然出现恶寒或寒战，高热，午后热甚，咳嗽胸痛，咯吐黏浊痰，经过旬日左右，痰量增多，咯痰如脓，有腥臭味，或脓血相兼，甚则咯血量多。随着脓血的大量排出，身热下降，症状减轻，病情有所好转，经数周逐渐恢复。如脓毒不净，持续咳嗽，咯吐脓血臭痰，低热，汗出，形体消瘦者，则转为慢性。病程包括三个阶段：肺痈初起，肺痈、肺肿，肺痈成脓。

【爱讲夺·成因】

多为风热外邪自口鼻、皮毛侵犯于肺；或平素嗜酒太过或嗜食辛辣炙煿厚味，酿湿蒸痰化热，熏灼于肺；或肺脏宿有痰热，他脏痰浊瘀结日久，上干于肺，形成肺痈。若宿有痰热蕴肺，复加外感风热，内外合邪，则更易引发本病。劳累过度，正气虚弱，则卫外不固，外邪易乘虚侵袭，是致病的重要内因。

【梗夺蒙·病由】

本病由感受外邪，内犯于肺，或痰热素盛，蒸灼肺脏，以致热壅血瘀，蕴酿成痈，血败肉腐化脓。

【诊查要点】

1. 诊断依据

（1）有外感因素或有痰热内蕴的病史。

（2）起病急骤，突然寒战高热，咳嗽，胸痛，咯吐大量腥臭浊痰，甚则脓血相间。

（3）脓血浊痰吐入水中，沉者为痈脓，浮者为痰；口啖生黄豆或生豆汁不觉有腥味者，为肺痈。

（4）肺部病侧呼吸音降低或闻及湿啰音。慢性病变还可见"爪甲紫而带弯"，指端呈鼓槌样。

（5）血常规中白细胞计数及中性粒细胞计数增高，X线检查可见大片浓密炎症阴影或透光区及液平面；支气管碘油造影、纤维支气管镜检查等均有助于西医肺脓肿的诊断。

2. 相关检查

血常规、降钙素原、血沉、C反应蛋白、生化全项、支气管碘油造影、纤维支气管镜、CT等检查可做初步筛选。

【鉴别诊断】

案沃 *Ait ngol*（外感咳嗽）

松芮泡和案沃需注意鉴别，二者初期都会出现咳嗽、咳痰。案沃一般病情较轻，松芮泡一般病情较重，痰量由少渐多，寒战高热、胸痛较甚，尤其可见咯吐大量腥臭脓血浊痰。

【病证分类辨治】

1. 肺痈初起（封勒普·康蒙康别）

蒙里夺（病证表现）：恶寒发热，咳嗽，咯白色稠痰，痰量由少渐多，胸痛，咳时尤甚，呼吸不利，口干鼻燥。

兴冷（属经）：属热经热病。

佳合蒙（治则）：旭嘎凯沓痈（清热解毒），维角样丢象（活血化瘀），挡苟（止咳）。

欧夺息佳、冈偶（用方、方解）：

潘豆芴（十大功劳）15g，榜莴芜（野菊花）20g，莴祖别芭（白花前胡）15g，莴相学（牛蒡子）15g，水煎服。

潘豆芴，性冷，味苦，属冷药，入热经，泻火解毒；榜莴芜，性冷，味苦，属冷药，入热经、快经、半边经，清热解毒；莴祖别芭，性冷，味苦、微辣，属冷药，入热经，散风清热，降气化痰；莴相学，性冷，味苦，属冷药，入热经，宣肺疏散风毒。

2. 肺痈、肺肿（松芮泡、埔蹦）

蒙里夺（病证表现）： 高热，怕冷，出汗，烦躁，咳逆，胸闷疼痛，转侧不利，咳吐痰浊成黄绿色，有腥臭味，口干咽燥。

兴冷（属经）： 属热经热病。

佳合蒙（治则）： 漳丢泱安（行瘀消肿）。

欧夺息佳、冈偶（用方、方解）：

莴灰卡娜（紫花地丁）30g，榜莴芜（野菊花）20g，豆野给（白马骨）20g，佳兴松（白毛夏枯草）30g，珍蟒（杏仁）12g，水煎服。

莴灰卡娜，性冷，味苦，属冷药，入热经，清热解毒消肿；榜莴芜，性冷，味苦，属冷药，入热经、快经、半边经，清热解毒；豆野给，性冷，味苦、微辛，属冷药，入热经，清热利湿，消肿拔毒；佳兴松，性冷，味苦，属冷药，入热经，清热解毒，凉血化瘀，化痰止咳；珍蟒，性冷，味苦，有小毒，属冷药，入热经，润肺止咳。诸药合用，清热解毒，化痰止咳。

3. 肺痈成脓（封勒善·拉姬）

蒙里夺（病证表现）： 突然咯吐大量血痰，或痰如米粥，腥臭异常，有时咯血，胸中烦满而痛，甚则气喘不能平卧，身热面赤，烦渴喜饮。

兴冷（属经）： 属热经热病。

佳合蒙（治则）： 墟布沓痂（排脓解毒），旭嘎凯挡苟（清热止咳）。

欧夺息佳、冈偶（用方、方解）：

榜佳腔（金银花）30g，佳美勒（败酱草）20g，莴欧吾（千里光）30g，嘎炯令豆得（水冬瓜根皮）20g，真花休（瓜蒌）20g，水煎服。

榜佳腔，性冷，味甘、微涩，属冷药，入热经，凉血清热解毒；佳美勒，性冷，味苦、涩，属冷药，入热经，化瘀清热解毒；莴欧吾，性热，味辣、苦，属热药，入冷经，清热解毒；嘎炯令豆得，性热，味辛、微苦，属热药，入冷经、半边经，活血化瘀；真花休，性冷，味甘、苦，属冷药，入热经，止咳通络。

【预防调护】

1. 平素体虚或原有其他慢性疾病患者，当注意寒温适度，起居有节，以防受邪致病，一旦确诊，则当及早治疗，力求在成脓前消散，或减轻病情。

2. 饮食宜清淡，多吃具有润肺生津化痰作用的水果蔬菜，如梨、枇杷、萝卜、荸荠等；饮食不宜过咸，忌油腻厚味及辛辣刺激、海腥发物，如大蒜、海椒、韭菜、海虾等，严禁烟酒。

3. 调情志，少烦忧。

【按语】

苗医认为引起松芮泡的原因多为风热外邪自口鼻或皮毛侵犯于肺；患者平素嗜酒太过或嗜食辛辣炙煿厚味，酿湿蒸痰化热，熏灼于肺；肺脏宿有痰热，或他脏痰浊瘀结日久，上干于肺，形成肺痈。若宿有痰热蕴肺，复加外感风热，内外合邪，则更易引发本病。劳累过度，正气虚弱，则卫外不固，外邪易乘虚侵袭，是致病的重要内因。病程包括三个阶段：肺痈初起，肺痈、肺肿，肺痈成脓。清热散结，解毒排脓是治疗肺痈的基本原则。针对不同病期，采取相应治法。如初期以清肺散邪；成痈期清热解毒，化瘀消痈；溃脓期排脓解毒。在肺痈的治疗过程中，要坚持在成脓前给予大剂清肺消痈之品以力求消散。脓性痰是肺架病变脓毒内盛的征象。已成脓者当解毒排脓，按照"有脓必排"的原则，以排脓为首要措施。

第五节　封勒普·拉娜
Hfud nais pub · lax lal（肺痨）

【概述】

苗医称肺痨为封勒普·拉娜（*Hfud nais pub · lax lal*），包括松芮泡普乌和稿痂。松芮泡普乌指肺家痨损成疾；稿痂是肺病具有传染性的病证。本章节重点阐述稿痂。

中医肺痨是因机体正气亏虚，感染痨虫而引起的具有传染性的一种慢性虚损性疾病，以咳嗽、咳血、潮热、盗汗、消瘦为主要临床表现。

西医中以咳嗽、咳血、潮热、盗汗为主要症状的疾病如肺结核、结核性胸膜炎等均可参照本病辨治。

【呼候疾鹏·苗医症疾】

封勒普·拉娜为大症之一，分为三个小疾：气血亏虚肺痨、血虚肺痨、肺肾两虚肺痨。

【爱讲夺·成因】

本病因人体气血亏虚，各种毒邪侵犯机体导致气血虚弱而发病。苗医认为稿痂和松芮泡普乌是两种疾病，二者的主要区别为是否具有传染性。稿痂具有传染性，而松芮泡普乌不具有传染性。

【梗夺蒙·病由】

因人体正气亏虚，肺家痨损成疾，即松芮泡普乌；加上邪毒侵入人体，侵袭肺部，致机体出现具有传染性的病证，即稿痂。病位在肺，久病可累及脾肾，伴有气血亏虚之象。

【诊查要点】

1.诊断依据

（1）以咳嗽、咳血、潮热、盗汗、消瘦为主要表现，呈慢性发展过程。

（2）有长期接触肺痨患者病史。

（3）排除其他内科疾病中的咳嗽。

2.相关检查

胸部 X 线、痰涂片、痰培养等检查可协助诊断。

【鉴别诊断】

蒋宾沃 *Jangx bind ngos*（虚劳）

蒋宾沃与肺痨均为机体有亏损之势，属于虚证范畴，但在疾病的病位及属性、病程长短和病情轻重方面均有不同。虚劳的各种证候均以出现两种或多种脏腑劳伤、气血阴阳中的两种或多种因素虚损为特点，病损在五脏，以脾肾为主，病机以气血阴阳亏虚为要。肺痨由正气亏虚、痨虫蚀肺所致，病位主要在肺，病机为阴虚，有其发生、发展及演变规律，以咳嗽、咯血、潮热、盗汗为主要表现。

【病证分类辨治】

1.象休稿痴（血虚痨病）

蒙里夺（病证表现）：倦怠乏力，午后发热，面色潮红，干咳少痰，或痰中带血，食欲减退，消瘦。

兴冷（属经）：属冷经冷病。

佳合蒙（治则）：维像样任复奈波（活血润肺）。

欧夺息佳、冈偶（用方、方解）：

姜加裁董（麦冬）20g，基加欧确（天冬）20g，仰抵嘎（沙参）30g，莴嘎得里（百部）20g，莴布套学（血人参）15g，榜拉梯（枇杷叶）20g，水煎服。

姜加裁董，性热，味甘，属热药，入冷经，养阴生津；基加欧确，性热，味甘，属热药，入冷经，滋阴润燥，清热生津；仰抵嘎，性热，味甘，属热药，入冷经，清热养阴，润肺止咳；莴嘎得里，性冷，味苦，属冷药，入热经，降气化痰，润肺止咳，杀虫；莴布套学，性热，味涩、微苦，属热药，入冷经，益气滋阴养血；榜拉梯，性冷、味苦，属冷药，入热经，清热补肺，活血通络。诸药合用，活血润肺，清热杀虫。

2.笨象休稿痴（气血两虚肺痨）

蒙里夺（病证表现）：咳嗽，食后潮热，面色苍白，形体消瘦，眼睑浮肿，气短声低，食少，便溏。

兴冷（属经）：属冷经冷病。

佳合蒙（治则）：布笨（益气），麦舰麦韦乃（健脾），挡苟（止咳）。

欧夺息佳、冈偶（用方、方解）：

背佳（泡参）30g，娜丽（山药）20g，白苟（与中药同名）12g，波嘎梯（百合）30g，苞姜给打（茯苓）20g，莴佬嘈（当归）15g，水煎服。

背佳，性微寒，味甘、微苦，属冷药，入热经，补气养血；娜丽，性冷，味甘，属冷药，入热经，健脾祛湿；白苟，性冷，味苦，属冷药，入热经，益气养血；波嘎梯，性热，味甘，属热药，入冷经，润肺止咳；苞姜给打，性热，味甘，属热药，入冷经，健脾祛湿；莴佬嘈，性热，味辛，属热药，入冷经，益气补血。

3.封勒普阿迈雾·乃丢阿迈欧稿痴（肺肾两虚痨病）

蒙里夺（病证表现）：午后发热，面色潮红，干咳少痰，或痰中带血，五心烦热，失眠，盗汗，胸痛，声音嘶哑。

兴冷（属经）：属冷经冷病。

佳合蒙（治则）：维像样任复奈波（活血润肺），摆都挡象（降火止血）。

欧夺息佳、冈偶（用方、方解）：

潘豆芳（十大功劳）20g，佳比利吉（八爪金龙）15g，仰抵嘎（沙参）30g，波嘎梯（百合）30g，真宫幼（五味子）15g，莴比审（虎耳草）20g，水煎服。

潘豆芳，性冷，味苦，属冷药，入热经，清热宣肺，止咳杀虫；佳比利吉，性冷，味苦，属冷药，入热经，清热利咽；仰抵嘎，性热，味甘，属热药，入冷经，清热养阴，润肺止咳；波嘎梯，性热，味甘，属热药，入冷经，润肺止咳；真宫幼，性冷，味苦，属冷药，入热经，敛肺止咳；莴比审，性热，味甘，属热药，入冷经，疏风清热，凉血解毒。

【预防调护】

1. 远离痨病患者，远离病源。

2. 避风寒，适寒温。

3. 戒烟酒，调饮食，一般以摄入富营养、易于消化、不伤脾胃的食物为原则。

4. 慎起居，适劳逸。生活起居要有规律，做到动静结合，劳逸适度。适当节制房事。

5. 调情志，少烦忧。

【按语】

苗医认为引起疾病的原因主要包括内损和外因。《事物生成共根源》中指出搜媚若（能量）、各薄港搜（物质）、玛汝务翠（结构）三者是构成万事万物的根本，是事物生成的三大要素，缺一不可；而水、气、血是人体的基本物质，气、血、水相依相存，相互影响，气可推动血液运行，故有"气血相互依存，气推血走，血带气行""水生血，血带水，血水相融，血无水不能生，水无血不养人"之说。本病由不同原因造成人体气血亏虚，各种毒邪侵犯机体导致气血虚弱而发病。治疗上以补虚为主，兼以益气健脾补血和养阴润肺止咳等。

第四章 各善叽薄（肝架）

各善叽薄（肝架）由肝和胆构成，是全身物资供应的架组。肝内血管最为丰富，是人体贮藏气血的结构。肝与脑、心、肺、肾、胃、胰等脏器都有关系，并保持生成相资、生成相制、生成相需的关系。肝能把气、血、养分等物质供给相应脏器，脏器又根据需要把相关物质运送至肝，以保持共为营养的局面。肝能生成黄色苦胆汁，胆汁又藏于胆囊，能对食物进行消化和解毒。另外，肝脏还有制造养分，输送养分，贮藏养分和化解食毒、药毒、自身废料毒等功能。

第一节 修调访
Dl iut diuk fangx（黄疸）

【概述】

苗医称黄疸为修调访（*Dl iut diuk fangx*），别名兴访或秋兴访。修调访是由感受湿热之毒邪、饮食不节、劳倦过度引起的，发病因素主要包括从外感受或自内而生之湿邪，分湿热和寒湿两种，致病机理为湿邪内阻中焦，阻遏气机，肝胆疏泄失常，胆汁不循常道，外溢于肌肤而发，出现以身黄、目黄、小便黄为特点的一类疾病。

中医黄疸主要因肝失疏泄，胆汁外溢，以身黄、目黄、小便黄为特点，其中目黄为最鲜明的特征。病位在肝与胆。病理性质有阴黄、阳黄之分。阳黄由湿热交蒸，阻滞中焦，熏蒸肝胆所致，具有颜色鲜明如橘子色、发病急、病程短、舌苔黄腻、脉弦数等特点。若出现色黄如金，伴有神昏、发斑、出血，此为阳黄之重症急黄。阴黄由过食生冷或劳倦太过,导致寒湿阴邪凝滞中焦而发,具有黄色晦暗不鲜如烟熏、病势缓、病程长,伴有纳少乏力、舌淡、脉迟缓等特点。

西医中的肝细胞性黄疸、阻塞性黄疸、溶血性黄疸、急慢性肝炎、肝硬化、胆囊炎、胆石症、钩端螺旋体病、某些消化系统肿瘤等出现黄疸者,均可参照本病辨治。

【呼候疾鹏·苗医症疾】

修调访为小症,分为热经黄疸和冷经黄疸两个小疾。

【爱讲夺·成因】

苗医认为,疾病发生的病因有外感和内伤两个方面。内伤包括先天禀赋异常、情志所伤、房事不节、劳累过度、饮食不调;外感包括湿热之毒,意外伤害。其中外感、饮食和劳倦与修调访发病密切相关。

【梗夺蒙·病由】

本病由外感湿热邪毒,蕴结中焦,气机不畅,脾胃运化失常,湿热熏蒸肝胆,肝失疏泄,胆汁不循常道,外溢于肌肤而发。过食酒热肥甘厚味或饮食不洁,损伤脾胃,运化失职,痰浊内生,郁而化热,湿热熏蒸,胆汁外溢而发为修调访。过食生冷,或饥饱失常,或劳倦太过,致脾虚寒湿内生,困阻中焦,壅滞肝胆,使胆汁不循常道,浸淫肌肤而发为修调访。随着脾胃阴阳盛衰,湿邪或从热化,或从寒化,故有热经黄疸和冷经黄疸之分。

【诊查要点】

1. 诊断依据

(1)临床以身黄、目黄、小便黄为主要表现,以目黄为重要特征。

(2)伴脘腹胀满、纳呆呕恶、胁痛、肢体困重等症状。

(3)外感湿热邪毒,内伤酒食不洁,过度疲劳,或有胁痛等病史。

2. 相关检查

血清总胆红素能反映黄疸程度,结合胆红素、非结合胆红素能鉴别黄疸类型。尿胆素和尿胆原也有助于黄疸鉴别。

【鉴别诊断】

蒋宾沃 Jangx bind ngos（虚劳）

二者虽成因有相似之处，但症状表现不同。修调访发病与外感湿热邪毒、饮食劳倦、病后虚弱有关，其病机为湿热蕴脾，脾胃运化失常，肝失疏泄，胆汁外溢，不循常道，以目黄、身黄、小便黄为主症。蒋宾沃是劳累过度或身体虚弱所致的慢性疾病，疾病后期可出现身黄；其病机为脾胃虚弱，不能化生气血，或素体血虚，气血亏虚，肌肤失养；以肌肤萎黄不泽为主要特征，目不黄，小便不黄，常伴头晕耳鸣、心悸少寐、盗汗倦怠等症。

【病证分类辨治】

1. 热经黄疸

蒙里夺（病证表现）：全身黄，目黄，小便黄，发热，口干口苦，恶心呕吐，胸闷胁痛，大便干结。

兴冷（属经）：属热经热病。

佳合蒙（治则）：旭嘎凯滌内（清热除湿），踏访（退黄）。

欧夺息佳、冈偶（用方、方解）：

骚羊古（防风）15g，莴鼾（茵陈）10g，佳架山（龙胆草）8g，珍陆（栀子）6g，莴拿（刺桑）10g，莴灰秋（大黄）10g，水煎服。

骚羊古，性微温，味辛、甘，属热药，入冷经，温中散寒，行气止痛，祛风活血解毒；莴鼾，性冷，味苦，属冷药，入热经，清热，利胆，退黄；佳架山，性冷，味苦，属冷药，入热经，清热燥湿，清肝泻火，解毒；珍陆，性冷，味苦，属冷药，入热经，清热燥湿，泻火解毒；莴拿，性冷，味苦、辛，属冷药，入热经，清热燥湿；莴灰秋，性冷，味苦、辛，属冷药，入热经，清热解毒，凉血，通便解毒。诸药合用，清热利湿，解毒退黄。

2. 冷经黄疸

蒙里夺（病证表现）：全身黄，目黄，黄色晦暗，食欲不振，心慌气短，肢软乏力，大便溏。

兴冷（属经）：属冷经冷病。

佳合蒙（治则）：沓痲素迄（利湿和胃），踏仿（退黄）。

欧夺息佳、冈偶（用方、方解）：

豆伦累（钓鱼竿）10g，白芍（与中药同名）8g，豆莴播（地骨皮）15g，佳加嘎收（阴行草）10g，嘎炯珍皆梦（猕猴桃根）20g，莴它信（冬葵子）10g，水煎服。

豆伦累，性冷，味苦，属冷药，入热经，清热解毒，利湿，散瘀；白芍，性冷，味苦，属冷药，入热经，柔肝；豆莴播，性冷，味苦，属冷药，入热经，滋阴养肝；佳加嘎收，性冷，味苦、辛，属冷药，入热经，清热利湿退黄，散瘀止痛，祛风解表；嘎炯珍皆梦，性冷，味酸、甘，属冷药，入热经，养阴解毒；莴它信，性冷，味苦，属冷药，入热经，排毒退黄，利尿通淋清热。

【预防调护】

1. 避风寒，适寒温。
2. 调饮食，戒烟酒，一般以进食富营养、易于消化、不伤脾胃的食物为原则。
3. 慎起居，适劳逸；调情志，少烦忧；适当参加体育活动，如太极拳、散步。

【按语】

苗医中，脾胃属土界肚架范围，有吸纳、消化的作用。苗医对此十分重视，认为脾胃为后天人体气血、水液和精微的化生之源，与中医"脾为后天之本，气血生化之源"的生理观点相类似。黄疸的主要病机是外感湿热毒邪或劳倦内伤致脾胃损伤，运化失职，寒湿热内生，熏蒸肝胆或壅塞肝胆，肝失疏泄，胆汁外溢，不循常道，泛于肌表。治则以清热利湿退黄，健脾和胃为大法。

第二节　普嘎秋
Pub ghab qub（鼓胀）

【概述】

苗医称鼓胀为普嘎秋，别名嘎曲书俗诺、呼勒炯苟、猫香武。本病因饮食不节、饮酒过量，或情志不畅、劳倦过度所伤，虫毒感染等导致，以腹部胀大、绷紧如鼓、皮色苍黄、肚腹脉络暴露、小便少、食欲不振、胁下或腹部痞块、四肢枯瘦等为主要症状。

中医鼓胀是因情志所伤、酒食不节、感染血吸虫，或因黄疸、胁痛、积聚失治或者迁延不愈、脾肾亏虚等病因导致肝气郁结、气滞血瘀、水湿停聚引起的以腹部胀大如鼓、皮色苍黄、腹壁脉络暴露为特征，或胁下或腹部痞块、四肢枯瘦等为主要症状的一种病证。

西医中的肝硬化腹水、血吸虫病、腹腔内恶性肿瘤、结核性腹膜炎等可参考本篇进行辨证论治。

【呼候疾鹏·苗医症疾】

本病属大症之一，分热经水鼓病及冷经水鼓病两个小疾。

【爱夺讲·成因】

苗医学认为，饮食不调、情志异常、虫毒感染及病后迁延不愈、邪气停滞等导致肝气郁结，气滞血瘀，水湿停聚腹中而成为普嘎秋。情志不畅，肝气郁结，气机不利，血液运行不畅，以致肝之脉络为瘀血所阻滞，肝气乘脾，脾失健运，水湿不化，气滞、血瘀交结，水湿内停腹中而成普嘎秋。嗜酒过度，损伤脾胃，运化失职，酒湿浊气蕴结中焦，阻滞气机，气滞血瘀，水停腹内而成普嘎秋。血吸虫感染，或意外伤害，内伤肝脾，肝伤则气滞，脾伤则湿聚为水，虫阻脉络则伤血，气、血、水互结，停聚腹中而成普嘎秋。或因黄疸、积聚、胁痛失治或者迁延不愈，肝脾俱损，气、血、水液运化功能失常，停留腹中，最终形成鼓胀。

【梗夺蒙·病由】

黄疸、胁痛、积聚失治或者迁延不愈，情志不遂，酒食不节，血吸虫感染等病因导致肝脾损伤。脾失运化，水湿停聚腹中，致腹部胀大如鼓；肝气不疏，气机郁结，气滞血瘀，瘀血阻滞肝之脉络，见腹部脉络暴露；气滞、血瘀、水停三者交互作用，日久发为本病。

【诊查要点】

1. 诊断依据

（1）病初腹部胀痛，食后加重，继则腹部渐大，可见面色萎黄、乏力、纳呆等症，日久则见腹部青筋暴露，四肢消瘦，或下肢水肿，常发展为小便不利，甚至有出血倾向。

（2）胁下或腹部积块，腹部振水声，黄疸，手掌赤痕，面、颈、胸可见蜘蛛痣。常有饮食不节、情志不遂、感受外邪、跌仆闪挫或血吸虫感染病史。

2. 相关检查

腹部超声检查可了解腹水量。传染性标志物可为病毒性感染所致腹水提供依据，粪便检查见虫卵或孵化有毛蚴，血清学检查等可作为血吸虫性肝硬化提供依据。肝功能、腹部 CT 或 MRI、腹腔镜、肝脏穿刺术等检查有助于腹水原因的鉴别。腹腔穿刺液可区分漏出液和渗出液，腹水肿瘤细胞学检查、细胞培养及成分检查等有助于疾病诊断与鉴别诊断。

【鉴别诊断】

普洛普壁 Eb nix（水胀）

二者均为肺失宣降、脾失运化导致四肢水肿的一类病症，可见腹部胀大如鼓、食少、形体消瘦、肢体浮肿等症。普洛普壁多由外感六淫毒邪，饮食不洁，或先天禀赋不足，久病，劳倦等导致肺失宣降，脾失运化，以颜面、四肢浮肿为主，后期病情严重，可发展为普嘎秋。而普嘎秋由黄疸、胁痛、积聚迁延不愈，情志不遂，酒食不节，意外伤害、血吸虫感染等致肝脾受损，引起气机郁滞、气滞血瘀、水湿停聚；病初腹部胀痛，食后加重，继则腹部渐大，可见面色萎黄、乏力、纳呆等症，日久则见腹部青筋暴露，四肢消瘦，或下肢水肿，常发展为小便不利，甚至出血倾向。

【病证分类辨治】

1. 热经水鼓病

蒙里夺（病证表现）：面色晦暗，发热，口干口苦，头昏无力，纳差，消瘦，腹胀，青筋暴露，腹胀大如鼓，下肢水肿、牙龈出血，尿少。

兴冷（属经）：属热经热病。

佳合蒙（治则）：沉笨丢象（行气化瘀），洼沃（利水）。

欧夺息佳、冈偶（用方、方解）：

莴比赊溜（金钱草）20g，莴里八降（车前草）15g，仰嘎姬（白茅根）20g，莴里料（石韦）12g，仰德着（田基黄）12g，窝比、窝收（黑丑、白丑）各 10g，水煎服。

莴比赊溜，性冷，味苦、酸、涩，属冷药，入热经，清热解毒，利湿通淋，散瘀消肿；莴里八降，性冷，味苦、涩，属冷药，入热经，利尿通淋清热，凉血解毒；仰嘎姬，性寒，味甘、苦，属冷药，入热经，清热利尿利湿；莴里料，性冷，味苦，属冷药，入热经，清热解毒，利湿；仰德着，性冷，味苦，属冷药，入热经，清热解毒，利湿消肿，活血散瘀止痛；窝比、窝收，性冷，味苦、辛，有毒，入热经，补肾，利湿。

2. 冷经水鼓病

蒙里夺（病证表现）：腹部胀满如鼓，食少，下肢水肿，小便少，喘息气促，不能平卧，畏寒蜷卧，大便难。

兴冷（属经）：属冷经冷病。

佳合蒙（治则）：攻下利水（赊嘎洼沃）。

欧夺息佳、冈偶（用方、方解）：

佳劳给（马鞭草）30g，莴迷莎幼（半边莲）30g，豆莴纳（穿破石）30g，水煎服。

佳劳给，性冷，味苦、涩，属冷药，入热经，清热利湿，活血化瘀，利水消肿；莴迷莎幼，性平，味辛，属冷药，入热经，清热解毒，利水消肿；豆莴纳，性平，味淡、微苦，属两经药，利水渗湿，清热通络，解毒消肿。

【预防调护】

1. 调情志，少烦忧；避风寒，适寒温；调饮食，戒烟酒。
2. 慎起居，适劳逸。生活起居要有规律，做到动静结合，劳逸适度。

【按语】

苗医认为气、血、水是组成人体最重要的三种基本物质，决定着人体的生命和健康。苗医称气为"绞笨"，指维持生命活动的精微物质，是人体能量的外在表现形式；苗医称血为"兴"，血是人体化五谷而得以养全身的精微物质，机体的各种生理活动都离不开血液；水，被苗医称为"沃"，是组成人体必不可少的基础物质。水、气、血三者相互依存，相互影响。普嘎秋指由于各种病因导致肝脾肾三脏功能失调，水、气、血功能失常，运行受阻，致气机不畅、水湿内停、血瘀形成等病理变化，治疗予行气、化瘀、健脾利水；若腹水严重、脾肾俱虚者，施以健脾温肾、滋养肝肾等法。

第三节　懵善达娃
Hfud nais jongt gek（肝硬化）

【概述】

苗医称肝硬化为懵善达娃（*Hfud nais jongt gek*）。苗医认为肝硬化是肝架疾病长期反复发作的结果。情志不遂、嗜酒过度、虫毒感染等病因导致肝架的病变，以致气血不能贮存，进而导致相关脏腑组织病变，以肝区有压痛、可触及包块、嗳腐吞酸、食欲减退、腹胀痛泻为主要表现。

中医认为肝硬化是因情志不遂，饮食不洁，嗜酒过度，感染血吸虫，或因黄疸、胁痛、积聚失治或者迁延不愈等导致肝气郁结、气滞血瘀、水蓄内停而出现腹部包块、腹大如鼓、面黄、下肢水肿等表现，属于"鼓胀"范畴。

西医认为肝硬化是肝组织纤维化，广泛的肝细胞坏死、残存肝细胞结节性再生、结缔组织增生与纤维隔形成，导致肝小叶结构破坏和假小叶形成，肝脏逐渐变形、变硬而发展成的一种疾病。

【呼候疾鹏·苗医症疾】

懵善达娃有肝炎、营养不良、酗酒等病史，表现为肝区隐痛胀闷、肠鸣腹泻、乏力、消瘦、肝脾肿大、修调访（黄疸）、舌紫、有瘀点等。此病属小症，可分为冷经懵善达娃和热经懵善达娃两个小疾。冷经懵善达娃指懵善达娃早期，热经懵善达娃指懵善达娃晚期。

【爱讲夺·成因】

苗医认为肝架是全身物质供应的主要结构之一，能够贮存气血、制造胆汁和养分，并输送、贮存养分。懵善达娃主要由情志不遂、嗜酒过度、虫毒感染等病因导致肝架出现病变，以致气血贮存功能受损，进而导致相关脏腑组织发生病变；相反，如果其他相关脏器组织发生病变，影响气血功能，也会引起肝的病变。

【梗夺蒙·病由】

本病由黄疸、胁痛、积聚迁延不愈，或情志不遂，或酒食不节，或血吸虫感染等损伤肝脾，脾失运化，水湿停聚腹中，阻滞气机，气血运行不畅致瘀血内生，瘀滞肝络，日久肝、脾、肾三脏受损而发病，症见腹部胀满、肝区疼痛、包块、黄疸等症。

【诊查要点】

1. 诊断依据

（1）本病的临床特征以肝区疼痛，可触及包块为主要表现。轻者症状不明显，重者可出现严重的肝功能损害。

（2）伴有下肢水肿、黄疸、腹胀、嗳腐吞酸等症。

（3）有肝炎、营养不良、酗酒、血吸虫病等病史，或存在引起肝架损伤的其他致病因素。

2. 相关检查

血常规、肝功能、病原学检查、腹腔积液检查、X 线、肝脏 B 超、腹部 CT 或 MRI 检查可初步筛查，肝脏活检检查、免疫学检查等协助诊断。

【鉴别诊断】

朦疃档 *Mongb hsongd dangb*（胁痛）

朦疃档与懵善达娃均可见胁下疼痛。朦疃档是由于体质虚弱；或情绪急躁，损伤经脉；或因饮食不节，损伤胃肠，湿热内蕴；或因不慎外伤，气滞血瘀，发生一侧或两侧胁肋疼痛为主要症状的疾病。懵善达娃是由肝脾肾受损，水湿停聚而引起的。病初可见胁下疼痛，腹部胀痛，食后加重，继则腹部渐大，伴见面色萎黄、乏力、纳呆等；日久腹部青筋暴露、四肢消瘦、下肢水肿，发展为小便不利，甚至有出血倾向。

【病证分类辨治】

1. 冷经懵善达娃

蒙里夺（病证表现）：懵善达娃早期症状不显著，肝功能检查早期化验正常或轻度异常。肝区偶隐痛胀闷，乏力消瘦，肠鸣腹泻。

兴冷（属经）：属冷经冷病。

佳合蒙（治则）：赊嘎洼沃（攻下利水）。

欧夺息佳、冈偶（用方、方解）：

仰抵嘎（四叶沙参）50g，莴里略（连翘）20g，珍瓢嘎享额（郁李仁）20g，水煎服。

仰抵嘎，性微冷，味甘，属冷药，入热经、慢经，养阴清热，润肺化痰，生津益胃；莴里略，性冷，味苦，属冷药，入热经，清热解毒，散瘀消肿；珍瓢嘎享额，性热，味辛、微苦，属热药，入冷经，利尿消肿。

2．热经懵善达娃

蒙里夺（病证表现）：懵善达娃晚期上述症状加重，还可见腹部脉络暴露，黄疸加深，并伴有出血。

兴冷（属经）：属热经热病。

佳合蒙（治则）：沆笨丢象（行气化瘀），洼沃（利水）。

欧夺息佳、冈偶（用方、方解）：

搜档索（四季红）16g，比夺子起（红枣）20g，莴里八降（车前草）15g，佳腔（海金沙）15g，窝比、窝收（黑丑、白丑）各10g，姬佳诺（阳雀花）20g，水煎服。

搜档索，性热，味酸、微苦、涩，属热药，入冷经，解毒，散瘀，利湿；比夺子起，味甘，性热，入冷经，健脾益气，养血安神；莴里八降、仰嘎姬，性冷，味苦、涩，属冷药，入热经，利尿通淋清热，凉血解毒；佳腔，性冷，味苦，属冷药，入热经，清热解毒，利湿通淋，止痛；窝比、窝收，性冷，味苦，属冷药，入热经，补肾，利湿；姬佳诺，性热，味微甘、微辛，属热药，入冷经，益气养阴，活血。

【预防调护】

1. 调情志，少烦忧。

2. 避风寒，适寒温。

3. 调饮食，戒烟酒。

4. 慎起居，适劳逸。生活起居要有规律，做到动静结合，劳逸适度。

【按语】

苗医认为肝架是脑架、肚架、心架等的得力助手，肝的能量与心、肺、肾、胃等脏器都有利益，并保持生成相资、生成相制、生成相需的关系，是全身所有组织器官的物质供应结构之一。本病由于情志不遂、酗酒过度、虫毒感染导致肝架病变，从而影响其他脏腑组织的功能，治疗上以行气化瘀利水为主。

第四节　各记戳柔
Mongb xenb vib（胆石症）

【概述】

苗医将胆石症称为各记戳柔（*Mongb xenb vib*），属于肝架疾病范畴。本病是由于情志不遂、外感湿热、劳欲过度或饮食所伤导致肝区出现闷痛、刺痛、剧痛、绞痛等不同性质疼痛及胸闷、腹胀、急躁易怒等相关症状的慢性疾病。

中医认为胆石症的基本病机为肝络失和，湿热淤积，病因包括气滞、血瘀、湿热。肝郁气滞、淤血停滞、湿热蕴结所致多为实证，阴血不足、肝络失养多为虚证。本病属于"胁痛"范畴。

西医认为胆石症即胆结石，可因胆汁的排泄不畅，胆汁淤积结晶析出；或因胆管、胆囊畸形发炎引起。在胆道系统发生结石的疾病皆可参照本病辨治。

【呼候疾鹏·苗医症疾】

各记戳柔由于情志不遂、外感湿热、劳欲过度或饮食损伤所致，属于小症，分为冷经各记戳柔和热经各记戳柔两个小疾。早期病变并不显著，归为冷经各记戳柔；晚期症状加重，归为热经各记戳柔。

【爱讲夺·成因】

苗医认为情志不遂、外感湿热邪毒、饮食不节、劳伤久病等与本病的发生密切相关，上述内外病因使肝架受损，气机郁滞，湿热内结，致肝胆疏泄失常，日久血水瘀积成石，阻塞胆道，发为各记戳柔。

【梗夺蒙·病由】

本病由多种原因造成肝架受损，肝胆疏泄失常，血水瘀积，日久成石，阻塞胆道所致。症见肝区疼痛，劳倦乏力，急躁易怒，食欲不佳，口苦咽干等症。发病与肝架损伤及气、血、水损伤为关键，病位在肝架。

【诊查要点】

1. 诊断依据

（1）以肝区出现疼痛为主要临床表现，其疼痛性质包括闷痛、刺痛、胀痛等，其疼痛时间不定。

（2）或伴见胸闷、腹胀、急躁易怒、口苦咽干等临床症状。

（3）常有情志不畅、饮食不节、劳累久伤等病史。

2. 相关检查

血常规、凝血四项、肝功能检查、X 线、肝脏 B 超、肝脏 CT 检查可初步筛查，肝脏活体组织检查、免疫学检查等协助诊断。

【鉴别诊断】

普嘎秋 *Pub ghab qub*（鼓胀）

各记戳柔与普嘎秋两病均可见肝架区的疼痛。各记戳柔由于情志不遂、外感湿热、劳欲过度或饮食所伤导致肝区出现闷痛、刺痛、剧痛、绞痛等不同性质疼痛及胸闷、腹胀、急躁易怒等相关症状。而普嘎秋由水湿停聚引起，病初见胁下疼痛，腹部胀痛，食后加重，继则腹部渐大，可伴见面色萎黄、乏力、纳呆等症；日久则见腹部青筋暴露，四肢消瘦，或下肢水肿，常发展为小便不利，甚至有出血倾向。

【病证分类辨治】

1. 冷经各记戳柔

蒙里夺（病证表现）：各记戳柔早期病变症状并不显著，可无自觉症状，肝功能检查早期化验正常或轻度异常。肝区偶闷痛胀满、口苦纳呆、厌食恶心等。

兴冷（属经）：为冷经冷病。

佳合蒙（治则）：旭嘎凯滁内（清热利湿）。

欧夺息佳、冈偶（用方、方解）：

威多给（鸡内金）30g，莪比赊幼（金钱草）50g，佳腔（海金沙）25g，莪佳嘎强溜（萹蓄）15g，莪里料（石韦）15g，酒桑咯咯列里（牛膝）15g，水煎服。

威多给，性热，味咸，属热药，入冷经，除石通淋；莪比赊幼，性冷，味苦、微辛，属冷药，入热经，清热解毒，利水活血，消肿；佳腔，性冷，味苦，属冷药，入热经，清热解毒，通利小便，活血化瘀；莪佳嘎强溜，性冷，味苦，属热药，入热经，清热利尿；苪里料，性冷，味苦、微甘，属冷药，入热经，祛水通淋，凉血；酒桑咯咯列里，性冷，味酸、苦，属冷药，入热经，活血化瘀，利尿除湿。

2. 热经各记戳柔

蒙里夯（病证表现）：各记戳柔晚期上述症状加重，还可见上腹或肝区闷痛、绞痛、剧痛或阵发性痛，可伴呕吐、牵扯右侧背部疼痛、辗转不安、发冷、高热等症。

兴冷（属经）：属热经热病。

佳合蒙（治则）：墟依通诘（排石通淋）。

欧夯息佳、冈偶（用方、方解）：

搜档索（四季红）20g，啥黑珍利（乌梅）50g，豆嘎里访（黄柏）10g，给芒（瞿麦）10g，威多给（鸡内金）30g，水煎服。

搜档索，性热，味酸、微苦、涩，属热药，入冷经，清热利混，活血化瘀；啥黑珍利，性冷，味酸，属冷药，入热经，润肺止咳、健脾消积，解热镇咳，生津除烦，敛肺驱虫；豆嘎里访，性冷，味苦，属冷药，入热经，清热解毒，泻火燥湿；给芒，性冷，味苦，属冷药，入热经，通淋利湿；威多给，性热，味咸，属热药，入冷经，除石通淋。

【预防调护】

1. 畅情志，少烦忧。

2. 避风寒，适寒温。

3. 调饮食，戒烟酒。

4. 慎起居，适劳逸。

【按语】

苗医认为肝架是人体中的重要部分，对其他区域的脏腑具有重要的协同作用，是全身所有组织器官的气血供应来源。本病由情志不遂、外感湿热、劳欲过度或饮食所伤导致，表现为肝区出现闷痛、刺痛、剧痛、绞痛等不同性质疼痛及胸闷、腹胀、急躁易怒等相关症状。肝架区发生病变，也易影响其他脏腑组织的功能，故应及早治疗。治疗上以清热利湿、化石通淋为主。

第五节　善蚤贵
Hfud nais jongt ngaif（肝癌）

【概述】

苗医把肝癌称为善蚤贵（*Hfud nais jongt ngaif*），属于肝架区病变范畴。此病多由修调访、懵善达娃治疗效果不佳后演变而来，属于恶毒病候。其发病因先天禀赋异常、情志失调、饮食所伤、邪毒内侵等所致；或修调访、懵善达娃等病经久不愈，交错夹杂导致脏腑受损、脏腑失和进而致病。

中医将肝癌归属于积聚范畴中的"积"，是指气滞、血瘀、痰浊等积聚于体内，产生腹内结块，伴有胀或痛的一类疾病。

西医认为肝癌是多因素协同作用的结果，分原发性肝癌与转移性肝癌。转移性肝癌由其他器官起源的恶性肿瘤侵犯至肝脏引起；原发性肝癌起源于肝脏的上皮或间叶组织，多因乙型肝炎、肝硬化等肝病演变而来。临床上可出现肝区疼痛、食欲减退、恶心、呕吐等消化道症状。

【呼候疾鹏·苗医症疾】

善蚤贵属于恶毒病候，分为肖果贵（良性肿瘤）和恶蚤（癌病）两种病候。

【爱讲夺·成因】

苗医认为，善蚤贵是由于情志失调、饮食所伤、邪毒内侵及先天禀赋异常所致；或因修调访、懵善达娃等病久失治误治及经久不愈，病情交相错杂从而挫伤了肝架惠气，使得肝架区内产生恶性的突变，从而出现不同程度的癌毒病证。

【梗夺蒙·病由】

本病起病缓慢。初起症状不太明显，因湿热、痰浊、食滞、瘀血、冲积等长期积于体内，或多种病因相互作用于人体，影响气血的生成与正常运行，影响体内津液的正常产生及输布，长此以往，最终损伤人体正气，导致气滞血瘀从而致病。

【诊查要点】

1. 诊断依据

（1）本病的临床特征是肝架区内有不同大小的肿块，触之有形，固定不移，常感疼痛且痛有定处，症状呈现为慢性、持久过程。

（2）常有情志不畅、饮食不节、外邪侵袭或有长期黄疸、胁痛、久疟或其他慢性病史。

（3）排除其他内科疾病中的"聚"证。

2. 相关检查

血常规、尿常规、便常规、血生化、肝癌血清标志物检测、超声检查、CT、数字减影血管造影（DSA）、磁共振、肝组织活检等可协助诊断。

【鉴别诊断】

懵善达娃 *Hfud nais jongt gek*（肝硬化）

善蚤贵和懵善达娃都属于肝架区的病变，由情志不遂、虫毒感染所致的肝架区疼痛。其中懵善达娃是由情志不遂，嗜酒过度，虫毒感染等病因导致肝架的病变，以至于不能贮存气血，导致相关脏腑组织病变；以肝架区有压痛，可触及包块，嗳逆吞酸，食欲减退，腹胀痛泻为主要表现。而善蚤贵由情志失调、饮食所伤、邪毒内侵及先天禀赋异常所致，或修调访、懵善达娃等失治、误治及经久不愈，病情交错，挫伤了肝架惠气，使得肝架区内产生恶性的突变，从而出现不同程度的癌毒病证。其临床表现以肝架区有不同大小的肿块，触之有形，固定不移，常感疼痛且痛有定处为主，且其为慢性、持久的过程。

【病证分类辨治】

1. 肖果贵（良性肿瘤）

蒙里夺（病证表现）：疾病初起时症状表现常不明显，无明显特异性，患者或自觉胸胁胀满不舒，纳少，消瘦等。

兴冷（属经）：属冷经冷病。

佳合蒙（治则）：获毒休增（赶毒消瘤），沆笨丢象（行气化瘀）。

欧夺息佳、冈偶（用方、方解）：

折耳根（鱼腥草）50g，山豆根（与中药同名）10g，莴庆玛（紫菀）10g，莴阿苯（人参）10g，比过（龙葵）20g，猫耳朵（白英）20g，佳俄浠（淫羊藿）20g，刺五加（与中药同名）20g。煎服。

折耳根，性凉，味甘，属凉药，入热经，清热解毒；山豆根，性冷，味苦，属冷热，入热经，清热解毒消肿；莴庆玛，性热，微甘，属热药，入冷经，宣肺理气；莴阿苯，性热，微甘，属热药，入冷经，补虚健脾，益气生津；比过，性冷，味苦，属冷药，入热经，清热解毒，消肿散结，利尿通淋；猫耳朵，性凉，味苦，属凉药，入热经，清热解毒，利湿祛风；佳俄浠，性温，味辛、甘，属热药，入凉经，补气强身健体；刺五加，性热，味辛，属热药，入冷经，祛风除湿，通络。诸药合用，调惠，赶毒消瘤。

2. 恶蚕（癌病）

蒙里夺（病证表现）：肝架区疼痛，腹胀，食欲缺乏，乏力，消瘦，腹部有大小不同的包块等；部分患者有低热、黄疸、腹泻及上消化道出血。

兴冷（属经）：属热经热病。

佳合蒙（治则）：赊嘎丢象（攻毒败毒），沆笨挡蒙（行气止痛）。

欧夺息佳、冈偶（用方、方解）：

素材铁灯台（七叶一枝花）15g，莴灰莴菲（蒲公英）15g，瓜葫芦根（瓜根）15g，莴坝仰（夏枯草）15g，莴冲岗（白花蛇舌草）15g，佳豆给棕（威灵仙）15g，波豆底沙碧（皂荚刺）6g，紫河车粉（与中药同名）6g（后冲服）。

先煎前8味药，取药汁每次冲服紫河车粉（与中药同名）2g。

素材铁灯台，性凉，味苦，属凉药，入热经，清热解毒、消肿止痛；莴灰莴菲，味苦，性冷，属冷药，入热经，清热解毒，消肿散结，利尿通淋；瓜葫芦根，味苦，性冷，入热经，清热解毒，消肿散结；莴坝仰，性凉，味苦，属凉药，入热经，清肝散结，解毒消肿，清热凉血；莴冲岗，性平，味淡、微甘，属两经药，清热解毒，利湿退黄；佳豆给棕，性热，味辛、辣，属热药，入冷经，祛风湿，通经络，消痰涎，散癖积；波豆底沙碧，性温，味辛、苦，入冷经，清热解毒，消肿散结，排脓；紫河车，性温，味甘、咸，入热经，补肾益精，益气养血，解毒。诸药合用以攻毒败毒，行气止痛。

【预防调护】

1. 消除及避免引起肝癌的病因是预防的根本措施。

2. 畅情志、舒畅气血。

3.调饮食，戒烟酒。

4.慎起居，适劳逸，规律的生活习惯。

【按语】

肝癌是发生于肝脏的恶性肿瘤，包括原发性肝癌和转移性肝癌两种，原发性肝癌是临床上最常见的恶性肿瘤。肝癌早期可无特异性临床症状；中晚期可表现为肝区疼痛、腹胀、纳差、乏力、消瘦、进行性肝肿大或上腹部包块等，部分患者有低热、黄疸、腹泻、上消化道出血等。关于肝癌防治，提倡对肝癌高危人群筛查，做到早期发现、早期诊断、早期治疗，以提高肝癌治疗效果，挽救生命。苗医认为，无毒不生病，无乱不成疾。癌症是由于内外毒邪相互胶结，扰乱人体正常生理功能，使人体物质、能量、结构发生紊乱导致的。在治疗的时候需要采用综合措施，不能试图单独使用一方一药来解决疾病，治疗上应攻毒败毒，同时调补机体之惠气。

第五章　名气叽薄（肚架）

名气叽薄（肚架）由口、舌、上交环、食管、胃、脾、小肠、下交环、大肠、肛门等组成。上、下两个交环分管肚架的功能活动，其功能相互配合。上交环主管食物、气体的摄入及交换，能对摄入的饮食、气体进行把关。上交环上连脑而下接身，是人体养分、血液、汗水、惠气、灵气等物质上下交换的部位，是人体的生命要冲。下交环既是主持各消化器官食物进行消化分解、吸收养分、排除糟粕的器官，又是肾架和性架的能量化生场所。下交环按需把气、血、浆、汁等物质供应给肾架和性架，从而维持肾架管水、管力、管气等功能，也促进性架化生精液、滋长父气与母气、通调月经、怀胎养子等。

第一节　懵气左勒
Mongb buk dux（胃痛）

【概述】

苗医称胃痛为懵气左勒，其包括蒙布兜和嘎苏凯谷。蒙布兜因气结血脉，气血运不畅导致。气机不畅，气机逆行则嗳气，泛吐酸水；伤血致气滞不化、饮食量少；气结血涩，化热伤血，则便黑；气滞血瘀，盛者则胃痛；气化热，损伤脉，以致胃肠虚弱。嘎苏凯谷由饮食不洁或饮食偏嗜，或患者平素体质虚弱，生活饮食不规律等所致；表现为胃部剧烈疼痛，恶心，全身无力，嗳气，腹胀，矢气频，食欲不振，大便时干时稀。

中医胃痛是由于胃气阻滞，胃络瘀阻，胃失所养等所致不通则痛，或不荣则痛出现的以上腹胃脘部发生疼痛为主症的一种病证。

西医中的急慢性胃炎、消化性溃疡、胃痉挛、胃下垂、胃黏膜脱垂症、胃神经官能症、胃癌等疾病，出现以上腹部胃脘疼痛为主要临床表现时，可参照本节辨证论治。

【呼候疾鹏·苗医症疾】

蒙布兜和嘎苏凯谷均属小症，均包括热经胃痛及冷经胃痛两个小疾。

【爱讲夺·成因】

本病多由饥饱失常，过食辛辣，嗜好饮酒，或气恼忧虑，或感受水毒、寒毒、湿毒、热毒，伤气，伤血所致；或多因饮食不洁，或过食辛辣食物，贪食冷饮等所致。

【梗夺蒙·病由】

本病因气伤血，气结血脉，运行不畅，则胃痛；气逆则嗳气，泛吐酸水伤血所致气滞不化；气结血涩，化热伤血，则便黑；气滞血瘀盛，则胃痛；气化热，损伤脉，以致胃肠虚弱。或外感水湿寒热之毒，侵入人体，损伤胃肠气血，气与血相互依存，气血受阻，气滞血瘀，运行不畅，产生剧烈胃脘部疼痛。

【诊断要点】

1. 诊断依据

（1）上腹胃脘部疼痛及压痛。

（2）常伴有食欲不振，胃脘痞闷胀满，恶心呕吐，吞酸嘈杂等胃气失和之症。

（3）本病常由饮食不节，情志不遂，劳累，受寒等诱因引起。

2. 相关检查

上消化道 X 线钡餐透视、碳 14 呼气试验、胃镜及病理组织学等检查有助于诊断。

【鉴别诊断】

1. 较气左里 Ceuk baib（胃壅）

两者病位皆在胃脘部。蒙布兜主要表现为胃区痛常兼胀满，较气左里主要表现为胃部郁闷不舒、胸胁胀闷等症，应加以鉴别。

2. 果目懵娃 Mongb gek gangb（心痛）

两者患病部位相近，常可相互影响。蒙布兜由于胃气阻滞，胃络瘀阻，胃失所养，不通则痛，以上腹胃脘部疼痛为主症；果目懵娃由于寒邪内侵、饮食不当、情志波动、劳倦过度、年老体虚等因素导致心脉痹阻，主要表现为胸膺或左前胸的刺痛、绞痛等症。

3. 各记戳柔 *Mongb hsongd dangb*（胁痛）

各记戳柔属于肝架疾病范畴，表现为肝架区闷痛、刺痛、剧痛、绞痛等，胸闷，腹胀，急躁易怒等。蒙布兜表现为中上腹胃脘部的疼痛、压痛，兼有恶心、嗳气、吞酸嘈杂等胃失和降之症。

【病证分类辨治】

1. 蒙布兜

（1）热经胃痛

蒙里夺（病证表现）：前胸痛，痛时牵连背部，食后疼痛加重，胸闷，嗳气，反酸，烧心，口苦，恶心，心烦，吐血，黑便，不思饮食。

兴冷（属经）：属热经热病。

佳合蒙（治则）：旭嘎凯素迄（清热和胃），洗依样阶咕（消食化积）。

欧夺息佳、冈偶（用方、方解）：

糯独佳开都（水黄连）10g，豆卡欧（吴茱萸）18g，水煎服。

糯独佳开都，性冷，味苦，属冷药，入热经，清热利湿，解毒；豆卡欧，性热，味辣、麻，属热药，入冷经，温中散寒，燥湿，疏肝。诸药清热和胃，消食化积止痛。

（2）冷经胃痛

蒙里夺（病证表现）：前胸隐隐作痛，空腹时疼痛加重，食后疼痛缓解，饮食减少，泛吐清水，四肢不温，全身无力，大便稀。

兴冷（属经）：属冷经冷病。

佳合蒙（治则）：麦舰麦韦素迄（健脾和胃），洗依样阶咕（消食化积）。

欧夺息佳、冈偶（用方、方解）：

苪嘎勒（蜘蛛香）20g，仰松芭（香附）10g，苪山落（乌药）15g，水煎服。

苪嘎勒，性热，味麻、辣，属热药，入冷经，理气止痛；仰松芭，性热，味微甘，属热药，入冷经，理气疏肝，止痛；苪山落，性热，味辛、微辣，属热药，入冷经，温胃散寒，理气。诸药合用，温胃散寒，理气止痛。

2. 嘎苏凯谷

（1）热经胃痛

蒙里夺（病证表现）：胃部剧烈疼痛，恶心，全身无力，嗳气，腹胀，矢气，食欲不振，大便时干时稀。

兴冷（属经）：属热经热病。

佳合蒙（治则）：维汕素迄挡蒙（疏肝行气止痛），旭嘎凯滁内（清热利湿）。

欧夺息佳、冈偶（用方、方解）：

佳嘎陇给（徐长卿）15g，潘豆芳（十大功劳）15g，佳保耶（石菖蒲）10g，莴嘎勒（蜘蛛香）12g，水煎服。

佳嘎陇给，性热，味香、麻、属热药，入冷经、快经、半边经，解毒消肿，通经活络；潘豆芳，性冷，味苦，属冷药，入热经，泻火解毒；佳保耶，性热，味麻、辣，属热药，入冷经，除湿，健脾；莴嘎勒，性热，味麻、辣，属热药，入冷经，理气。

（2）冷经胃痛

蒙里夺（病症表现）：胃痛剧烈，恶寒喜暖，遇寒加重，得温痛减，口淡不渴，喜热饮。

兴冷（属经）：属冷经冷病。

佳合蒙（治则）：荷迄漳射（温胃散寒），麦靓麦韦素迄（健脾和胃）。

欧夺息佳、冈偶（用方、方解）：

仰松芭（香附）10g，凯（干姜）10g，莴嘎勒（蜘蛛香）3g，嘎刘昔更里（陈皮）10g，水煎服。

仰松芭，性热，味微甘，属热药，入冷经，理气疏肝；凯，性热，味辛、辣，属热药，入冷经，湿中散寒，回阳通脉；莴嘎勒，性热，味麻、辣，属热药，入冷经，理气；嘎刘昔更里，性温，味辛、苦，属热药，入冷经，理气健脾。

【预防调护】

1.对胃脘痛患者，要重视生活调摄，尤其是饮食与精神方面。饮食以少食多餐、营养丰富、清淡易消化为原则，不宜饮酒及过食生冷、辛辣食物，切忌粗硬饮食，暴饮暴食，或饥饱无常。

2.应保持精神愉快，避免忧思恼怒及情绪紧张。

3.注意劳逸结合，避免劳累，病情较重时需适当休息，以减轻胃痛程度和减少胃痛发作，进而达到预防胃痛的目的。

【按语】

苗医认为，蒙布兜由于气、伤血，气结血脉，气血运不畅导致胃痛；嘎苏凯谷由于饮食不洁、饮食偏嗜，或患者平素体质虚弱，平时生活饮食不规律及没有及时的治疗所致胃痛。诊时须嘱咐患者平时养成良好的饮食习惯，培养顾护脾胃的健康意识。

附：

一、蒙刚谷 *Mongb gangb qiub*（嘈杂症）

苗医称嘈杂症为蒙刚谷（*Mongb gangb qiub*）。蒙刚谷由感受水湿热毒，饮食不节，或情志失调所致。本症分嘈杂热心痛、嘈杂冷心痛、嘈杂血虚痛三个小疾。

【病证分类辨治】

1. 嘈杂热心痛

蒙里夺（病证表现）：胃中嘈杂、辣痛，恶心，吐酸水，口渴，喜冷，口臭，心烦，胸闷，痰多，多吃易饿。

兴冷（属经）：属热经热病。

佳合蒙（治则）：旭嘎凯滁内（清热除湿），麦舰麦韦素迄（健脾和胃）。

欧夺息佳、冈偶（用方、方解）：

莴项嘎（鸡屎藤）3g，莴嘎勒（蜘蛛香）3g，捣碎开水吞服。

莴项嘎，性热，味甘、微涩，属热药，入冷经，祛风除湿，消食化积；莴嘎勒，性热，味麻辣，属热药，入冷经，理气止痛，祛风解毒。

2. 嘈杂冷心痛

蒙里夺（病证表现）：胸口嘈杂、辣痛，似饿非饿，不思进食，食后饱胀，全身无力。

兴冷（属经）：属冷经冷病。

佳合蒙（治则）：麦靓麦韦素迄（健脾和胃），怡渥雄访达（养阴扶阳）。

欧夺息佳、冈偶（用方、方解）：

娜丽（山药）20g，莴首扎（岩白菜）15g，珍姜（木姜子）10g，捣碎开水吞服。

娜丽，性热，味甘，属热药，入冷经，清热解毒，理气；莴首扎，性热，味甘，属热药，入冷经，滋补肝脾；珍姜，性热，味辛、微辣，属热，入冷经，祛冷温胃，祛湿健胃。

3.嘈杂血虚痛

蒙里夺（病证表现）：胸口辣痛，面色白，口唇色淡，头晕心慌，失眠多梦。

兴冷（属经）：属冷经冷病。

佳合蒙（治则）：怡迄麦靓麦韦芍（养胃健脾），布笨怡象（补气养血）。

欧夺息佳、冈偶（用方、方解）：

嘎佬豆金（山栀茶）10g，鸡（灵芝）15g，莴朴翁（首乌藤）20g，雉豆莴岗（桑椹）20g，水煎服。

嘎佬豆金，性冷，味苦、辣，属冷药，入热经，镇静，安神；鸡，性热，味咸，属热药，入冷经，养心安神；莴朴翁，性热，味甘、微涩，属热药，入冷经，补肝肾，养精血；雉豆莴岗，性热，味甘，属热药，入冷经，滋阴养血，补肝益肾，生津润肠。

【预防调护】

1.调摄饮食。饮食以少食多餐、营养丰富、清淡易消化为原则。

2.畅情志，避免忧思恼怒及情绪紧张。

3.注意劳逸结合，避免劳累。

【按语】

苗医认为，蒙刚谷由感受水湿热毒，饮食不节，或情志失调所致。水湿热毒及污秽之物，常易从口进入胃肠，肠中空虚，胃肠功能低下者或平素体虚、正气不足指易发病。预防与治疗同样重要，临床治疗当以健脾和胃为法，并嘱患者养成良好的生活习惯。

二、透肖 *Tut bxub*（吐酸水）

苗医称吐酸为透肖（*Tut bxub*）。透肖因过食油荤肉类，饮酒过多，忧思饮虑，胃肠虚弱，水湿寒毒犯胃，损伤胃气，湿热内停，久留生酸引起。胃部不适，酸水由胃上冲吐出，苗语称透肖。本病属小症，分热经吐酸水及冷经吐酸水两个小疾。

【病证分类辨治】

1.热经吐酸水

蒙里夺（病证表现）：胃脘胀闷，吐酸，咽干口渴，心烦易怒，两胁胀痛，嗳臭腐气，口干口苦，大便臭秽。

兴冷（属经）：属热经热病。

佳合蒙（治则）：维汕素迄（疏肝和胃），洗侬烊阶咕（消食化积）。

欧夺息佳、冈偶（用方、方解）：

糯独佳开都（水黄连）6g，佳架山（龙胆草）15g，珍陆（栀子）10g，姜加裁董（麦冬）15g，堕打（竹茹）10g，水煎服。

糯独佳开都，性冷，味苦，属冷药，入热经，清热止吐解毒；佳架山，性冷，味苦，属冷药，入热经，清热燥湿，疏肝泻，解毒；珍陆，性冷，味苦，属冷药，入热经，泻火解毒，清热利湿；姜加裁董，性热，味甘，属热药，入冷经，滋阴生津；堕打，性冷，味苦，属冷药，入热经，除逆止呕。

2. 冷病吐酸水

蒙里夺（病证表现）：胸胀闷，吐酸时作时止，打嗝，喜睡，吐涎沫，疲倦乏力，口淡无味，饮食喜热，四肢不温，大便稀。

兴冷（属经）：属冷经冷病。

佳合蒙（治则）：荷迄漳射（温胃散寒），麦舰麦韦素迄（健脾和胃）。

欧夺息佳、冈偶（用方、方解）：

凯（干姜）10g，豆写棒（厚朴）10g，莴嘎勒（蜘蛛香）15g，肉桂（与中药同名）5g，水煎服。

凯，性热，味辛、辣，属热药，入冷经，湿中散寒，回阳通脉；豆写棒，性温，味苦、辛，属热药，入冷经，宽胸理气；莴嘎勒，性热，味麻、辣，属热药，入冷经，理气，解毒；肉桂，辛温开窍。

【预防调护】

1. 畅情志，积极乐观的生活。

2. 调饮食，避免肥甘厚腻，以清淡为主。

3. 可有适当锻炼，注意休息。

【按语】

苗医认为，透肖是由于过食油荤肉类，饮酒过多，忧思多虑导致水湿寒毒犯胃，加上患者平素体弱、胃肠虚弱，进而损伤胃气湿热内停，久留生酸，最终正不抗邪而产生的疾病。治疗上应以疏肝和胃、健脾消食为主，同时在生活中应注意畅情志、调摄饮食，避免过食肥甘厚腻加重或引发疾病。

第二节 艾洛哦
Ait ngol vod（呕吐）

【概述】

苗医称呕吐为艾洛哦（*Ait ngol vod*）。苗医将有吐出物与无吐出物（干呕）统称呕吐。艾洛哦是由于感受外部风毒、冷毒、水毒、湿毒，进食污秽、生冷食物或油腻过重，水谷停滞不化，胃气上逆；或因情志不畅，胃肠虚弱，消化功能下降，或因胃肠素有疾患导致的。

中医呕吐是由于胃失和降、胃气上逆所致的以饮食、痰涎等胃内容物从胃上涌，自口而出为临床特征的一种病证。

西医中的急慢性胃炎、胃黏膜脱垂症、贲门痉挛、幽门梗阻、十二指肠壅积症、肠梗阻、肝炎、胰腺炎、胆囊炎、尿毒症、颅脑疾病以及一些急性传染病等，临床以呕吐为主要表现时均可参照本病辨治。

【呼候疾鹏·苗医症疾】

艾洛哦为小症，分热病呕吐与冷病呕吐两个小疾。

【爱讲夺·成因】

病因多为水湿、热毒及污秽之物侵犯胃肠。由于发病的季节不同，患者感受的病邪亦会不同。饮食过量、情志失调、脾胃虚弱等亦为本病病因。

【梗夺蒙·病由】

由于感受外部风毒、冷毒、水毒、湿毒，进食污秽、生冷食物或油腻过重，水谷停滞不化，胃气上逆则呕吐。或因情志不畅，胃肠虚弱，消化功能下降，或因胃肠素有疾患导致呕吐。初病多实，日久损伤脾胃，中气不足，可由实转虚；脾胃素虚，复为饮食所伤，或成痰生饮，则因虚致实，出现虚实并见的复杂病机。

【诊查要点】

1. 诊断依据

（1）本病以饮食、痰涎、水液等胃内容物从胃上涌，自口而出为临床特征。也有干呕无物者。

（2）常伴有脘腹不适，恶心纳呆，泛酸嘈杂等胃失和降之症。

（3）起病或缓或急，常有恶心欲吐之感，多由饮食不节、情志失调、寒温不适、闻及不良气味等因素而诱发，也有因服用化学药物、误食毒物所致者。

（4）上消化道 X 线检查，纤维胃镜检查，呕吐物的实验室检查等，有助于脏腑病变的诊断。

2. 相关检查

X 线、B 超、CT、MRI、胃镜等检查可根据初步诊断选择应用，有助于疾病的诊断及鉴别诊断。呕吐物检查应注意每昼夜呕吐量、有无血或胆汁、有无隔夜食物残渣，疑为细菌性食物中毒应进行细菌培养，疑为病毒性肝炎患者应查肝功能，疑为毒物性食物中毒应做毒物检验分析，疑为早孕做妊娠试验可协助诊断。

【鉴别诊断】

俗象 *Hxud hxangd*（反胃）

反胃与呕吐同系胃部病变，同系胃失和降，胃气上逆，均可见呕吐表现。但反胃又有其特殊的临床表现和病机，因此呕吐应与反胃相鉴别。反胃多因饮食不洁，过食酒肉，或忧虑过多，或房事不节，或邪毒侵入所致，其病机为胃之下口障碍，幽门开合失司，多系脾胃虚寒所致，临床表现为食停胃中，经久复出，朝食暮吐，暮食朝吐，宿谷不化，食后或吐前胃脘胀满，吐后转舒，呕吐与进食时间相距较长，呕吐物量一般较多。呕吐的病机为胃失和降，胃气上逆，且与进食无明显的关系，呕吐物多为当日之食，呕吐量有大有小，食后或吐前胃脘不一定伴有胀满。

【病证分类辨治】

1. 热病呕吐

蒙里夺（病证表现）：突然恶心，又呕又吐，呕出食物残渣及清稀液体，胸闷不适，肋胁胀闷，或疼痛，打嗝，厌食。

兴冷（属经）：属热经热病。

佳合蒙（治则）：汗吾迄（和胃），挡呕（止呕）。

欧夺息佳、冈偶（用方、方解）：

莴嘎勒（蜘蛛香）15g，阿梅棍（苦荞头）15g，莴项嘎（鸡屎藤）15g，水煎服。

莴嘎勒，性热，味麻、辣，属热药，入冷经，理气；阿梅棍，性冷，味酸、苦，属冷药，入热经，理气止痛，助消化；莴项嘎，性热，味甘、微涩，属热药，入冷经，除湿，消食化积。

2. 冷病呕吐

蒙里夺（病证表现）：进食稍多即呕吐，饥饿不思饮食，或食入也难以消化，大便不畅，面色苍白，四肢无力，少气懒言。

兴冷（属经）：属冷经冷病。

佳合蒙（治则）：布笨摆逆（益气降逆），挡呕（止呕）。

欧夺息佳、冈偶（用方、方解）：

莴阿苯（土人参）20g，姜加莪董（麦冬）15g，科辣（制半夏）15g，凯（干姜）10g，水煎服。

莴阿苯，性热，味甘，属热药，入冷经，补虚健脾；姜加莪董，性热，味甘，属热药，入冷经，滋阴生津；科辣，性热，味麻、辣，属热药，入冷经，降逆止呕；凯，性热，味辛、辣，属热药，入冷经，温中止呕。

【预防调护】

1. 起居有常，生活有节，避免风、寒、暑、湿等外邪侵袭。

2. 保持心情舒畅，避免精神刺激，对肝气犯胃者，尤当注意。

3. 饮食方面也应注意调理。脾胃素虚者，饮食不宜过多，同时勿食生冷瓜果等，禁服寒凉药物。若胃中有热者，忌食肥甘厚腻、辛辣香燥之品，忌饮酒，禁服温燥药物，戒烟。

4. 呕吐不止的患者，应卧床休息，密切观察病情变化。服药时，尽量选择刺激性气味小的，否则服后即呕，更伤胃气。服药方法，应少量频服为佳，以减少胃的负担。根据患者情况，服热饮为宜，并可加入少量生姜或生姜汁，以免格拒难下，逆而复出。

【按语】

苗医认为，人生活在自然界，自然界的各种变化必然会直接或间接地影响人体，外来邪毒如水毒、湿毒，对本病的发生、发展有重要的影响，而由于先天禀赋不同，苗医又有"百人生百病，同吃五谷生百病"之说。本病受多种因素的影响，有胃气上逆、又呕又吐的表现，治疗上以和胃、降逆、止呕为主。

第三节　搜苟
Hsek ghuk（呃逆）

【概述】

呃逆苗语称搜苟、闷乓搜乓、斗谷，民间称打嗝。搜苟（*Hsek ghuk*）由进食太快，食量过大，或多食生冷，寒邪蕴蓄肠胃，损伤气血，情志不畅，气不通畅，气滞化热，气不顺上逆导致。

中医呃逆，是指胃气上逆动膈，以气逆上冲，喉间呃呃连声，声短而频，令人不能自止为主要临床表现的病证。呃逆古称"哕"，又称"哕逆"。

西医的多种疾病如胃肠神经症、胃炎、胃扩张、肝硬化晚期、脑血管病、尿毒症，以及胃、食管手术后或其他原因引起的膈肌痉挛，均可参照本病辨治。

【呼候疾鹏·苗医症疾】

本病是肠胃之气上冲，喉咙呃呃作响，患者不能控制的一种病证，分热经打嗝及冷经打嗝。

【爱讲夺·成因】

本病多因进食太快，食量过大；或多食生冷，寒邪蕴蓄肠胃，损伤气血；或因情绪失调，气机不畅；也可由于素体不足或久病失调，损伤中气而致。

【梗夺蒙·病由】

呃逆的病位在膈，病变关键脏腑为胃，与肺、肝、肾有关。胃居膈下，肺居膈上，膈居肺胃之间，肺胃均有经脉与膈相连；肺、胃同主降，若肺胃之气逆，皆可使膈间气机不畅，逆气上出于喉间，而生呃逆。肺开窍于鼻，刺鼻取嚏可以止呃。

【诊查要点】

1. 诊断依据

（1）临床以喉间呃呃连声，声短而频，令人不能自止为主症。

（2）常伴胸膈痞闷，胃脘嘈杂灼热，嗳气，情绪不安等症。

（3）多有饮食不当、情志不遂、受凉等诱发因素，起病较急。

（4）呃逆控制后，做胃肠钡剂 X 线透视及内窥镜等检查，有助于诊断。

2. 相关检查

（1）发作时予胸部透视可判断膈肌痉挛病位在一侧或两侧；必要时做胸部 CT，排除膈神经受刺激的疾病；做心电图判断有无心包炎和心肌梗死；怀疑中枢神经病变时可做头部 CT、磁共振、脑电图等检查。

（2）疑有消化系统病变时，进行腹部 X 线、B 超、胃肠造影检查，必要时做腹部 CT 和肝胰功能检查；为排除中毒与代谢性疾病可做临床生化检查。

【鉴别诊断】

艾洛哦 Ait ngol vod（呕吐）

呕吐中有声无物者称干呕，与呃逆病机同有胃气上逆，临床均可表现有声无物，二者应予鉴别。呃逆的特点是气从膈间上逆，气冲喉间，其声短促而频；干呕的特点为胃气上逆，冲咽而出，其声长而浊，多伴恶心，属于呕吐病，二者可鉴别。

【病证分类辨治】

1. 热经呃逆

蒙里夺（病证表现）：呃逆声音洪亮，口臭，烦渴，多喜冷食，肚腹闷痛，情志不畅，也多矢气，大便干结。

兴冷（属经）：属热经热病。

佳合蒙（治则）：旭嘎凯（清热），滴笨（顺气），摆逆（降逆）。

欧夺息佳、冈偶（用方、方解）：

豆比叽哈羌（三颗针）15g，剐（生姜）10g，水煎服。

豆比叽哈羌，性冷，味苦，属冷药，入热经，清热燥湿，泻火解毒；剐，辛温降逆，止呕。

2. 冷经呃逆

蒙里夺（病证表现）：呃逆声音较缓，上腹胀闷，面色苍白，食少困倦，四肢冷，腰和双下腿无力，口舌干燥。

兴冷（属经）：属冷经冷病。

佳合蒙（治则）：荷相怡迄（温中养胃），摆逆（降逆）。

欧夺息佳、冈偶（用方、方解）：

岗哄耐（九香虫）10g，莴嘎勒（蜘蛛香）12g，姬佳诺（阳雀花）10g，苞姜给打（茯苓）12g，豆写棒（厚朴）10g，水煎服。

岗哄耐，性热，味咸，属热药，入冷经，理气止痛，温中助阳；莴嘎勒，性热，味麻、辣，属热药，入冷经，理气；姬佳诺，性热，味甘、微苦，属热药，入冷经，益肾健脾；苞姜给打，性热，味甘，属热药，入冷经，利水渗湿，健脾补中；豆写棒，性温，味苦、辛，属热药，入冷经，行气燥湿，消积除满，下气。诸药合用，温中养胃，降逆止嗝。

【预防调护】

1. 应保持精神舒畅，避免过喜、暴怒等精神刺激。
2. 注意避免外邪侵袭。
3. 饮食宜清淡，忌食生冷、辛辣，避免饥饱失常。
4. 发作时应进食易消化饮食，半流质饮食。
5. 慎起居，适劳逸。生活起居要有规律，做到动静结合，劳逸适度。

【按语】

苗医认为，本病多由内损和病后体弱，加上饮食不当所致，临床可见呃逆声迟缓或有力，久呃不止。本病多为虚实夹杂之证，治疗以益气养胃、降逆止呃为主；同时，避免引起呃逆的因素。

第四节 蒙差·蒙岗羌
Mongb qub·mongb ghab qub（腹痛）

【概述】

苗医称腹痛为蒙差·蒙岗羌（*Mongb qub·mongb ghab qub*）或久嘎刚蒙。蒙差·蒙岗羌，别名的黑里·摆董摆仰，是由冷经受损，气机受阻，气血运行不畅导致，或热经受损，气郁化火，热蕴胃肠以致腹痛。久嘎刚蒙指肠道及小腹疼痛。本节主要论述蒙差·蒙岗羌。

中医腹痛是指以胃脘以下，耻骨毛际以上部位发生疼痛为主要表现的病证。多种原因导致脏腑气机不利，经脉气血阻滞，脏腑经络失养，皆可引起腹痛。

腹痛可见于西医的许多疾病当中，如急慢性胰腺炎、胃肠痉挛、不完全性肠梗阻、结核性腹膜炎、腹型过敏性紫癜、肠易激综合征、消化不良性腹痛等，以腹痛为主要表现，并能排除外科、妇科疾病时，均可参考本节辨证论治。

【呼候疾鹏·苗医症疾】

蒙差·蒙岗羌属大症之一，分热经腹痛与冷经腹痛两个小疾。本症分早期肠痛、晚期肠痛。

【爱讲夺·成因】

腹痛病因较多，冷毒、热毒、伤气、伤血、伤食、虫毒等导致气水失调均可致腹痛。外感时邪、饮食不节、情志失调更为常见病因，其次还有中阳不足、外损瘀阻等。

【梗夺蒙·病由】

蒙差·蒙岗羌是冷经或热经受损而导致的腹痛。冷经受损，气机受阻，气血运行不畅致腹痛；热经受损则致气郁化火，热蕴肠胃，以致腹痛。

【诊查要点】

1. 诊断依据

（1）以胃脘以下、耻骨毛际以上部位疼痛为主要表现，腹壁按之柔软，可有压痛，但无肌紧张及反跳痛。

（2）常伴有腹胀，矢气，饮食、大便异常等脾胃症状。

（3）起病多缓慢，腹痛的发作和加重，常与饮食、情志、受凉、劳累等诱因有关。

（4）腹部 X 线、B 超、结肠镜、便常规等有关实验室检查结果显示腹部相关脏腑有异常。能排除外科、妇科腹痛，以及其他内科病证中导致的腹痛。

2. 相关检查

（1）实验室检查：血常规、尿常规、粪常规、酮体测定及血清淀粉酶是最常用的化验检查。

（2）穿刺：对于腹膜炎、内出血、腹腔脓肿及某些腹部肿块可行诊断性穿刺，并对穿刺标本进行常规涂片、细菌培养或病理检查。

（3）X 线检查：当诊断困难，疑似胸腹有病变者，可行胸腹透视，目的在于观察胸部有无病变、膈下有无游离气体、膈肌运动变化、有无肠积气和液平面等，有异常者应进行腹部 X 线检查。疑似有乙状结肠扭转或低位肠套叠时，可行钡剂灌肠检查；对疑有肠梗阻、内瘘或穿孔的患者不宜做钡餐检查。

（4）B 超检查：主要用于检查胆道和泌尿系结石、胆管扩张、胰腺及肝脾肿大等。对腹腔少量积液、腹内囊肿及炎性肿物也有较好的诊断价值。

（5）内镜检查：内镜检查已成为寻找腹痛病因的重要手段。在患者身体条件允许的情况下，可进行逆行胰胆管造影、膀胱镜及腹腔镜等检查。

（6）CT、磁共振及核素扫描检查：对腹腔内和腹膜后的病变，如肝、脾、胰的病变和一些腹内肿物及腹腔脓肿、积液、积气等均有较好的诊断价值，应根据病情合理选择。

（7）心电图检查：对年龄较大者，应做心电图检查，以了解心肌供血情况，排除心肌梗死和心绞痛。

【鉴别诊断】

蒙布兜 *Mongb buk dux*（胃脘痛）

胃居腹中，与肠相连，腹痛与胃痛均可表现为腹部的疼痛，且腹痛常伴胃痛的症状，胃痛亦时伴腹痛的表现，故有心腹痛的说法，因此二者需要鉴别。胃痛在上腹胃脘部，位置相对较高；腹痛在胃脘以下、耻骨毛际以上部位，位置相对较低。胃痛常伴脘闷、嗳气、泛酸等胃失和降、胃气上逆之症；而腹痛常伴有腹胀、矢气、大便性状改变等腹疾症状。相关部位的 X 线检查、纤维胃镜或肠镜检查、B 超检查等有助于鉴别诊断。

【病证分类辨治】

1. 热经腹痛

蒙里夺（病证表现）：腹部胀痛，灼热口渴，走窜腹中，痛引两胁，拒按，食欲不振，嗳气吞酸。

兴冷（属经）：属热经热病。

佳合蒙（治则）：旭嘎凯滁内（清热除湿），挡蒙（止痛）。

欧夺息佳、冈偶（用方、方解）：

仰松芭（香附）10g，豆卡欧（吴茱萸）6g，嘎炯豆收（香樟根）10g，豆姜额（苦楝子）10g，山乌龟（与中药同名）12g，水煎服。

仰松芭，性热，味微甘，属热药，入冷经，理气疏肝，止痛；豆卡欧，性热，味辣、麻，属热药，入冷经、慢经，有小毒，散寒止痛；嘎炯豆收，性热，味辣，入冷经，温中止痛，辟秽和中；豆姜额，性冷，味苦、涩，属冷药，入热经，疏肝，顺气止痛；山乌龟，味苦、辛，性冷，有小毒，入热经，清热解毒，凉血散瘀消肿，理气止痛。

2. 冷经腹痛

蒙里夺（病证表现）：肚腹疼痛，时痛时止，痛时喜按喜热，怕冷，进食少，疲倦，不发热，口不渴，小便清长，大便溏稀。

兴冷（属经）：属冷经冷病。

佳合蒙（治则）：漳射挡象（散寒止痛）。

欧夺息佳、冈偶（用方、方解）：

珍莎（花椒）4g，佳欧芜（党参）12g，莴嘎勒（蜘蛛香）15g，桂枝（与中药同名）10g，凯（干姜）10g，佳保耶（石菖蒲）12g，水煎服。

珍莎，性热，味麻、辣，属热药，入冷经，温中散寒，燥湿；佳欧芜，性热，味甘，属热药，入冷经，补中益气，健脾；莴嘎勒，性热，味麻、辣，属热药，入冷经，理气止痛；桂枝，味辛、甘，属热药，入冷经，辛温利湿；凯，性热，味辛、辣，属热药，入冷经，温中散寒，化湿；佳保耶，性热，味麻、辣，属热药，入冷经，开窍，健胃。

【预防调护】

1. 腹痛预防与调摄的关键是节饮食，适寒温，调情志。

2. 寒痛者要注意保温，虚痛者宜进食易消化食物，热痛者忌食肥甘厚腻和辛辣之品，食积者注意节制饮食，气滞者要保持心情舒畅。

3. 调饮食，戒烟酒，以富营养、易于消化、不伤脾胃为原则。

4. 慎起居，适劳逸。生活起居要有规律，做到动静结合，劳逸适度。

【按语】

苗医认为，本病的发病原因众多，临证分上腹痛和下腹痛，但二者有诸多相似症状，尤其需要认真鉴别。本病可由冷、热经受损，或者由毒邪内侵、饮食不洁所致，治疗总以解毒、止痛为主。

附：

久嘎刚蒙 *Jox ghab ghangb mongb*（肚肠疼痛）

久嘎刚蒙（*Jox ghab ghangb mongb*）是指以肠道及小腹疼痛为主要临床证候的一类病证，相当于中医肠痈。本症分早期肠痈、晚期肠痈。

本病多因饮食不洁，或水湿热毒内侵，伤气伤水，导致水气失调所致。由于感邪程度不同，可产生各种症状。如水气郁结于肠，则伴见腹泻、腹胀、肠鸣；水毒、热毒以及不洁食物下迫，则伴见腹泻。

【病证分类辨治】

1. 早期肠痈

蒙里夺（病证表现）：腹痛，轻轻触摸疼痛加重，腹部皮肤拘急，腰不能直立，右下腹疼痛处可触及包块，发热恶寒，恶心，呕吐，不喜饮食，尿黄，大便干结。

兴冷（属经）：属热经热病。

佳合蒙（治则）：旭嘎凯沓痂（清热解毒），泱疴挡蒙（消炎止痛）。

欧夺息佳、冈偶（用方、方解）：

榜佳腔（金银花）20g，嘎炯令豆得（水冬瓜根）15g，莴灰秋（土大黄）20g，莴灰卡娜（紫花地丁）50g，莴乃略芭（一枝黄花）30g，水煎服。

榜佳腔，性凉，味甘、微涩，属凉药，入热经，清热解毒；嘎炯令豆得，性热，味辛、微苦，属热药，入冷经、半边经，活血化瘀；莴灰秋，性冷，味苦、涩，属冷药，入热经，清热解毒，凉血祛瘀；莴灰卡娜，性冷，味微苦，属冷药，入热经，清热解毒；莴乃略芭，性冷，味苦，属冷药，入热经，有小毒，疏风清热。

2. 晚期肠痈

蒙里夺（病证表现）：腹痛剧烈，消瘦，面色苍白，少气懒言，右下腹隆起。

兴冷（属经）：属冷经冷病。

佳合蒙（治则）：替笨墟瘕（行气排毒），维角烊丢象（活血化瘀）。

欧夺息佳、冈偶（用方、方解）：

嘎炯芒桑（棉花根）30g，佳欧芜（党参）30g，播整路（皂角刺）15g，莴灰莴菲（蒲公英）50g，佳美勒（败酱草）50g，水煎服。

嘎炯芒桑，性热，味甘，属热药，入冷经，通经止痛；佳欧芜，性热，味甘，属热药，入冷经，补中益气，健脾；播整路，性热，味辛，属热药，入冷经，活血消肿；莴灰莴菲，性冷，味苦，属冷药，入热经，止痛散结；佳美勒，性冷，味苦、涩，属冷药，入热经，清热解毒。

【预防调护】

1. 合理饮食，少食辛辣肥甘厚味，适寒温，调情志。

2. 治疗期间，宜进食易消化食物，忌酒，保持心情舒畅。

3. 慎起居，适劳逸。生活起居要有规律，做到动静结合，劳逸适度。

第五节　扎嘎
Zal ghad（泄泻）

【概述】

苗医称泄泻为扎嘎（*Zal ghad*）。扎嘎是由饮食不节，或受外来水毒、热毒伤水伤气，导致气水失调的疾病，以大便性状呈水样、次数较多平时增多为主要临床表现。

中医泄泻，临床上以排便次数增多，粪质稀溏或完谷不化，甚至泄出如水样为主要表现的病证。其中大便溏薄而势缓者称为泄，大便溏稀如水而势急者称为泻。

西医中凡属消化器官发生功能或器质性病变导致的腹泻，如急性肠炎、炎症性肠病、肠易激综合征、吸收不良综合征、肠道肿瘤、肠结核等，或其他脏器病变影响消化吸收功能以泄泻为主症者，均可参照本病辨治。

【呼候疾鹏·苗医症疾】

扎嘎为小症，分为热经腹泻和冷经腹泻两个小疾。

【爱讲夺·成因】

本病的病因比较复杂，与感受外邪、饮食所伤、情志不调、禀赋不足及久病脏腑虚弱等有密切关系。

【梗夺蒙·病由】

本病主要由于内外毒邪侵犯人体，损伤惠气，伤及肚架，导致气血水失调而发病。如水气郁结于肠，则产生腹泻、腹胀、肠鸣；水毒、热毒以及不洁食物下迫，则产生腹泻。气结于肠，则想解大便又解不出，腹痛。水毒、湿毒及污秽之物引起大便稀薄。重者可如水样，或大便中夹有黏液、脓血。若秽浊热毒伤及人体气、血、水，水热互结，郁积肠中，化热伤气伤血则便下脓血。

【诊查要点】

1.诊断依据

（1）以大便粪质稀溏、次数增多为主要诊断依据，或完谷不化，或粪如水样，大便次数增多，每日三五次甚至十数次。

（2）常兼有腹胀、腹痛、肠鸣、纳呆。

（3）起病或急或缓。暴泻者多有暴饮暴食或误食不洁之物的病史。

2.相关检查

便常规检查血细胞数及病原体，慢性泄泻可予结肠内窥镜、小肠镜检查。

【鉴别诊断】

修嘎修董象 *Xud ghad xud dongf hxangt*（痢疾）

两者均为大便次数增多、粪质稀溏的病证。泄泻以大便次数增加，粪质稀溏，甚则如水样，或完谷不化为主症，大便不带脓血，无里急后重，或无腹痛。而痢疾以腹痛、里急后重、便下赤白脓血为特征。

【病证分类辨治】

1. 热经腹泻

蒙里夺（病证表现）：泻下清稀，肠鸣，腹痛，腹胀少食，大便腥臭，肛门灼热，腹痛欲解，便后腹痛大减，心烦，口渴喜冷，尿少色黄。

兴冷（属经）：属热经热病。

佳合蒙（治则）：旭嘎凯滁内（清热利湿），苣敛扎嘎（收敛止泻）。

欧夺息佳、冈偶（用方、方解）：

莴米仰（马齿苋）15g，嘎炯菲（葛根）50g，莴哈收（委陵菜）10g，白芍（与中药同名）12g，水煎服。

莴米仰，性冷，味酸、微苦、涩，属冷药，入热经，清热利湿，凉血解毒；嘎炯菲，性冷，味甘，属冷药，入热经，生津止渴；莴哈收，性冷，味苦，属冷药，入热经，清热解毒，凉血止血；白芍，性冷，味苦、酸，属冷药，入热经，养血柔肝，止痢止痛。

2. 冷经腹泻

蒙里夺（病证表现）：大便溏稀，腹泻反复，饮食减少，食后胸闷，稍过食油荤食物，大便次数增多，面色萎黄，肠鸣即泻，泻后则安，腰部胃寒喜热，下肢觉冷，或久泻不止。

兴冷（属经）：属冷经冷病。

佳合蒙（治则）：布笨挡扎（补益止泻）。

欧夺息佳、冈偶（用方、方解）：

骚羊古（防风）20g，阿梅棍（苦荞头）20g，白芍（与中药同名）15g，珍访象（山楂）15g，嘎腔赶芒（麦芽）15g，水煎服。

骚羊古，性微温，味辛、甘、辣，属热药，入冷经，温中散寒，行气止痛，祛风解毒；阿梅棍，性冷，味酸、苦，属冷药，入热经，理气止痛，收敛止泻；白芍，性冷，味苦、酸，属冷药，入热经，养血柔肝，止痢止痛；珍访象，性热，味甘、微酸，属热药，入冷经，行气散瘀；嘎腔赶芒，性热，味甘，属热药，入冷经，健脾和胃，行气消食。

【预防调护】

1.起居有常，注意调畅情志，慎防风寒湿邪侵袭。

2.饮食有节，宜清淡、富营养、易消化食物为主。

【按语】

苗医认为，气、血、水三者的关系在本病的发生发展中有重要的影响，与先天禀赋不足和邪毒内侵关系密切。临证需与痢疾鉴别。本病病因复杂，治疗总以收敛止泻、利湿止痛为主。

第六节　修嘎修董象
Xud ghad xud dongf hxangt（痢疾）

【概述】

苗医称痢疾为修嘎修董象（*Xud ghad xud dongf hxangt*）或扎嘎赊，是指以大便次数增多、腹痛、便下白色黏液或便中带血为主要症状的一类病证。本病因饮食不洁，或不注重个人卫生，感染水湿热毒所致。

中医痢疾是指因外感时行疫毒或内伤饮食致邪蕴肠腑，气血壅滞，传导失司，以腹痛、腹泻、里急后重、痢下赤白黏冻为主要临床表现，具有传染性的肠道疾病，为夏秋季常见病。

西医中的细菌性痢疾、阿米巴痢疾、溃疡性结肠炎、放射性结肠炎、细菌性食物中毒等出现类似本节所述症状者，均可参照本病辨治。

【呼候疾鹏·苗医症疾】

修嘎修董象为小症，分为热经红白痢、热经毒痢、冷经下痢三个小疾。

【爱讲夺·成因】

修嘎修董象的成因有外感时邪疫毒和饮食不洁两方面。与个人禀赋无明显关系。

【梗夺蒙·病由】

水湿热毒及污秽之物，进入人体后，内外合邪，首先伤血伤水，造成血水失调，出现腹痛，大便次数增多，大便先干后稀，便中夹有白色黏液或血液。暴痢起病急骤，病情凶险，先见高热神疲，随后即有腹痛、腹泻，多见于夏秋季节；久痢起病缓，病情多迁延，四季均可见。

【诊查要点】

1. 诊断依据

（1）多有饮食不洁病史。

（2）以腹痛，里急后重，大便次数增多，痢下赤白脓血便为主症。

（3）暴痢起病突然，病程短，可伴恶寒、发热等；久痢起病缓慢，反复发作，迁延不愈；疫毒痢情严重而病势凶险，以儿童为多见，起病急骤，在腹痛、腹泻尚未出现时，就有高热神疲，四肢厥冷，面色青灰，呼吸浅表，神昏惊厥。

2. 相关检查

做血常规、便常规检查，必要时行钡灌肠造影、结肠镜检查。

【鉴别诊断】

扎嘎 Zal ghad（泄泻）

两者均多发于夏秋季节，病变部位在胃肠，临床表现均为大便次数增多、粪质稀溏。泄泻以大便次数增加，粪质稀溏，甚则如水样，或完谷不化为主症；而痢疾以腹痛、里急后重、便下赤白脓血为主要特征。

【病证分类辨治】

1. 热经红白痢

蒙里夺（病证表现）：发热恶寒或不发热，腹痛，里急后重，大便带脓带血、腥臭，肛门热痛，全身不适，腹胀，大便次数不多，尿黄。

兴冷（属经）：属热经热病。

佳合蒙（治则）：旭嘎凯滁内（清热利湿），挡痢挡渣（止痢止泻）。

欧夺息佳、冈偶（用方、方解）：

豆嘎里访（黄柏）12g，白芍（与中药同名）10g，榜拉梯（地枇杷）15g，芮哈收（委陵菜）12g，佳莴姣米（藿香）10g，水煎服。

豆嘎里访，性冷，味苦，属冷药，入热经，清热解毒，泻火燥湿；白芍，性冷，味苦，属冷药，入热经，养血柔肝；榜拉梯，性冷，味苦，属冷药，入热经，清热利湿；莴哈收，性冷，味苦，属冷药，入热经，清热解毒，凉血止痢；佳莴姣米，性热，味辣，属热药，入冷经，温中化湿。

2. 热经毒痢

蒙里夺（病证表现）：起病急骤，发热，口渴，头痛，烦躁，恶心，呕吐，泻痢脓血，排便次数无度，腹部剧痛，重者昏迷，抽筋，四肢冷。

兴冷（属经）：属热经热病。

佳合蒙（治则）：旭嘎凯沓痂（清热解毒），挡痢挡渣（止痢止泻）。

欧夺息佳、冈偶（用方、方解）：

莴朗纺兴（黄毛耳草）15g，莴哈收（委陵菜）15g，莴米仰（马齿苋）15g，白芍（与中药同名）10g，豆比吼哈羌（三颗针）10g，水煎服。

莴朗纺兴，性冷，味苦、酸、涩，属冷药，入热经，清热利湿解毒；莴哈收，性冷，味苦，属冷药，入热经，清热解毒，凉血止痢；莴米仰，性冷，味酸、微苦、涩，属冷药，入热经，止痢，助消化；白芍，性冷，味苦，属冷药，入热经，养血柔肝；豆比吼哈羌，性冷，味苦，属冷药，入热经，清热燥湿，泻火解毒。

3、冷经下痢

蒙里夺（病证表现）：泻下日久，时作时止，腹部隐痛，日久不愈，喜温，大便溏稀伴见脓血，无臭味，形寒肢冷，纳差，腰腹酸软，常因受凉、劳累、饮食不洁而诱发，肛门坠胀，便后更甚。

兴冷（属经）：属冷经冷病。

佳合蒙（治则）：沆笨素迄（行气和胃），苣敛挡痢（收敛止痢）。

欧夺息佳、冈偶（用方、方解）：

佳欧芜（党参）20g，阿龚豆榴（石榴皮）15g，潘豆芍（十大功劳）15g，骚羊古（防风）15g，水煎服。

佳欧芜，性热，味甘，属热药，入冷经，补中益气，健脾和胃；阿龚豆榴，性热，味苦、涩，属热药，入冷经，收敛止痢；潘豆芍，性冷，味苦，属冷药，入热经，泻火解毒，养阴；骚羊古，性微温，味辛、甘，属热药，入冷经，温中散寒，行气止痛，祛风解毒。诸药合用，补中益气，收敛止痢。

【预防调护】

1. 对于具有传染性的细菌性痢疾及阿米巴痢疾，应采取积极有效的预防措施，以控制疾病的传播和流行。在痢疾流行季节，可适当食用生蒜瓣，每次 1 ~ 3 瓣；亦可用马齿苋适量煎汤饮用，对防止感染有一定作用。

2. 痢疾患者，须适当禁食，待病情稳定后，以清淡饮食为主。

【按语】

苗医认为本病与毒邪内侵、饮食不洁关系密切，尤其是夏秋季节，因水湿热毒外犯，加之个人卫生习惯欠佳，极易内外合邪而发病。因此本病的预防十分重要，临床需与泄泻鉴别，治疗上总以解毒止痢为主。

第七节　修嘎阿洛
Xud ghad ax lol（便秘）

【概述】

苗医称便秘为修嘎阿洛（*Xud ghad ax lol*）或科沃洛。修嘎阿洛是由于年老体弱，病后失调，饮食不节，情志失调，用药不当及感受外邪等导致大肠传导功能降低，大便蓄积，排便周期延长或虽有便意，但无力排便的一类病证。

中医便秘是指由于大肠传导功能失常，粪便在肠内滞留过久，秘结不通，大便排出困难，排便时间或排便间隔延长，或粪质不硬，虽有便意，但便而不畅的病证。

西医中的功能性便秘，肠易激综合征、肠炎恢复期肠蠕动减弱引起的便秘，直肠及肛门疾患引起的便秘，药物性便秘，内分泌及代谢性疾病的便秘，以及肌力减退所致的排便困难等，均可参照本病辨治。

【呼候疾鹏·苗医症疾】

修嘎阿洛为小症，分为热经便秘及冷经气血两亏便秘两个小疾。

【爱讲夺·成因】

苗医认为过食酒肉辛辣之物，热毒内犯，病后失调，情志异常，禀赋异常，用药不当，平素饮水过少或久坐少动等均是导致修嘎阿洛发生的因素。

【梗夺蒙·病由】

本病由素体阳盛，饮食失调；或热病之后，余热留恋，缺乏水气；或用药不当，药毒伤气伤水；或久坐少动，情志不畅，致气机不利，腑气郁滞，大肠传导功能降低，大便蓄积，无力将其排出导致。

【诊查要点】

1. 诊断依据

（1）排便次数减少（每周排便＜3次），粪便干硬难下，或粪质不干但排便困难。

（2）或排便费力，或有排便不尽感，或排便时需用手法协助。

（3）常伴腹胀、腹痛、口臭、食欲不振及神疲乏力、头晕目眩等症。

（4）本病常有饮食不节、情志内伤、劳倦过度、用药不当等病史。

2. 相关检查

做便常规、大便潜血实验和直肠指检等常规检查，必要时行结肠镜检查。

【鉴别诊断】

久嘎岗蒙 *Jox ghab ghangb mongb*（早期肠痛）

两者皆有腹痛，可在右下腹触及包块。苗医认为两者均可由感受外邪，饮食失调，气机郁滞等所致，且多为慢性久病。久嘎岗蒙多表现为腹部胀痛，走窜腹中，痛引两胁，灼热口渴，厌食，嗳气，吐酸；而修嘎阿洛表现为腹部胀满，大便干结，可有矢气和肠鸣音，或有恶心欲吐，食纳减少。

【病证分类辨治】

1. 热经便秘

蒙里夺（病证表现）：有便意，但排出不尽，或大便坚硬，排出困难，可伴有头昏头痛，腹中胀痛，肚腹胀闷，食欲减退，睡眠欠佳，口干舌燥，喜怒。

兴冷（属经）：属热经热病。

佳合蒙（治则）：旭嘎凯（清热），替笨（理气），赊嘎（通便）。

欧夺息佳、冈偶（用方、方解）：

窝达尚（鸢尾）3g，姜加莪董（麦冬）10g，基加欧确（天冬）10g，珍桐（桃仁）15g，水煎服。

窝达尚，性冷，味苦，属冷药，入热经，消积泄热；姜加莪基董，性热，味甘，属热药，入冷经，滋阴生津，清心除烦，滋阴润肺；基加欧确，性热，味甘、微苦，属热药，入冷经，滋阴清热，润燥生津；珍桐，性冷，味苦，属冷药，入热经，补肾益精，解毒活血，润肠通便。

2．冷经气血两亏便秘

蒙里夯（病证表现）：大便干结或不干结，头昏眼花，心慌气短，健忘，虽有便意，但排便困难，小便清长，肢冷，喜热恶冷，便后疲乏或肛门坠胀感。

兴冷（属经）：属冷经冷病。

佳合蒙（治则）：替笨荷桐（补气温中），赊嘎（通便）。

欧夺息佳、冈偶（用方、方解）：

董岗哇（蜂蜜）30g，两岗嘎（麻油）15g，鸡给（鸡蛋）1个，冲蛋内服。

董岗哇，性热，味甘，属热药，入冷经，调补脾胃，缓解止痛，润肠通便解毒；两岗嘎，性热，味咸，属热药，入冷经，滑肠；鸡给，性热，味咸，属热药，入冷经，润肠。

【预防调护】

1.注意饮食的调理，合理膳食，以清淡为主，多吃粗粮等高纤维的食物，勿过食辛辣厚味或饮酒无度。

2.嘱患者每早按时蹲厕，养成定时大便的习惯。

3.保持心情舒畅，加强身体锻炼，特别是腹肌的锻炼，有利于胃肠功能的改善。

4.可采用食饵疗法，如取黑芝麻、胡桃肉等份，研细，稍加白蜜冲服，对阴血不足之便秘有疗效。

5.外治法可采用灌肠法。

【按语】

苗医认为，气是看不见的"幽灵"，水（沃）是组成人体的重要物质之一。在生理方面，气与水相互对立、相互依存又相互转化。水在气的推动下，输布人体各组织器官，发挥滋润、营养等生理功能。苗医有真水、废水之分，存在于体内的水如血液、胆汁、胃液等称之为真水；排出体外之水如大小便、汗水，称废水。本病由多种原因导致气机阻滞、缺乏水分，大肠传导功能下降所致。

第八节　俗象
Hxud hxangd（反胃）

【概述】

苗医称反胃为俗象（*Hxud hxangd*）。俗象是由于饮食入胃，宿谷不化，上腹胀满，进食超过 4 小时以上不能消化，由胃反出的疾病。

中医反胃，是指食后脘腹胀闷，宿食不化，朝食暮吐，暮食朝吐的一种病证。

西医中的单纯性膈肌痉挛，其他疾病如胃肠神经官能症、胃炎、胃扩张，以及腹腔手术后引起的膈肌痉挛均可参照本病辨治。

【呼候疾鹏·苗医症疾】

俗象是小症，分为热经俗象及冷经俗象两个小疾。

【爱讲夺·成因】

苗医认为，饮食不节、过食酒肉、忧虑过多、房事不节、邪毒侵入，损伤肚架，脾胃运化功能失常，无力消化食物，食积反胃而发病。

【梗夺蒙·病由】

本病由多种原因造成肠胃虚弱，消化功能下降，食谷不化而反胃。五谷虽养人，若饮食不节或不洁，过食生冷，或食肉过多，饮酒或过食辛辣之品，过度忧虑及劳累等损伤胃肠气血，胃气受损、运化乏力，食积胃腑，胃气上逆，食随气出而发病。

【诊查要点】

1. 诊断依据

以脘腹痞满，朝食暮吐，暮食朝吐，吐出宿谷不化为主要表现。

2. 相关检查

胃肠钡灌肠造影及内窥镜检查等协助诊断。

【鉴别诊断】

艾洛哦 *Ait ngol vod*（呕吐）

两者皆有食入而吐的症状。艾洛哦多系邪气干扰，胃虚失和所致，主要表现为食入即吐，或不食亦吐，或时吐时止，并无规律，但多吐出当日之食。俗象多因邪毒内侵，损伤脾胃功能，消化乏力，食积反胃所致，主要表现为食尚能入，经久复出，朝食暮吐，暮食朝吐。

【病证分类辨治】

1. 冷经俗象

蒙里夺（病证表现）：进食4个小时以上，从口中吐出未消化的食物或清水，吐完之后感到缓解舒适，面色苍白，疲倦无力，手脚冷，头晕，耳鸣，大便稀少。

兴冷（属经）：属冷经冷病。

佳合蒙（治则）：洗侬烊阶咕（消食化积），荷迄漳射（温胃散寒），麦靓麦韦芍恰迄（健脾补中）。

欧夺息佳、冈偶（用方、方解）：

珍姜（木姜子）10g，珍豆蟒（路路通）15g，豆写棒（厚朴）10g，骚羊古（防风）15g，莴里略坝（小远志）10g，堕打（竹茹）12g，水煎服。

珍姜，性热，味辛、微辣，属热药，入冷经，祛冷温胃，顺气止痛，祛湿健胃；珍豆蟒，性冷，味苦，属冷药，入热经，祛风散寒，理气通络，止痛散结；豆写棒，性冷，味苦、微辛，属冷药，入热经，行气燥湿，消积除满，下气；骚羊古，性冷，味麻、辣，属冷药，入热经，温中散寒，行气止痛，祛风解毒；莴里略坝，性冷，味苦、辛，属冷药，入热经，宁心安神；堕打，性冷，味苦，属冷药，入热经，降气止呕。

2. 热经俗象

蒙里夺（病证表现）：上腹部时常胀痛，烦热，口渴，食后加重，头晕，心慌，吐白沫，进食不化从口吐出，或吐清水，也有吐血或吐褐色液体，甚则便血。

兴冷（属经）：属热经热病。

佳合蒙（治则）：洗侬阶汀（消食化滞），替笨素迄（理气和胃），挡琉仃网渟（养心安神）。

欧夺息佳、冈偶（用方、方解）：

岗馊蚱（土鳖虫）12g，窝芭象（糯米团）20g，佳欧芜（党参）20g，娜丽（山药）20g，水煎服。

岗馊蚱，性热，味咸，属热药，入冷经，有小毒，活血化瘀，通经止痛；窝芭象，性平，味淡，属两经药，健脾消食，清热利湿，补虚；佳欧芜，性热，味甘，属热药，入冷经，补中益气，健脾益肺，养血生津；娜丽，性热，味甘，属热药，入冷经，健脾养胃，清热解毒，理气止痛。

【预防调护】

1. 改善不良饮食习惯，戒烟酒，避免食用发霉的食物，加强营养，多食新鲜水果蔬菜。

2. 及时治疗食管、脾胃的慢性疾病。

3. 治疗期间嘱患者每餐进食后喝少量温水以冲淡食管内积存的食物和黏液。

4. 保持心情舒畅，适当锻炼身体。

【按语】

苗医认为除外界因素外，内在的病理变化（气、血、水）是导致疾病发生的关键。伤气必伤水，伤水也伤气，气推血走，血载气行，气、血、水相互关联，相融相存。本病由饮食不当、忧愁思虑、或房劳倦损伤脾肾，造成脾胃虚寒，不能腐熟水谷，饮食不化，停滞胃中，食积而反所致，且吐后伤气、伤水、伤血。治疗上以温补脾肾为主，兼以补气血。

第六章　比瓜叽薄（肾架）

比瓜叽薄（肾架）由腰子、输尿管、尿脬、尿杆等组成。腰子不仅对心、肝、肚、肺等架组功能有激发作用，还能管水、管气、管力、管性、管命。肾架其余各组织器官的功能主要是通尿。

第一节　董欧洼欧奴
Diongx eb wal · ed nul（淋证）

【概述】

苗医将尿路及尿道口红肿辣痛、小便时痛甚统称为董欧洼欧奴（*Diongx eb wal · ed nul*）或休洼凯纳，与泌尿系感染类似，但苗医所指范围很小，只限于下尿道，男女老幼皆可患病。

中医淋证，是指因饮食劳倦、湿热侵袭而致的以肾虚、膀胱湿热、气化失司为主要病机，以小便频急、淋沥不尽、尿道涩痛、小腹拘急、痛引腰腹为主要临床表现的一类病证。

西医的泌尿系感染、泌尿系结石、泌尿系肿瘤、乳糜尿等疾病临床表现为淋证时，可参考本节内容辨证论治。

【呼候疾鹏 · 苗医症疾】

董欧洼欧属小症，分热经尿路疼痛及冷经尿路疼痛。

【爱讲夺·成因】

苗医学认为平素体质虚弱，或劳累过度、久病，或饮食不洁，情志不畅，感受风寒水湿毒邪、个人卫生习惯不良等均可导致本病发生。

【梗夺蒙·病由】

本病内因在气、在水。风寒水湿之毒侵犯人体，导致膀胱湿热，气化失司，则小便频急，淋沥不尽，尿道涩痛；素体虚弱，加之劳倦久病，复感外邪，邪气伤正，以致气血两虚，湿浊留滞，瘀血阻滞尿道，则小腹坠胀，排尿时疼痛，疲倦乏力；或情志拂郁，肝失疏泄，气机郁滞，则少腹拘急胀痛；腰为肾之府，湿热蕴阻肾络，则痛引腰腹。

【诊查要点】

1. 诊断依据

（1）以小便频急，淋沥不尽，尿道涩痛，小腹拘急，痛引腰腹为主要临床特征。尚可有各种淋证的特征。

（2）病久或反复发作后，常伴有低热、腰痛、小腹坠胀、疲劳等症。

（3）多见于已婚女性，每因劳累过度、情志变化、感受外邪而诱发。

2. 相关检查

结合有关检查，如尿常规、尿细菌培养、腹部 X 线、肾盂造影、双肾及膀胱 B 超、膀胱镜等，可明确诊断。

【鉴别诊断】

欧袜及阿洛 *Eb wal ghei ax lol*（癃闭）

两者均有小便短涩量少，排尿困难等症状。欧袜及阿洛以排尿困难，点滴而出，甚则闭塞不通为特征。董欧洼欧奴以小便频急，淋沥不尽，尿道涩痛，小腹拘急，痛引腰腹为特征。但董欧洼欧奴排尿时疼痛，每日小便总量基本正常；而欧袜及阿洛排尿时不痛，每日小便总量远远低于正常，甚至无尿排出。欧袜及阿洛易复感湿热，常并发董欧洼欧奴；而董欧洼欧奴日久不愈，亦可发展为欧袜及阿洛。欧袜及阿洛较董欧洼欧奴更为严重，预后更差。

【病证分类辨治】

1. 热经尿路疼痛

蒙里夺（病证表现）：小便次数多，尿急，小便短少、色黄，尿道口疼痛，发热，恶寒，口苦，烦躁不安，腰酸，小肚胀痛。

兴冷（属经）：属热经热病。

佳合蒙（治则）：旭嘎凯滁内（清热利湿），泱疴挡蒙（消炎止痛）。

欧夺息佳、冈偶（用方、方解）：

榜瓦格（鸡冠花）15g，豆嘎里访（黄柏）10g，萬里料（石韦）15g，萬嘎里（旱莲草）10g，潘豆芳（十大功劳）15g，萬布罡溜（大蓟）10g，水煎服。

榜瓦格，性冷，味涩，属冷药，入热经，清热利湿，凉血止血；豆嘎里访，性冷，味苦，属冷药，入热经，清热燥湿，泻火解毒；萬里料，性冷，味苦、微甘，属冷药，入热经，利水通淋，清热解毒，凉血止血；萬嘎里，性凉，味酸、甘，属冷药，入热经，凉血益阴，清热解毒，凉血止血；潘豆芳，性冷，味苦，属冷药，入热经，泻火解毒，清热燥湿；萬布罡溜，性冷，味苦，属冷药，入热经，凉血止血，散瘀消肿，解毒。

2. 冷经尿路疼痛

蒙里夺（病证表现）：尿道疼痛，小便次数多，尿急，少气懒言，面色苍白，头昏，耳鸣，腰酸，腹胀，盗汗，不思饮食，四肢无力。

兴冷（属经）：属冷经冷病。

佳合蒙（治则）：汗吾汕布丢（滋肝补肾），沆笨挡蒙（行气止痛）。

欧夺息佳、冈偶（用方、方解）：

萬嘎勒（蜘蛛香）10g，珍布仰（金樱子）20g，积雪草（与中药同名）15g，凯欧（黄精）20g，水煎服。

萬嘎勒，性热，味麻、辣、辛，属热药，入冷经，理气止痛，祛风解毒，散寒除湿，活血消肿；珍布仰，性热，味甘、涩，属热药，入冷经，补肾缩尿，收敛止血；积雪草，性寒，味苦、微辛，属冷药，入热经，利尿清热利湿，解毒消肿，活血止痛，补虚；凯欧，性热，味甘，属热药，入冷经，补气养阴，健脾补肾。

【预防调护】

1.增强体质，劳逸结合，适寒温，畅情志，多饮水，勿憋尿，少食辛辣肥甘厚味之品。

2. 养成良好的个人卫生习惯，妇女注意妊娠期间及产后个人卫生防护。

3. 积极治疗消渴、痨瘵等疾患，避免不必要的泌尿道器械操作。

【按语】

苗医认为，董欧洼欧奴的发生与尿窟（亦称尿窍）即小便的出口密切相关。尿窟受脑架和肾架的调控，根据尿包（指膀胱）中尿量的多少决定排尿的时间，生灵能或肾精衰弱时会调控失常；当肾架火重或土、水两界的热毒内蕴时会出现尿黄、尿急、尿痛；另外，性交不洁、外毒感染也会造成董欧洼欧奴。

第二节 欧袜及阿洛
Eb wal ghei ax lol（癃闭）

【概述】

苗医将各种原因引起的排尿困难统称为欧袜及阿洛（*Eb wal ghei ax lol*），类似中医癃闭。

中医癃闭是指因肾和膀胱气化功能失司导致的以排尿困难，全日总尿量明显减少，小便点滴而出，甚则闭塞不通为临床特征的一种病证。其中以小便不利，点滴而短少，病势较缓者称为"癃"；小便闭塞，点滴不通，病势较急者称为"闭"。癃和闭虽有区别，但都指排尿困难，只是轻重程度不同，临床多合称为癃闭。

西医中的神经性尿闭、膀胱括约肌痉挛、尿路结石、尿路肿瘤、尿路损伤、尿道狭窄、老年人前列腺增生症、脊髓炎等出现的尿潴留及肾功能不全引起的少尿、无尿症，均可参照本病辨治。

【呼候疾鹏·苗医症疾】

欧袜及阿洛属小症，分热经癃闭及冷经癃闭两个小疾。

【爱讲夺·成因】

苗医学认为该病的病因复杂不清，与身体虚弱、长期接触水湿等密切相关有关。气和血是生命之本，同源而互根，故有"伤气必伤血，伤血也伤气"之说；血和水是看得见的物质，血中有水，水为血源，故苗医有"水生血，血带水，血水相融血无水则不能生，水无血则不养人"之说。气、血、水相互依存，相互影响，湿毒邪，内侵伤气伤血，损伤肾架，肾架管水管尿功能失常，均可导致本病发生。

【梗夺蒙·病由】

水湿寒毒侵入人体，长期不能解除，损伤肾架，肾架管水、管尿功能失常；或邪毒内侵，伤气伤血，血热受损，气运无力，气滞不通，小便排泄受阻，水液停留在身体各处，以腹部、下肢为甚，虽有尿意，但无尿可排；或年老体虚，不耐邪侵，水湿蕴结，阻塞尿路；或水湿蕴结化热，热伤血水，日久成石，尿石过多，阻塞尿路，无法排尿。本病发病以冷经为主，热经小便困难多为热毒蕴郁损伤尿路造成排尿困难。

【诊查要点】

1. 诊断依据

（1）起病急骤或逐渐加重，以小便不利、点滴不畅，甚至小便闭塞，点滴全无为主要临床特征，每日尿量明显减少。

（2）可见小腹部膨隆，或查膀胱无尿液，甚或伴有水肿、头晕、胸闷、喘促等症。

（3）多见于老年男性，或腹部手术后的患者，或患有水肿、淋证、消渴等病的患者。

2. 相关检查

癃闭首先应通过体格检查与膀胱 B 超判断是否尿潴留。有尿潴留者，行尿流动力学检查，以明确有否机械性尿路阻塞。

（1）有尿路阻塞者，通过肛指检查、前列腺 B 超、尿道及膀胱造影、前列腺癌特异性抗原等检查明确尿路阻塞的原因，如前列腺肥大、前列腺癌、尿道结石、尿道外伤性狭窄等。无尿路阻塞的尿潴留者考虑脊髓炎、神经性膀胱，可相应做神经系统检查。

（2）对无尿潴留的癃闭者应考虑肾衰竭，可进一步查血肌酐、尿素氮、血常规、尿常规、肝功能、肾功能、血钙、血磷、B 超、数字化 C 线（DR）、CTX 线摄片等，帮助鉴别急性或慢性肾衰竭。如属前者，还需查尿比重、尿渗透压、尿钠浓度、尿钠排泄分数、静脉肾盂造影等以鉴别肾前性肾衰竭、肾性肾衰竭或肾后性肾衰竭。慢性肾衰者还应进一步检查以明确慢性肾衰竭的病因。

【鉴别诊断】

董欧洼欧奴 *Diongx eb wal·ed nul*（淋证）

两者均有小便短涩量少，排尿困难等症状。董欧洼欧奴以小便频急、滴沥不尽、尿道涩痛、小腹拘急、痛引腰腹为特征，且排尿时疼痛，每日小便总量基本正常；而欧袜及阿洛以排尿困难、全日总尿量明显减少、点滴而出，甚则小便闭塞不通为特征，且排尿时不痛，每日小便总量远远低于正常，甚至无尿排出。欧袜及阿洛易复感湿热，常可并发董欧洼欧奴，而董欧洼欧奴日久不愈，亦可发展为欧袜及阿洛。

【病证分类辨治】

1. 热经癃闭

蒙里夯（病证表现）：排尿困难，小腹胀满，尿少尿热，疼痛，口渴不欲饮，大便干结，或小便点滴，烦躁不安，呼吸短促。

兴冷（属经）：属热经热病。

佳合蒙（治则）：旭嘎凯沓痂（清热解毒），达洼居（通利小便）。

欧夯息佳、冈偶（用方、方解）：

莴里料（石韦）18g，莴里八降（车前草）20g，潘豆芗（十大功劳）15g，莴旱嘎玛（凤尾草）15g，水煎服。

莴里料，性冷，味苦、微甘，属冷药，入热经，利水通淋，清热解毒，凉血止血；莴里八降，性冷，味苦、涩，属冷药，入热经，清热利尿，凉血解毒；潘豆芗，性冷，味苦，属冷药，入热经，泻火解毒，清热燥湿；莴旱嘎玛，性冷，味苦，属冷药，入热经，凉血止血，清热利湿。

2. 冷经癃闭

蒙里夯（病证表现）：小便点点滴滴、淋沥不爽，无力排尿，面色苍白，腰膝酸软，恶寒，烦躁，不思饮食，口不渴，不欲饮。

兴冷（属经）：属冷经冷病。

佳合蒙（治则）：荷桐漳射（温中散寒），布丢（补肾），达洼居（通利小便）。

欧夯息佳、冈偶（用方、方解）：

佳俄浠（淫羊藿）20g，莴强牛（续断）20g，凯欧（黄精）15g，酒桑咯咯列里（牛膝）15g，水煎服。

佳俄浠，性热，味辣、甘，属热药，入冷经、快经、半边经，补肾；莴强牛，性热，味甘，属热药，入冷经，补肝肾；凯欧，性热，味甘，属热药，入冷经，补气养阴，健脾补肾；酒桑咯咯列里，性冷，味酸、苦，属冷药，入热经，利尿除湿，活血化瘀，清热解毒。

【预防调护】

1. 锻炼身体，增强抵抗力，起居生活要有规律，避免久坐、久动。

2. 保持心情舒畅，消除紧张情绪，切忌忧思恼怒。

3. 消除外邪入侵和湿热内生的相关因素，如过食肥甘、辛辣之品，酗酒，或憋尿，纵欲过度等。

4. 积极治疗淋证、水肿、尿路肿块、结石等疾患。

5. 尿潴留需进行导尿患者，必须严格执行规范操作。保留导尿管患者，应经常保持会阴部卫生，鼓励患者多饮水，保证患者每日尿量在 2500mL 以上，且宜每 4 小时开放一次。当患者能自动解出小便时，尽快拔除导尿管。

【按语】

苗医认为气、血、水是构成人体最重要的物质基础。其中水是生命之源，是人体必不可少的基础物质，也是人体的重要组成部分。人体"四水"（原水、汁水、精水和废水）的摄入、运化、升华和排泄，维持了人体吐故纳新的正常代谢和生理功能。肾架损伤，水之为病，尿路不畅而致董欧洼欧奴。

第三节　各输让戳柔
Niangb yib（尿石症）

【概述】

苗医称尿石症为各输让戳柔（*Niangb yib*）。各输让戳柔是指各种原因引起的尿流中断，表现为尿频，尿急，尿痛且痛可牵扯下腹、膀胱、外生殖器、大腿内侧等。

中医尿石症是由外感湿热、饮食不节、情志失调、过度劳累、房事不节引起的疾病，表现为尿流中断、尿中砂石、小便频数、淋沥涩痛或排尿突然中断，尿道窘迫疼痛等症。

西医尿石症是泌尿系统常见病之一，是人体异常矿化的一种表现。其中上尿路结石（肾、输尿管结石）和下尿路结石（膀胱、尿道结石）均可参照本病辨治。

【呼候疾鹏·苗医症疾】

各输让戳柔为小症，分热经尿石症和冷经尿石症两个小疾。

【爱讲夺·成因】

苗医认为，外感湿热邪毒、饮食不节、情志失调、过度劳累、房事不节等均能引起本病。先天禀赋不足，肾气亏虚，体内石性物质排泄不畅，日久形成砂石；肾内结构畸变，或因梗阻、异物及炎肿等因素，使肾盂内尿液析出结晶并沉积，日久而成砂石，砂石下行，滞留于肾、输尿管、膀胱等则成各输让戳柔。

【梗夺蒙·病由】

苗医认为，先天体质弱，水湿、湿热邪毒侵入人体，长期不能解除，湿热蕴结下焦，煎熬尿液，结为砂石。砂石小者随尿排出；大者阻滞气机或损伤血络，滞留于上则腰腹绞痛，阻滞于下则小便艰涩甚至尿流中断、尿道窘迫疼痛。本病发病以热经、冷经两经为主。热经尿石症多为热毒所致，热毒蕴郁，煎熬尿液致病；冷经尿石症多为肾气不足所致，气虚无力运行尿液，形成各输让戳柔。

【诊查要点】

1. 诊断依据

（1）起病急骤或逐渐加重，最典型的症状是尿流中断，多数有尿急、尿频、尿终末疼痛或血尿。常发侧腰剧烈疼痛，痛可牵掣下腹、膀胱、外生殖器、大腿内侧等处，一般历时数分钟至数十分钟，长者可达数小时。

（2）常伴有腰痛、呕吐，或有血尿、脓尿、发热等。

（3）疼痛、血尿多在剧烈活动时突然出现，轻微的血尿仅在显微镜下可发现。

（4）本病常见 20～40 岁，男性多于女性，偶有小便排出砂石病史。

2. 相关检查

镜下血尿、X 线、B 超和 CT 等常规检查可协助诊断。

【鉴别诊断】

董欧洼欧奴 *Diongx eb wal·ed nul*（淋证）

两者均有小便短涩量少，排尿困难等症状。董欧洼欧奴以小便频急、滴沥不尽，尿道涩痛，小腹拘急，排尿时疼痛、痛引腰腹，每日小便总量基本正常为特征。而各输让戳柔表现为尿流中断，尿中夹砂石，小便艰涩；或突发一侧腰腹绞痛难忍，痛可牵掣下腹、膀胱、外生殖器、大腿内侧，尿中带血，尿道窘迫疼痛，少腹拘急。

【病证分类辨治】

1. 热经尿石症

蒙里夺（病证表现）：尿中夹砂石，小便艰涩；或突发一侧腰腹绞痛难忍，尿中带血；或排尿突然中断，尿道窘迫疼痛，少腹拘急。

兴冷（属经）：属热经热病。

佳合蒙（治则）：沉笨挡蒙（行气止痛），墟依通诘（排石通淋）。

欧夺息佳、冈偶（用方、方解）：

佳董罢（八月瓜）30g，车珠刨根（川谷根）60g，蛇泡草（蛇莓）20g，水煎服。

佳董罢，性冷，味苦、微甘，属冷药，入热经，凉血通淋；车珠刨根，性冷，味甘，属冷药，入热经，清热通淋；蛇泡草，性冷，味甘，属冷药，入热经，凉血解毒。

2. 冷经尿石症

蒙里夺（病证表现）：尿中夹砂石，小便艰涩，小便点点滴滴、淋漓不爽，面色苍白，冷汗，或恶心呕吐，少气乏力，腰膝酸软。

兴冷（属经）：属冷经冷病。

佳合蒙（治则）：荷桐漳射（温中散寒），布丢（补肾），达洼居（通利小便）。

欧夺息佳、冈偶（用方、方解）：

佳俄浠（淫羊藿）20g，芮强牛（续断）20g，凯欧（黄精）15g，珍布仰（金樱子）20g，水煎服。

佳俄浠，性热，味辣、甘，属热药，入冷经、快经、半边经，补肾；芮强牛，性热，味甘，属热药，入冷经，补肝肾；凯欧，性热，味甘，属热药，入冷经，补气养阴，健脾补肾；珍布仰，性热，味甘、涩，属热药，入冷经，补肾生津，收敛止血。

【预防调护】

1.锻炼身体，增强抵抗力，起居有节规律，避免久劳、久坐。

2.每天饮水量宜 2000～3000mL，且饮水宜分多次。

3.调节饮食，避免湿热内生的有关因素，如过食肥甘、辛辣之品，酗酒，或憋尿，纵欲过度等。

4.积极治疗淋证、水肿、尿路肿块、尿路感染等，解除尿路梗阻。

【按语】

苗医认为，人处于天地之间，天地间的各种自然现象及季节的变化均与人类生存息息相关。一旦环境遭到破坏，人体就会受到影响，甚至产生各种疾病。"伤气必伤水，伤水也伤气"，肾气不足，无力推动尿液，湿热之邪煎熬尿液结为砂石，形成各输让戳柔。

第四节 必呱够啷哦比啷蒙
Diuf duf mangs（肾炎）

【概述】

苗医称肾炎为必呱够啷哦比啷蒙（*Diuf duf mangs*）。本病由体质虚弱，外感风寒水湿热毒引起，表现为水肿（以眼睑、颜面为甚）、血尿、少尿等症。

中医肾炎是指由于感受外邪、饮食失调或劳倦过度，肺失宣降，脾失健运，肾失开合，膀胱气化失常，导致体内水液潴留，泛滥肌肤，以头面、眼睑、四肢、腹背甚至全身浮肿，腰痛为临床特征的一类病证。

西医中的肾炎，包括肾小球肾炎、间质性肾炎、乙型肝炎病毒相关性肾炎、特发性急性肾小管间质性肾炎，是由免疫介导、炎症介质参与，导致肾固有组织发生炎性改变，引起不同程度肾功能减退的一组肾脏疾病。临床以水肿，肉眼血尿，尿少甚至无尿，高血压，乏力，腰痛为主要表现。

【呼候疾鹏·苗医症疾】

本病属大症，分为冷经气虚肾炎、热经风热肾炎和热经湿热肾炎三个大疾。

【爱讲夺·成因】

苗医认为，本病为交环上亏下亢症。多种原因引起上交环亏虚，下交环为满足全身对物质的需求，发生虚亢性兴奋，因此苗医认为体质虚弱是本病发生的关键，而外邪侵袭人体是发病的诱因。本疾病因复杂，其发生是内外因共同作用的结果。

【梗夺蒙·病由】

上交环亏损、下交环虚亢，表现为脏腑虚衰，肺、脾、肾功能失常，可见乏力。下交环虚亢不能弥补上交环的亏虚，反而使上交环更虚，形成恶性循环，主要体现在水液运行代谢方面：肾阳虚衰不能蒸化水液，故见水肿、少尿；水邪上逆，表现为肿势起于颜面部；肾阴不足，阴虚血热，迫血妄行，故见血尿。

【诊查要点】

1. 诊断依据

（1）出现以大量蛋白尿为主，伴有低蛋白血症、高脂血症、水肿等的一组症候群。

（2）随着病情的发展，肾炎患者可能出现肾功能障碍、贫血、电解质紊乱等情况。

（3）根据症状表现，结合化验指标、病史等，可以明确。

2. 相关检查

血常规、尿常规、肾功能、24 小时尿蛋白定量、血补体测定等检查明确诊断，必要时可做肾脏 B 超排除其他器质性疾病。

【鉴别诊断】

1. 普嘎秋 _Pub ghab qub_（水臌病）

必呱够啷哦比啷蒙与普嘎秋均可见到肢体水肿，腹部膨隆。必呱够啷哦比啷蒙的主要症状为水肿，尿少；普嘎秋多由肝病日久，肝脾肾功能失调，气滞、血瘀、水停腹中所致，表现为单腹胀大，皮色苍黄，腹壁青筋暴露，四肢多不肿，反见消瘦，后期可伴见轻度肢体浮肿。普洛普壁（水肿）乃肺脾肾三脏失调，水湿泛溢肌肤，头面或下肢先肿，继而肿及全身，腹壁无青筋暴露。

2. 董欧洼欧奴（淋证）

董欧洼欧奴和必呱够嘟哦比嘟蒙都会出现尿血，尿色红赤，甚至尿出纯血等症状。其鉴别的要点是有无尿痛。必呱够嘟哦比嘟蒙中尿血多无疼痛之感，其间虽有轻微的胀痛或热痛，但始终不若血淋的小便滴沥而疼痛难忍。

【病证分类辨治】

1. 冷经气虚肾炎

蒙里夺（病证表现）：面目浮肿，既则全身及四肢浮肿，身体沉重，无汗，恶风，怕冷，尿少，甚则无尿。

兴冷（属经）：属冷经冷病。

佳合蒙（治则）：布笨怡象（补气养血），洼沃泱安（利水消肿）。

欧夺息佳、冈偶（用方、方解）：

佳俄浠（淫羊藿）8g，嘎罢嗟姜（菟丝子）10g，窝比、窝收（黑丑、白丑）各10g，头郎（刀豆）8g，佳欧芫（党参）10g，水煎服。

佳俄浠，性热，味辣、甘，属热药，入冷经、快经、半边经，补肾；嘎罢嗟姜，性热，味甘，属热药，入冷经，补肾固涩；窝比、窝收，性冷，味苦、辛，有毒，入热经，利水通便，祛痰逐饮，排水毒；头郎，性热，味甘，属热药，入冷经，补肾纳气，温肾助阳；佳欧芫，性热，味甘，属热药，入冷经，补中益气，健脾。

2. 热经风热肾炎

蒙里夺（病证表现）：眼睑、颜面浮肿，来势迅速，发热，恶风，无汗，或有汗，头疼，咳喘气急，腰痛，尿少。

兴冷（属经）：属热经热病。

佳合蒙（治则）：迫喔劫沓飚（疏风解表），洼沃泱安（利水消肿）。

欧夺息佳、冈偶（用方、方解）：

榜佳腔（金银花）8g，莴壳欧（薄荷）5g，莴祖别芭（白花前胡）15g，接岗远（蝉蜕）5g，佳姜给（荆芥）5g，水煎服。

榜佳腔，性冷，味甘、微涩，属冷药，入热经，解表，凉血；莴壳欧，性热，味辣，属冷药，入热经，疏散风热；莴祖别芭，性冷，味苦、微辣，属冷药，入热经，散风清热；接岗远，性冷，味咸，入热经，宣散风热，解毒消肿；佳姜给，性热，味辣，属热药，入冷经、快经、半边经，祛风解表。

3. 热经湿热肾炎

蒙里夺（病证表现）：全身水肿，下肢皮肤光亮，腹部胀满，心烦，口渴，不思饮食，小便少，色黄，大便干。

兴冷（属经）：属热经热病。

佳合蒙（治则）：旭嘎凯滁内（清热利湿），达洼居（通利小便）。

欧夺息佳、冈偶（用方、方解）：

莴佳嘎强溜（萹蓄）6g，豆嘎里访（黄柏）6g，莴比赊幼（金钱草）8g，莴灰秋（土大黄）4g，水煎服。

莴佳嘎强溜，性冷，味苦，属热药，入热经、快经，清热利尿；豆嘎里访，性冷，味苦，属冷药，入热经，泻火燥湿；莴比赊幼，性冷，味苦、微辛，属冷药，入热经，清热解毒，利水活血，消肿；莴灰秋，性冷，味苦、涩，属冷药，入热经，清热解毒。

【预防调护】

1. 不应过食肥甘厚味和过度饮酒，避免湿热内生，做到起居有常，生活作息规律。

2. 注意避免劳累受凉，适当锻炼身体，增强正气。

3. 调畅情志，怡悦心情，防止精神紧张，是预防及调护肾炎的重要环节。

【按语】

苗医把病分为冷病、热病两大类，同时还根据疾病的不同表现分为冷经病、热经病、快经病、慢经病、半边经病，因此在治疗时要注重辨证分型，根据冷病、热病不同分类，采取不同的治法。苗医素有"无毒不生病"之说，认为毒是多种疾病形成的总因，因此将败毒、赶毒、表毒、攻毒作为治毒四法列于诸法之首。必呱够啷哦比啷蒙多因体质虚弱，外感风寒水湿热毒引起，治疗时应在扶正的基础上祛邪，合理运用治毒的方法。

第五节 莽那比瓜哟卡
Diuf mens bind（肾衰病）

【概述】

苗医称肾衰病为莽那比瓜哟卡（*Diuf mens bind*），根据症状还可将普洛普壁（水肿）及抓宾枪蒙（劳伤）归属于肾衰范畴。莽那比瓜哟卡可由多种原因引起，感受风邪，饮食内伤，劳伤过度，伤血、伤水、伤气；或先天禀赋不足，气虚、血虚，久病均可引起。病机关键为气、血、水失调。

肾衰病在中医古籍文献中无完全对应的病名及专门论述，根据其临床症状、疾病的发生发展，肾衰病代偿期和失代偿期的主要表现水肿、乏力等，归为"水肿"范畴；衰竭期和尿毒症期表现为少尿，或夜尿增多、恶心呕吐、神疲乏力等，属于"关格""癃闭""肾劳"等病范畴。

西医肾衰竭是指各种慢性肾脏疾病发展到后期引起肾功能部分或者全部丧失的一种病理状态，主要表现为肾小球滤过功能及肾小管浓缩功能不可逆的损害，以肾功能衰竭、尿毒潴留、水与电解质及酸碱失衡为主症，是多种慢性肾系疾病的终末阶段。

【呼候疾鹏·苗医症疾】

莽那比瓜哟卡为小症，分为热经肾衰、冷经肾衰两个小疾。

【爱讲夺·成因】

苗医认为，先天禀赋异常、劳累过度、饮食不调、房事不节、意外伤害均可导致疾病的发生发展，衰竭类疾病原因极为复杂，久之造成劳伤。苗医认为本病的病根在气、血、水，因气、血、水失调，长期不能恢复，气运无力，水液停聚，日久虚衰，形成本病。

【梗夺蒙·病由】

由于外感邪毒，或饮食失常，劳倦过度，久病，导致脏腑失养，功能失调，日久伤及肺脾肾等脏，则水液布散及代谢失常，出现水肿、尿少等症；先天禀赋不足，或病后体虚失养，或他脏之病迁延日久伤及肾脏，造成肾劳，出现气血亏虚证候。

【诊查要点】

1. 诊断依据

（1）有长期慢性病病史，或存在引起肾衰竭的其他致病因素，多见于大病、久病之后。

（2）有各种慢性肾脏病，并出现肾衰竭症状（如神疲乏力、头晕腰酸、食欲不振、恶心、呕吐、夜尿增多等症）。

（3）排除其他内科疾病引起的尿少或夜尿增多，乏力，恶心呕吐等。

2. 相关检查

血常规、尿常规、肾功能、肝功能、电解质检查等，必要时可行泌尿生殖系 X 线、尿路造影、同位素肾图、肾扫描检查等，对于病因诊断有帮助。

【鉴别诊断】

欧袜及阿洛 Eb wal ghei ax lol（小便困难）

两者均会出现排尿困难。莽那比瓜哟卡在病程进展过程中会出现少尿，多由肾衰竭引起，主要表现为尿量异常，每日排尿量减少；而欧袜及阿洛指各种原因引起的排尿困难，主要表现为小便不利，点滴不畅，并无尿量的异常。两者继续发展皆有可能出现癃闭症状。

【病证分类辨治】

1. 热经肾衰

蒙里夺（病证表现）：水肿首先发生于颜面、眼睑部，随后四肢及全身水肿，发热、畏寒、疼痛，下肢肿甚，小便量少。

兴冷（属经）：属热经热病。

佳合蒙（治则）：旭嘎凯洼欧完（清热利尿）。

欧夺息佳、冈偶（用方、方解）：

仰嘎姬（白茅根）20g，莴嘎里（旱莲草）10g，莴加嘎强确（萹蓄）15g，莴里八降（车前草）10g，莴迷沙幼（半边莲）10g，水煎服。

仰嘎姬，性寒，味甘，属冷药，入热经，清热利尿；莴嘎里，性凉，味酸、甘，属冷药，入热经，凉血益阴；莴加嘎强确、莴里八降，性冷，味甘，属冷药，入热经，清热解毒，利尿消肿；莴迷沙幼，性平，味辛，属冷药，入热经，清热解毒，利尿消肿。诸药合用，清热利尿消肿。

2. 冷经肾衰

蒙里夺（病证表现）：四肢发冷，水肿，面色苍白或黄，少气懒言，食少，夜尿增多，小便清长，大便溏稀。

兴冷（属经）：属冷经冷病。

佳合蒙（治则）：汗吾汕布丢（滋肝补肾），布笨怡象（补气养血）。

欧夺息佳、冈偶（用方、方解）：

佳俄浠（淫羊藿）15g，珍布仰（金樱子）10g，珍豆莴播（枸杞子）20g，莴有加溜（狗脊）20g，莴强牛（续断）15g，水煎服。

佳俄浠，性热，味辣、甘，属热药，入冷经、快经、半边经，补肾，强筋骨，祛风湿；珍布仰，性热，味甘、涩，属热药，入冷经，补肾固精；珍豆莴播，性微冷，味苦、淡，属冷药，入热经，清虚热，凉血；莴有加溜，性冷，味苦、微甘，属冷药，入热经，祛风除湿，止痛强筋；莴强牛，性热，味甘，属热药，入冷经，补肝肾，补骨。

【预防调护】

1. 严格控制饮食。由于肾功能受到破坏，毒素及废物无法正常的排出体外，因此饮食必须特别注意，避免造成身体负担。

2. 饮食上提供优质蛋白，低盐饮食，限制水的摄入，忌酒、咖啡、辣椒等刺激性食物。

3. 劳逸结合，调畅情志，应起居有时，避免过度劳累，节制房事。

【按语】

苗医认为气、血、水是构成人体的物质基础。气、血、水相互依存，相互影响，相互推动彼此的变化，故有"气血相互依存，气推血走，血带气行""水生血，血带水，血水相融，血无水不能生，水无血不养人"的理论。莽那比瓜哟卡由多种原因导致伤血、伤水、伤气，气、血、水失调，气运无力，水液停聚，日久虚衰，形成本病。因此在治疗时要注重调补气血，濡养脏腑，气血充足，则病邪自除。

第七章　究代叽薄（性架）

究代叽薄（性架），男女有别。男子有睾丸、输精管、阴茎、阴囊等，女子有卵巢、输卵管、子宫、阴道、外阴、乳房等。睾丸是生灵能作用于人体物质精华所化生新生灵之气（父气）的贮所，并能产生精虫。女性架由生灵能作用于人体物质精华所化生的母气所控制，以卵巢为发起点向外传动。下交环的功能与性架有密切关系，可把优异的物质养分按需要供应性架，为性架功能活动提供物质保证。本章第一节、第二节属男性架疾病，第三节至第十九节为女性架疾病。

第一节　落干过
Lolghad got（遗精）

【概述】

苗医称遗精为落干过（*Lolghad got*），临床分为两种，轻者为梦遗，重者为遗精。多因劳累过度伤及内脏，或焦虑过度伤及心神，或天分不足造成的精液自出。

中医遗精，多指因肾虚精关不固，或君火旺盛，湿热下注，扰动精室导致精液不因性生活而自行遗出的一种病证。

西医的遗精，是指在无性交活动状况下发生射精的现象，是进入青春期发育后男性常见的一种生理现象。但是若1周数次或1夜数次遗精，或因一时性冲动精液就流出，或已婚男子在正常性生活的情况下，仍然出现遗精，则为病理状态，属于性功能障碍的一种表现。

【呼候疾鹏·苗医症疾】

苗医将本病分妇男冷病遗精和妇男热病遗精两个证型。"妇男"是苗族母系氏族遗留的称呼，所以男性架疾病前加"妇男"一词。

【爱讲夺·成因】

苗医认为，人出生便具有生灵能（能量），生灵能通过对摄取外界的供生物质进行加工并生成人体所需的津液、血液等新的物质。精液自溢多因久劳或过劳损及内体，肾虚精关不固；或因情志不畅伤及心神，扰动精室；或先天不足，肾脏虚衰所致。

【梗夺蒙·病由】

本病由劳累过度，日久伤及肾脏，导致肾脏虚衰，精液化生无源；或生而不固，易滑易走，出现梦遗症状；或久病伤神、伤精，情不自禁，精液自出；或思情过度，心神内耗，心火虚动，导致精水清淡而自溢，甚者面黄肌瘦，不分昼夜精液自泄。

【诊查要点】

1. 诊断依据

（1）男子发生梦遗，每周 2 次以上；或清醒时不因性生活而排泄精液者。

（2）常伴有头晕、神疲乏力、腰膝酸软、失眠焦虑等症。

（3）常有恣情纵欲，情志内伤，嗜食辛辣，饮酒等病史或生活史。

2. 相关检查

血常规、尿常规、前列腺液涂片、前列腺 B 超、精液常规等检查，必要时做精液抗原检查，有助于与神经衰弱、前列腺炎、精囊炎的鉴别诊断。

【鉴别诊断】

1. 落干过限 Lol ghab got hvit（早泄）

落干过指没有性交时而精液自行流出；而落干过限是在性交之始，甚者在交接之前，精液提前泄出导致不能进行正常的性生活。

2. 于北偻 Bof bangx hlaob（见花泄）

苗医认为当男子遇见心爱女人之时，不由自控地出现性窟滑流精水现象，称为于北偻，主要由于性架气亏，不能控制精水，故见花即泄。

【病证分类辨治】

1. 妇男冷病遗精

蒙里夺（病证表现）：睡梦中不知不觉精液自出，头昏目眩，耳鸣，腰酸，口燥咽干，尿黄，大便干，或面色苍白，气短，饮食少，尿中含精液。

兴冷（属经）：属冷经冷病。

佳合蒙（治则）：汗吾汕布丢（滋肝补肾），怡握雄访达（养阴扶阳）。

欧夺息佳、冈偶（用方、方解）：

雉豆莴岗（桑椹）20g，葛布套学（血人参）20g，莴朴翁（首乌藤）20g，水煎服。

雉豆莴岗，性热，味甘，属热药，入冷经，滋阴养血，补肝益肾，生津，强筋骨；葛布套学，性热，味涩、微苦，属热药，入冷经，滋阴补肾，补气涩血；莴朴翁，性热，味甘、微涩，属热药，入冷经，补肝肾，养精血。诸药合用，滋补肝肾，补血固精。

2. 妇男热病遗精

蒙里夺（病证表现）：精液自出，心烦郁闷，或易怒，口苦咽干，头昏，目赤，胸闷，周身酸痛，尿少，尿黄，或遗精频作，口苦或渴而不饮。

兴冷（属经）：属热经热病。

佳合蒙（治则）：旭嘎凯滁内（清热利湿），汗吾怡窝象（滋养精血）。

欧夺息佳、冈偶（用方、方解）：

潘豆芀（十大功劳）15g，豆布托（刺梨根）20g，珍布仰（金樱子）30g，水煎服。

潘豆芀，性冷，味苦，属冷药，入热经，泻火解毒；豆布托，性热，味酸、微涩，属热药，入冷经，收敛固涩；珍布仰，性热，味甘、涩，属热药，入冷经，补肾固精，收敛，活血。诸药合用，补肾固精，收敛止遗。

【预防调护】

1. 养成良好生活起居习惯，保持心情舒畅，积极参加健康的体育活动以排除杂念。

2. 节制性欲，戒除频繁手淫，避免过多接触色情书刊、影片，防止过度疲惫及精神紧张。

3. 睡前可用温热水洗脚，并搓揉脚底。

4. 睡眠时，养成侧卧习惯，被子不宜太厚，内裤不宜过紧。

5. 在饮食上需要注意少食辛辣刺激性食物，忌香烟、酒、咖啡。

【按语】

苗医的理论主要由各种学说组成，各地对其学说的应用也不尽相同，常常交互使用。"三生成学说""五基成物学说""九架组学说""交环学说""气血水学说"基础理论为疾病的治疗提供了依据，也丰富和发展了中医学。苗医将落干过归属于究代叽薄朗懵（性架病证），本病多由劳伤过度伤及脏腑津液，或焦虑过度伤及心神所致，治疗时应以补益肝肾、补益精血为主。

附：

落干过限 *Lol ghab got hvit*（早泄）

苗医称早泄为落干过限（*Lol ghab got hvit*）或干戈边谷，分为热病妇男早泄及冷病妇男早泄两个小疾。本病因气血亏损，或房事过多，或先天禀赋不足，或频繁手淫等所致。

【病证分类辨治】

1. 热病妇男早泄

蒙里夺（病证表现）：临事阴茎易举，但房事未毕而早泄，阴部潮湿，茎痒坠胀，口苦咽干，胸胁胀痛，尿少色黄，性欲亢进，头昏眼花，手脚心热，腰膝酸软，时有遗精。

兴冷（属经）：属热经热病。

佳合蒙（治则）：旭嘎凯滁穆（清热除烦），布笨怡握（益气养阴）。

欧夺息佳、冈偶（用方、方解）：

白芍（与中药同名）15g，豆嘎里访（黄柏）15g，佳架山（龙胆草）20g，比干炸（木通）15g，水煎服。

白芍，性冷，味苦，属冷药，入热经，养血柔肝，收敛；豆嘎里访，性冷，味苦，属冷药，入热经，清热解毒，泻火燥湿；佳架山，性冷，味苦，属冷药，入热经，清热燥湿，清肝泻火，解毒；比干炸，性冷，味甘、微苦，入热经，祛风除湿，利尿解毒。

2. 冷病妇男早泄

蒙里夺（病证表现）：早泄，遗精，性欲减退，面色苍白，头昏眼花，腰膝酸软，夜尿多，疲劳，乏力，形体消瘦，心慌，饮食少，大便稀。

兴冷（属经）：属冷经冷病。

佳合蒙（治则）：汗吾握曲靳（滋阴生津），挡琉仃网停（养心安神）。

欧夺息佳、冈偶（用方、方解）：

铃铃草（响铃草）20g，珍布仰（金樱子）20g，水煎服。

铃铃草，性温，味甘，入肾经，补脾肾，利小便，消肿毒；珍布仰，性热，味甘、涩，属热药，入冷经，补肾固精，收敛止血，活血祛风。

第二节　干过边谷
Ghaid got ax gak（阳痿）

【概述】

苗医称阳痿为干过边谷（*Ghaid got ax gak*）或乓法洛干、干戈阿谷、干戈阿迈、阿迈呕。

中医阳痿，是指由于虚损、惊恐、湿热等原因宗筋失养而弛纵，阴茎痿弱不起，青壮年男子临房举而不坚，或坚而不能持久的一种病证。

西医阳痿，指功能及器质性疾病造成的勃起功能障碍。

【呼候疾鹏·苗医症疾】

阳痿分为热经妇男阳痿与冷经妇男阳痿。

【爱夺讲·成因】

苗医认为阳痿的病因复杂，受自然环境影响，或饮食不洁，意外损伤，劳累过度，损伤人体，导致伤水耗气耗血。"伤气必伤血，伤血也必伤气""血无水不生，水无血不养人"，因而机体日渐衰弱，以致气血亏损，冷热两经俱伤而病。

【梗夺蒙·病由】

本病的主要原因为先天不足，脏腑虚衰；或劳伤、久病，伤及脏腑，宗筋失养，阴茎痿弱；或情绪不佳，饮食不节，损伤人体，耗伤气血；毒邪在苗医理论中占据同样重要的位置，"无毒不致病，无乱不成疾"是苗医对疾病病因认识的高度总结，当邪毒侵袭造成体虚精气亏损，或房事不节，同样可产生阳痿。

【诊查要点】

1. 诊断依据

（1）青壮年男子性交时，阴茎不能有效地勃起，无法进行正常的性生活，即可诊为本病。

（2）多因房事太过，久病体虚，或青少年频犯手淫所致，常伴有神疲乏力，腰酸膝软，畏寒肢冷，或小便不畅，滴沥不尽等症。

（3）排除性器官发育不全，或药物引起的阳痿。

2. 相关检查

阳痿在西医学上有精神性与器质性之别，除常规检查尿常规、前列腺液、血脂外，可做夜间阴茎勃起实验以鉴别精神性与器质性疾病。如属后者应检查血糖、睾酮、促性腺激素等，检查有无内分泌疾病。还需做多普勒超声、阴茎动脉测压等，以确定有无阴茎血流障碍。排除上述病证后，可酌情查肌电图、脑电图以了解是否属神经性疾患。

【鉴别诊断】

1. 落干过限 *Lol ghab got hvit*（早泄）

阳痿是指欲性交时阴茎不能勃起，或举而不坚，或坚而不久，不能进行正常性生活的病证；而早泄是指同房时，阴茎能勃起，但因过早射精，射精后阴茎痿软的病证。苗医认为二者在临床表现上有明显差别，但在病因病机上有相同之处。若早泄日久不愈，可进一步导致阳痿，故阳痿病情重于早泄。

2. 贼懵所加 *Masculus indifferentiae*（男性淡漠症）

苗医认为两疾均有阴茎痿弱不起，临房举而不坚的表现，都属于男性架病证。但贼懵所加主要表现为性冲动迟缓，性欲低下，甚至无性欲，多由于劳力过度引起。

【病证分类辨治】

1. 热经妇男阳痿

蒙里夺（病证表现）：年轻力壮的妇男，不能进行房事，卵胞潮湿，瘙痒，坠胀作痛，小便少，色黄，热痛，胸闷，恶心，口苦，肢体困倦。或阳事不起，或起而不坚，心情急躁，胸闷不适，食少，大便干。

兴冷（属经）：属热经热病。

佳合蒙（治则）：挡琉仃网停（养心安神），布丢戈洛、怡渥（补肾固涩、养阴）。

欧夺息佳、冈偶（用方、方解）：

佳巩山（苦参）15g，豆嘎里访（黄柏）15g，嘎佬豆金（山栀茶）18g，珍豆芮播（枸杞子）20g，苞姜给打（茯苓）20g，水煎服。

佳巩山，性冷，味苦，属冷药，入热经，清热利湿；豆嘎里访，性冷，味苦，属冷药，入热经，泻火燥湿，清热解毒；嘎佬豆金，性冷，味苦、辣，属冷药，入热经，安神，镇静；珍豆芮播，性热，味甘，属热药，入冷经，滋补肝肾；苞姜给打，性热，味甘，属热药，入冷经，宁心安神，健脾补中。诸药合用，健脾补中，养阴生津。

2. 冷经妇男阳痿

蒙里夺（病证表现）：结婚多年，妇男阳事不举，或精液清稀，精力差，畏寒，四肢不温，面色苍白，头晕耳鸣，腰膝酸软，心慌，失眠，多梦，纳少，心惊胆小，多疑，夜多噩梦。

兴冷（属经）：属冷经冷病。

佳合蒙（治则）：仃网亭（安神），布丢（补肾），雄访达（扶阳）。

欧夺息佳、冈偶（用方、方解）：

佳俄浠（淫羊藿）20g，芮榜降卧（蛇床子）15g，珍布仰（金樱子）30g，嘎罢嗟姜（菟丝子）20g，芮朴翁（何首乌）20g，水煎服。

佳俄浠，性热，味辣、甘，属热药，入冷经、快经、半边经，强筋骨，补肾；芮榜降卧，性冷，味苦，属冷药，入热经，壮阳；珍布仰，性热，味甘、涩，属热药，入冷经，补肾固精；嘎罢嗟姜，性热，味甘，属热药，入冷经，补骨强筋，补肾固涩；芮朴翁，性热，味甘、微涩，属热药，入冷经，养精血，补肝肾。

【预防调护】

1. 控制性欲，切忌恣情纵欲，房事过频，手淫过度，以防精气虚损、命门火衰导致阳痿。宜清心寡欲，摒除杂念，怡情养心。

2. 不应过食醇酒肥甘，避免湿热内生，壅塞经络，造成阳痿。

3. 积极治疗造成阳痿的原发病，如糖尿病、动脉硬化、甲状腺功能亢进、皮质醇增多症等。

4. 情绪低落、焦虑惊恐是阳痿的重要诱因，精神抑郁是阳痿难以治愈的主要因素，因此调畅情志，怡悦心情，防止精神紧张是预防阳痿的重要环节。

【按语】

苗医认为万事万物都是由"搜媚若"（能量）、"各薄港搜"（物质）、"玛汝务翠"（结构）组成。三者生成相资、相制、相取，不断运动变化、消长平衡，才能维持人体生理功能正常和生命健康。搜媚若和各薄港搜是人类必不可少的物质基础，苗医认为阳痿的病因复杂，受外界因素影响或劳累过度，损伤人体物质基础，导致伤水耗气耗血，因此在治疗时，应注意顾护人体的物质基础，合理运用补肾益精治法。

第三节　象伐洛阿江面
Hxangd hfak lol ax jangx hxib（月经不调）

【概述】

苗医称月经不调为象伐洛阿江面（*Hxangd hfak lol ax jangx hxib*）或流像阿合。象伐洛阿江面指妇人来经水时而提前，时而延后，经期不定，类似于中医中的月经不调。

中医月经不调，是因肝肾功能失调、冲任气血不调，血海蓄溢失常，以月经周期提前或延后 1～2 周为主要表现的疾病总称，又称经水先后无定期、月经愆期、经乱。

西医子宫肌瘤、子宫内膜息肉、子宫内膜异位症、排卵型功能失调性子宫出血病等疾病，临床以月经不规则为主要表现时，均可参照本病辨治。

【呼候疾鹏·苗医症疾】

象伐洛阿江面属小症，分为热经妇人经血不调和冷经妇人经水不调两个小疾。

【爱讲夺·成因】

本症病因较为复杂，多因冲任气血失调或个人卫生不洁造成。

【梗夺蒙·病由】

热经妇人经水不定时，主要是因肝火旺盛导致的气血失常。肝藏血，为经血之源，肝火旺盛则经水提前排出。冷经妇人经水不定时，主要因肾虚，经水延后排出，与此同时伤水伤气，气水不足，加重经水提前或延后排出的症状。

【诊查要点】

1. 诊断依据

（1）本病以妇人经水来潮时而提前，时而延后，经期不定为诊断依据。热经妇人经血不调伴见两胁胀痛，经水色红有块；冷经妇人经血不调伴见经水量少、色淡。

（2）诊断过程中需要重点排除全身或女性生殖器病理原因引起的出血，如血液病、肝衰竭、肾衰竭、甲状腺功能异常、妊娠及相关疾病、生殖道损伤、感染和肿瘤等。

2. 相关检查

B超检查、细胞学检查、阴道涂片、宫颈黏液结晶检查、基础体温及子宫内膜活检、X线检查、宫腔镜或腹腔镜检查、卵巢功能测定、垂体功能检查，必要时辅助肝功能、肾功能、血液系统检查和活组织检查。

【鉴别诊断】

象伐傻疾 *Hxangd hfak dlax gix*（崩漏）

苗医认为象伐洛阿江面主要以月经紊乱为特征，妇人来经水时而提前，时而延后，经期不定；象伐傻疾为妇女不在行经期间，阴道突然大量出血，或淋漓下血不断者，以月经周期、经期、经量均发生严重紊乱为特征的病证。

【病证分类辨治】

1. 热经妇人经血不调

蒙里夺（病证表现）：经期前或经期后，行经不畅，经量或多或少，色紫红有块，或有乳房、小腹、两胁胀痛，脘闷不舒，时时叹息，嗳气，食少。

兴冷（属经）：属热经热病。

佳合蒙（治则）：布笨怡象（补气养血），维汕夺宁（疏肝解郁）。

欧夺息佳、冈偶（用方、方解）：

佳涝给确（益母草）20g，豆姜额（苦楝子）18g，莴仰西（茜草）15g，榜布仰（月季花）15g，莴山落（乌药）12g，水煎服。

佳涝给确，性冷，味苦，属冷药，入热经，活血祛瘀；豆姜额，性冷，味苦、涩，属冷药，入热经，有小毒，顺气，疏肝通络；莴仰西，性热，味酸、涩，属热药，入冷经，凉血活血；榜布仰，性热，味甘，属热药，入冷经，活血调经；莴山落，性热，味辛、微辣，属热药，入冷经，温经散寒，理气止痛。诸药合用，补气养血，调经。

2. 冷病妇人经血不调

蒙里夺（病证表现）：经水来潮不定期，量少，色淡，质稀，头晕耳鸣，腰膝酸软，小腹空坠，夜尿多。

兴冷（属经）：经水来潮不定，经量少，色淡，属冷经冷病。

佳合蒙（治则）：布象制扭啥像（补血调经）。

欧夺息佳、冈偶（用方、方解）：

莴强牛（续断）20g，娜丽（山药）20g，莴阿苯（土人参）15g，嘎罢嗟姜（菟丝子）15g，榜布仰（月季花）12g，水煎服。

莴强牛，性热，味甘，属热药，入冷经，温补肝肾，调经；娜丽，性热，味甘，属热药，入冷经，补气解毒，益气；莴阿苯，性热，味甘，属热药，入冷经，补虚健脾；嘎罢嗟姜，性热，味甘，属热药，入冷经，补肾固涩；榜布仰，性热，味甘，属热药，入冷经，活血调经，解毒。

【预防调护】

1. 针对病因治疗。

2. 经期应注意保暖，忌寒冷刺激。

3. 注意休息，减轻疲劳，加强营养，增强体质。

4. 应尽量控制剧烈的情绪波动，避免强烈的精神刺激，保持心情愉快。

【按语】

苗医将象伐洛阿江面（月经不调）分为热经妇人经血不调和冷经妇人经血不调两个小疾，本病成因分为内因冲任气血失调和外因个人卫生不洁两个方面，病机主要为肝火旺盛导致的气血失常和肾气亏虚导致的气血不足。热经经血不调主要由肝火旺盛导致的气血失常所致，肝主疏泄，主藏血，肝火旺盛则疏泄失常，血液运行失常，则致经血不调；冷经经血不调主要由肾气虚弱、气血不充所致，肾为先天之本，气血化生之源，肾气充盈则经水化生有源，肾气亏虚则经水化生不足则经水不调。因此治疗上以调畅肝经气血，滋补肾气为主。

附：

一、象伐傻疾 *Hxangd hfak dlax gix*（崩漏）

【概述】

苗医称妇人经水打下为象伐傻疾（*Hxangd hfak dlax gix*）。象伐傻疾指妇人月经期，经水不止，或止后又淋漓不尽，统称妇人经水打下，相当于中医的崩漏。

中医崩漏，指妇女在非行经期间阴道大量流血或经水持续淋漓不断，前者称为"崩中"，后者称"漏下"或"经漏"。

西医中的功能性子宫出血属于本病范畴，是指由调节生殖的神经内分泌机制失常引起的异常子宫出血，通常又分为排卵性和无排卵性两类，是妇科常见病。

【呼候疾鹏·苗医症疾】

本症属小症，分热病妇人经水打下及冷病妇人经水打下两个小疾。

【爱讲夺·成因】

苗医认为，本病由多种原因导致血热和气血两虚，造成妇人月经来潮时，经水打下不止，或止后淋漓不尽。

【梗夺蒙·病由】

当血热伤水伤气，迫血妄行，经水打下；量多淋漓不尽，血色深红，质稠有块，时多时少，时出时止，常伴有小腹疼痛或胀痛。或先天不足，气血亏虚；或过食辛辣，思虑过多，劳累过度故而经水打下。

【诊查要点】

1. 诊断依据

（1）根据病史、临床表现及辅助检查，非行经期间经水突然打下，即可诊断。

（2）排除崩漏以外的其他器质性病变。

2. 相关检查

依据子宫内膜的病理组织检查、B超检查、基础体温检查、激素水平测定、宫颈黏液涂片、阴道细胞涂片等了解卵巢的排卵功能。

【鉴别诊断】

1. 象伐洛梭 *Hxangd hfak lol sod*（月经先期）、**象伐洛糯** *Hxangd hfak lol nef*（月经过多）、**象伐洛当刚** *Hxangd hfak lol dangl ghangb*（经期延长）

月经先期指周期缩短，月经过多指经量过多，经期延长指行经时间长。这三种周期、经期、经量各自改变的疾病易与崩漏的周期、经期、经量同时严重失调相混淆，但上述疾病各自有一定的周期、经期和经量，可作鉴别。

2. 象伐洛阿江面 *Hxangd hfak lol ax jangx hxib*（月经先后无定期）

象伐洛阿江面主要表现周期或先后，即提前或推迟 7 天以上、2 周以内，经期、经量基本正常，可作鉴别。

【病证分类辨治】

1. 热病妇人经水打下

蒙里夺（病证表现）：妇人经水来潮无定期，突然打下，量多淋漓不尽，血色深红，质稠有块，时多时少，时出时止，小腹疼痛或胀痛，大便秘结，小便色黄。

兴冷（属经）：属热经热病。

佳合蒙（治则）：布丢参戈洛（补肾固涩），滇丢象扭啥像（化瘀调经）。

欧夺息佳、冈偶（用方、方解）：

莴卧俄（地榆）20g，榜瓦格（鸡冠花）20g，莴布罢溜（大蓟）20g，莴布罢娜（小蓟）20g，水煎服。

莴卧俄，性冷，味酸、苦，属冷药，入热经，凉血止血，收敛；榜瓦格，性冷，味微涩，属冷药，入热经，清热利湿；莴布罢溜，性热，味甘，属热药，入冷经，凉血止血，散瘀，解毒；莴布罢娜，性冷，味苦，属冷药，入热经，滋补精血，清热。诸药共用，补肾固涩，化瘀调经。

2. 冷病妇人经水打下

蒙里夺（病证表现）：妇人经血突然而下，量多，色鲜红，同时伴见腰膝酸软，头晕耳鸣，心烦或气短，面色苍白，面部浮肿，手足不温，饮食欠佳。

兴冷（属经）：属冷经冷病。

佳合蒙（治则）：布笨怡象（补气养血），布丢扭啥像（补肾调经）。

欧夺息佳、冈偶（用方、方解）：

豆顿（杜仲）15g，珍豆莴播（枸杞子）15g，娜丽（山药）15g，嘎罢嗟姜（菟丝子）

15g，机衣（女贞子）15g，佳榴腔（升麻）12g，比夺子起（红枣）50g，水煎服。

豆顿，性热，味甘，属热药，入冷经，补肝肾，壮筋骨，壮腰；珍豆莴播，性热，味甘，属热药，入冷经，退热，凉血；娜丽，性热，味甘，属热药，入冷经，清热解毒，止血；嘎罢嗟姜，性热，味甘，属热药，入冷经，补肾固涩；机衣，性冷，味苦、涩，属冷药，入热经，清热解毒；佳榴腔，性热，味辛，属热药，入冷经，提气止血；比夺子起，性温，味甘，属热药，入冷经，养阴活血。诸药合用，止血调经。

【预防调护】

1. 重视经期卫生，尽量避免或减少宫腔手术。

2. 及早治疗月经过多、经期延长、月经先期等有出血倾向的月经病，以防发展成崩漏。

3. 崩漏一旦发生，必须遵照"塞流、澄源、复旧"的治崩三法及早治疗，并加强锻炼，以防复发。

4. 首要重视个人卫生，防止感染；其次调节饮食增强营养；最后保持心情舒畅，劳逸结合。

【按语】

苗医将象伐傻疾（崩漏）分为由血热导致的热病妇人经水打下和由气血两虚导致的冷病妇人经水打下两个小疾。热经经水打下因血热煎灼津液，热盛使血液妄行而致经水打下，经水颜色深红，黏稠，甚至夹杂血块而下，淋漓不尽；冷经经水打下由气血亏虚所致，肝藏血，肾藏精，肝肾不足，气血失充，封藏失司，冲任不固则气血失常而致崩漏。治疗上以清热凉血止血或滋补肝肾、调理冲任为主。

二、象伐洛梭 *Hxangd hfak lol sod*（月经提前）

【概述】

苗医称妇人经水来潮提前为象伐洛梭（*Hxangd hfak lol sod*）。中医称月经提前为月经先期，是指月经周期提前 1～2 周，经期正常，连续出现 2 个月经周期以上者。

西医认为月经提前是月经不调的一个症状，指月经来潮的时间早于预期时间。

【呼候疾鹏·苗医症疾】

本病属小症，分热病妇人经水提前和冷病妇人经水提前两个小疾。

【爱讲夺·成因】

本病是由于不同原因造成的气虚血热引起的。

【梗夺蒙·病由】

热经妇人经水提前，多因血热伤经，或过食辛辣之物，助长血热，经水提前而至；冷经妇人经水提前，多为平素体质欠佳，或久病虚弱，或失血过多，血少不养经，经水提前而下。

【诊查要点】

1. 诊断依据

（1）经水提前 10 天至半个月，或一个月两次，为诊断依据。

（2）排除月经提前以外的其他疾病导致的阴道非正常性出血者。

2. 相关检查

依据子宫内膜的病理组织检查、B 超检查、基础体温检查、激素水平测定、宫颈黏液涂片、阴道细胞涂片等了解卵巢的排卵功能。

【鉴别诊断】

象伐傻疾 *Hxangd hfak dlax gix*（崩漏）

崩漏指妇女不在行经期间阴道突然大量出血，或下血淋漓不断。月经提前指月经周期提前，但经期正常。两者可根据月经的周期、经期和经量相鉴别。

【病证分类辨治】

1. 热病妇人经水提前

蒙里夺（病证表现）：妇人经水提前，量多，色红或紫稠，心烦，胸闷，易怒，乳房胀痛，小腹胀。

兴冷（属经）：属热经热病。

佳合蒙（治则）：旭嘎凯（清热），替笨（理气），扭啥像（调经）。

欧夺息佳、冈偶（用方、方解）：

佳涝给确（益母草）15g，白芍（与中药同名）15g，仰嗟嘎（鸡血藤）15g，仰蜡烛（蒲黄）10g，加嘎陇给（徐长卿）10g，水煎服。

佳涝给确，性冷，味苦，属冷药，入热经，活血祛瘀，调经消水；白芍，性冷，味苦，属冷药，入热经，养血；仰嗟嘎，性热，味甘、微苦，属热药，入冷经，清热利湿，止血；仰蜡烛，性平，味淡、微甘，属两经药，行血，消瘀；加嘎陇给，性热，味香、麻、属热药，入冷经、快经、半边经，健脾。

2．冷病妇人经水提前

蒙里夺（病证表现）：妇人经水提前，量多，色淡，质稀薄，面色发黄，精神欠佳，气短，小腹空坠。

兴冷（属经）：属冷经冷病。

佳合蒙（治则）：沆笨（补气），怡象制扭啥像（养血调经）。

欧夺息佳、冈偶（用方、方解）：

仰嗟嘎（鸡血藤）18g，白芍（与中药同名）15g，珍豆莴播（枸杞子）15g，莴佬噪（当归）15g，豆顿（杜仲）15g，莴强牛（续断）14g，雉豆莴岗佳菲幼（桑寄生）12g，榜布仰（月季花）12g，水煎服。

仰嗟嘎，性热，味甘、微苦，属热药，入冷经，补血调经；白芍，性冷，味苦，属冷药，入热经，养血，止经；珍豆莴播，性热，味甘，属热药，入冷经，补肝肾；莴佬噪，性热，味辛、甘，属热药，入冷经；豆顿、莴强牛，性热，味甘，属热药，入冷经，补肝肾，壮筋骨，壮腰；雉豆莴岗佳菲幼，性热，味甘，属热药，入冷经，补肝肾，强筋骨，养血；榜布仰，性热，味甘，属热药，属冷药，活血调经。

【预防调护】

1. 月经前期和行经期不宜参加太繁重的劳动和太激烈的运动。

2. 忌食生冷刺激性食物及动火助热食品，少食有活血作用的食物，宜多食新鲜水果和蔬菜。

3. 保持精神愉快，避免精神刺激和情绪波动。

4. 注意卫生，预防感染。注意保暖，避免寒冷刺激。注意外生殖器的卫生清洁。

【按语】

苗医将象伐洛梭（月经提前）分为热病妇人经水提前和冷病妇人经水提前两个小疾。本病因素体阳盛或过食辛燥之品助长热邪，使热扰冲任，迫血下行导致月经提前；或因患者素体亏虚，气血不足导致冲任不固、经血失统以致月经提前，治疗上以清热调经或补气养血为主。本病治疗得当，多易痊愈，若伴经量过多、经期延长者，可发展为崩漏，使病情反复难愈。

三、象伐洛当刚 *Hxangd hfak lol dangl ghangb*（月经愆期）

【概述】

苗医称经水来潮错后为象伐洛当刚（*Hxangd hfak lol dangl ghangb*）。象伐洛当刚是指妇人行经周期延期 10 天以上，甚至 3～5 个月一行。

中医月经愆期是指月经周期延后 7 天以上，甚至 3～5 个月，连续 2 个周期以上，亦称为月经后期。中医认为本病的病因有虚实之别。虚者多因肾虚、血虚、寒证导致精血不足，冲任不充，血海不能按时溢满而经迟；实者多因血寒、气滞等导致血行不畅，冲任受阻，血海不能如期溢满，致使月经后期而来。

西医认为本病相当于月经失调、月经稀发或功能失调性出血中排卵性月经后期。因卵泡期尿促卵泡素分泌不足，卵泡发育迟缓，不能按时成熟致排卵延后，月经后期而至；无排卵性月经失调指在月经周期中不能形成黄体生成激素／尿促卵泡素高峰，卵巢不能排卵而致月经紊乱，可表现为月经周期延后。

【呼候疾鹏·苗医症疾】

本病属小症，分冷热并病妇人经水错后及冷病妇人经水错后两个小疾。

【爱讲夺·成因】

苗医认为，本病由不同原因造成体质虚弱和血热，导致经水来潮错后。

【梗夺蒙·病由】

热病妇人经水错后多因热邪损伤气血，气滞血瘀，经血运行不畅，或情绪失调，或过食辛辣刺激食物导致。冷病妇人经水错后多因平素体质虚弱或久病伤气伤血，胞宫气血不足，或饮食不善，劳累过度而致。

【诊查要点】

1. 诊断依据

（1）本病临床特征为月经周期错后 7 天以上，甚至 3～5 个月一行，行经时间正常。

（2）排除其他疾病造成的月经延期。

（3）详细询问既往病史、近期手术史、服药史。

（4）结合实验室检查结果做出诊断。主要为了明确病因，区分是器质性还是功能性经期推迟。

2. 相关检查

依据子宫内膜的病理组织检查、妇科 B 超检查、基础体温检查、激素水平测定、宫颈黏液涂片、阴道细胞涂片等了解卵巢的排卵功能。

【鉴别诊断】

1. 象伐岱呈 *Hxangd hfak dait dlenl*（闭经）

闭经为女子年逾 18 周岁，月经尚未来潮，或月经来潮后又中断 6 个月以上；月经愆期临床特征为月经周期错后 7 天以上，甚至 3 ～ 5 个月一行，经期正常。

2. 宝俫 *Bab niak*（早孕）

早孕是指怀孕第 13 周末之前，临床症状除月经未至外，还常有乏力、嗜睡、食欲缺乏、厌恶油腻、恶心、晨起呕吐等早孕反应。行妊娠检测可鉴别。

【病证分类辨治】

1. 冷热并病妇人经水错后

蒙里夺（病证表现）：妇人经水推迟，经色暗红，量少，或有血块，小腹疼痛，面色苍白，畏寒，情志不畅，胸闷不舒，可伴见腰膝酸软，乳房胀痛，大便溏稀，小便清长。

兴冷（属经）：属两经冷热并病。

佳合蒙（治则）：维角烊丢象（活血化瘀），赊象扭啥像（凉血调经）。

欧夺息佳、冈偶（用方、方解）：

佳涝给确（益母草）20g，佳欧芜（党参）15g，芮佬噪（当归）15g，芮山落（乌药）12g，仰松芭（香附）12g，水煎服。

佳涝给确，性冷，味苦，属冷药，入热经，活血祛瘀，调经消水；佳欧芜，性热，味甘，属热药，入冷经，补中益气，健脾；芮佬噪，性热，味辛、甘，属热药，入冷经；芮山落，性热，味辛、微辣，属热药，入冷经，温胃散寒，理气止痛，补血、活血；仰松芭，性热，味微甘，属热药，入冷经，理气疏肝，调经，止痛。

2. 冷病妇人经水错后

蒙里夺（病证表现）：经水来潮延后，量少，色淡，清稀，小腹绵绵作痛，头昏眼花，面色苍白或萎黄，或腰膝酸软，头晕耳鸣。

兴冷（属经）：经水来潮延后，量少，色淡，属冷经冷病。

佳合蒙（治则）：布笨怡渥（生气养阴），荷筛扭啥像（温通调经）。

欧夺息佳、冈偶（用方、方解）：

佳欧芜（党参）20g，莴朴翁（何首乌）18g，苞姜给打（茯苓）18g，莴布套学（血人参）15g，娜丽（山药）15g，水煎服。

佳欧芜，性热，味甘，属热药，入冷经，补中益气，健脾；莴朴翁，性热，味甘、微涩，属热药，入冷经，补肝肾，养精血；苞姜给打，性热，味甘，属热药，入冷经，健脾补中，宁心安神；莴布套学，性热，味涩、微苦，属热药，入冷经，滋阴补肾，补气涩血；娜丽，性热，味甘，属热药，入冷经，理气止痛。

【预防调护】

1. 先排除影响月经的外界因素，观察一段时间。

2. 在日常生活方面应注意休息，避免劳累过度。

3. 经期要防寒避湿。

4. 避免过度节食，保持心情舒畅，加强锻炼，提高身体素质。

【按语】

苗医将象伐洛当刚（月经愆期）分为冷热并病妇人经水错后及冷病妇人经水错后两个小疾，体质虚弱和血热是造成经水来潮错后的主要原因。冷热并病妇人经水错后多因热邪损伤脉络，气机不畅，气滞血瘀，阻滞冲任导致。冷病妇人经水错后多因素体虚弱，气血不足，冲任不充导致。治疗上以活血化瘀，凉血调经或补气生血为主。

四、象伐洛糯 *Hxangd hfak lol nef*（月经过多）

【概述】

苗医称妇人经水过多为象伐洛糯（*Hxangd hfak lol nef*）。象伐洛糯是指妇人月经来潮周期如常或经期延长，但排出经水过多。

中医月经过多是指月经周期、经期正常，但经量明显多于既往者。

西医认为本病是指连续数个月经周期中月经期出血量多，但月经间隔时间及出血时间皆规则，无经间出血、性交后出血，或经血的突然增加。

【呼候疾鹏·苗医症疾】

本病属小症，分冷病经水过多及热病经水过多两个小疾。

【爱讲夺·成因】

苗医认为，本病由多种原因造成气血亏虚、血热、气滞等，形成月经量过多。

【梗夺蒙·病由】

本病多因平素体质欠佳，机体气血不足，或久病气血两虚，气虚不摄则经水难固，经水量多，经期延长；若体质强盛，情欲过盛，或过食辛辣，或外感邪热，血热于内，经水增多；或血热伤气，气滞则血行受阻，也会增加经水排量。

【诊查要点】

1.诊断依据

（1）本病临床特征以月经周期正常，经量明显多于既往为主要表现。

（2）排除其他疾病导致的月经过多。

2.相关检查

血常规检查、激素水平检测、凝血功能、血小板的黏附功能与聚集功能检查、血黄体酮测定、宫腔镜、腹腔镜、B型超声、子宫动脉造影检查。

【鉴别诊断】

象伐傻疾 Hxangd hfak dlax gix（崩漏）

崩漏是指妇女不在行经期间阴道突然大量出血，或淋漓下血不断。月经过多是月经周期正常，经量明显多于既往。两者各自有一定的周期、经期，可作鉴别。

【病证分类辨治】

1.冷病经水过多

蒙里夺（病证表现）：月经量多，过期不止，色淡清稀，面色苍白，少气懒言，小腹空坠，腰骶酸痛，头昏耳鸣。

兴冷（属经）：属冷经冷病。

佳合蒙（治则）：布笨怡象（补气养血），洼内制扭啥像（利湿调经）。

欧夺息佳、冈偶（用方、方解）：

佳涝给确（益母草）20g，芮嘎里（旱莲草）20g，加嘎吉给（仙鹤草）15g，仰松芭（香附）10g，加红糖煮服。

佳涝给确，性冷，味苦，属冷药，入热经，活血祛瘀，调经消水；芮嘎里，性凉，味酸、甘，属冷药，入热经，滋阴补血，调经；加嘎吉给，性冷，味苦、涩，属冷药，入热经，收敛止血，清热；仰松芭，性热，味微甘，属热药，入冷经，调经。

2. 热病经水过多

蒙里夺（病证表现）：月经量多，经期延长，色深红或紫，有血块，腰腹胀痛，烦热而渴，小便少，色黄。

兴冷（属经）：属热经热病。

佳合蒙（治则）：滇丢象扭啥像（化瘀调经），素象赊洛（活血通经）。

欧夺息佳、冈偶（用方、方解）：

佳涝给确（益母草）20g，佳架山（龙胆草）15g，芮久欧（水三七）15g，芮仰西（茜草）15g，仰蜡烛（蒲黄）10g，水煎服。

佳涝给确，性冷，味苦，属冷药，入热经，活血祛瘀，调经消水；佳架山，性冷，味苦，属冷药，入热经，平肝，清热燥湿；芮久欧，性冷，味苦，属冷药，入热经，清热解毒，散瘀止痛；芮仰西，性热，味酸、涩，属热药，入冷经，血虚诸证，凉血止血；仰蜡烛，性平，味淡、微甘，属两经药，行血，消瘀，止痛。诸药合用，养血化瘀，调经。

【预防调护】

1. 调整心态，放松心情。

2. 作息规律，避免熬夜、过度劳累。

3. 注意保暖，尤其要注意双腿、双脚和腰部的保暖。

【按语】

苗医将象伐洛糯（月经过多）分为冷病经水过多及热病经水过多两个小疾。冷病经水过多主要因气血亏虚，冲任不固，以致经血失约，经行过多；热病经水过多主要因热盛扰及冲任，迫血下行，血热伤气，气机失常，气滞血瘀导致经量增多并伴有血块。治疗以补气养血调经或清热凉血理气为主。

五、象伐洛休 *Hxangd hfak lol xus*（月经过少）

【概述】

苗医称经水过少为象伐洛休（*Hxangd hfak lol xus*），指月经按时来潮，但经量甚少的疾病。

中医月经过少指月经来潮时经量较正常人为少，多因血虚、气滞、血瘀、寒凝血脉、痰阻等所致。

西医认为月经过少指月经周期基本正常，经量明显减少，甚至点滴即净；或经期缩短不足两天，经量亦少者。常与月经后期并见，伴体重增加。该病发生于青春期和育龄期者可发展为闭经，发生于更年期者往往提示进入围绝经期。

【呼候疾鹏·苗医症疾】

本病属小症，分冷病经水过少及热病经水过少两个小疾。

【爱讲夺·成因】

苗医认为，本病由于先天不足或后天失养造成体虚而致病。

【梗夺蒙·病由】

冷病月经量过少，多为先天不足、体质虚弱，或久病体虚，或偏食营养不佳，或脾胃虚弱，造成气血两虚，血水相依，伤血必伤水，从而经水过少。月经行经时间正常，但经量很少，或点点滴滴，或行经时间不到两天就干净如常。热病经水过少常因热邪伏于体内，下扰冲任，热邪煎灼消耗阴血，迫血妄行，以经来量少，色鲜红或深红，质黏稠，或有小血块，常伴心烦，尿黄便结等。

【诊查要点】

1.诊断依据

（1）月经周期基本正常，经量明显减少，甚至点滴即净为本病的诊断要点。

（2）排除其他原因导致的月经过少。

2．相关检查

一般会通过促卵泡激素、黄体生成素、雌激素、催乳素、黄体酮，来确定病变部位在卵巢还是脑垂体。其次测量基础体温制图，以观察是否有排卵，或是否出现黄体酮不足的情形。还可行超声波检查，检测子宫内膜厚度及是否排卵。

【鉴别诊断】

戳代柔溪 *Baix daib hxid nif*（胎漏）

胎漏指妊娠期间发生的少量阴道出血，应与月经后期伴月经过少相鉴别，胎漏者大多有早孕的各种临床表现。

【病证分类辨治】

1．冷病经水过少

蒙里夺（病证表现）：月经量少，或点滴即净，色淡无块，或伴有头昏眼花，心慌，小腹坠胀，腰脊酸软，头昏耳鸣，小腹冷，夜尿多。

兴冷（属经）：属冷经冷病。

佳合蒙（治则）：怡象制扭啥像（养血调经），布笨怡渥（补气养阴）。

欧夺息佳、冈偶（用方、方解）：

佳欧芜（党参）20g，莴布套学（血人参）20g，佳涝给确（益母草）15g，榜布仰（月季花）15g，酒桑咯咯列里（牛膝）12g，莴仰西（茜草）10g，水煎服。

佳欧芜，性热，味甘，属热药，入冷经，补中益气；莴布套学，性热，味涩、微苦，属热药，入冷经，滋阴补肾，补气；佳涝给确，性冷，味苦，属冷药，入热经，活血祛瘀，调经消水；榜布仰，性热，味甘，属热药，入冷经，调经止血；酒桑咯咯列里，性冷，味酸、苦，属冷药，入热经，活血化瘀，补肝肾；莴仰西，性热，味酸、涩，属热药，入冷经，调经止血。诸药合用，调经止血。

2．热病经水过少

蒙里夺（病证表现）：月经量少，色紫黑，有血块，小腹胀痛，血块排出后胀痛减轻，或色淡红，质黏腻如痰，形体肥胖，胸闷，畏寒，白带量多稠。

兴冷（属经）：属热经热病。

佳合蒙（治则）：维角烊丢象（活血化瘀），布笨制扭啥像（补气调经）。

欧夺息佳、冈偶（用方、方解）：

佳涝给确（益母草）15g，莴强牛（续断）12g，莴布罡溜（大蓟）12g，榜布仰（月季花）12g，酒桑咯咯列里（牛膝）10g，莴仰西（茜草）10g，牡丹皮（与中药同名）10g，水煎服。

佳涝给确，性冷，味苦，属冷药，入热经，活血祛瘀，调经消水；莴强牛，性热，味甘，属热药，入冷经，补肝肾；莴布罢溜，性冷，味甘，属冷药，入热经，散瘀，解毒；榜布仰，性热，味甘，属热药，入冷经，活血调经；酒桑咯咯列里，性冷，味酸、苦，属冷药，入热经，补肝肾；莴仰西，性热，味酸、涩，属热药，入冷经，凉血；牡丹皮，性冷，味苦、甘，属冷药，归热经，养阴退热。诸药合用，活血化瘀，补气调经。

【预防调护】

1. 经期保暖，避免受寒及经期感冒。

2. 戒烟酒，调饮食，一般以富营养、易于消化、不伤脾胃为原则。

3. 慎起居，适劳逸。生活起居要有规律，做到动静结合，劳逸适度。适当节制房事。调情志，少烦忧。

【按语】

苗医将象伐洛休（月经过少）分冷病经水过少及热病经水过少两个小疾。冷病月经量过少，多为素体虚弱，气血两虚，而经水过少。肾为先天之本，肾藏精；脾为后天之本，脾统血，为气血生化之源。脾肾虚弱，化生无源，血海空虚，经血乏源，气血不足，冲任不固以致经血量少。

第四节　象伐洛蒙曲
Hxangd hfak lol mongb qub（痛经）

【概述】

苗医称经水来潮肚痛为象伐洛蒙曲（*Hxangd hfak lol mongb qub*）。象伐洛蒙曲多因气血不足，或个人卫生不洁，妇女月经时或月经前后，小腹疼痛，波及腰下半部，重者剧痛，发生昏倒。别名促嘎疾蒙曲、巢窝蒙秋，相当于中医中的痛经。

中医痛经是妇女在经期或经行前后，出现以周期性小腹疼痛，或痛引腰骶，甚至剧痛晕厥为主要表现的疾病的总称，又称"经行腹痛"。

西医原发性痛经和继发性痛经可参照本病辨治。前者又称功能性痛经，系指生殖器官无明显器质性病变者；后者多继发于生殖器官某些器质性病变，如盆腔子宫内膜异位症、子宫腺肌病、慢性盆腔炎等。

【呼候疾鹏·苗医症疾】

本病为小症，分热病月经肚痛和冷病月经肚痛两个小疾。

【爱讲夺·成因】

本病多因气血不足，或个人卫生不洁，每次月经时或月经前后，都出现小腹疼痛，波及腰下半部，重者剧痛发生昏倒。

【梗夺蒙·病由】

本病病因病机较为复杂，与个人卫生不洁、房事过多以及身体素质差、久病等损伤肠胃功能而产生经水来潮肚痛，未婚少女经水来潮腹痛主要因先天禀赋不足，经潮时腹痛，或因气血不足，血流不畅，气郁化滞，造成经来腹痛。

【诊查要点】

1. 诊断依据

（1）行经前后或月经期出现下腹疼痛、坠胀，伴腰酸等不适。

（2）排除痛经以外的其他疾病出现小腹疼痛者。

2. 相关检查

测定血前列腺素含量，一般表现为前列腺素 F2α（PGF2α）值异常升高。必要时可行 B 超和腹腔镜检查，以除外器质性病变。

【鉴别诊断】

戳代呕朱 *Bab daib mongb qub*（胎动不安）

胎动不安患者有停经史和早孕反应，妊娠试验阳性；在少量阴道出血和轻微小腹疼痛的同时，可伴有腰酸和小腹下坠感；妇科检查时，子宫体增大如停经月份，宫体变软，盆腔 B 超可见宫腔内有孕囊和胚芽或见胎心搏动。痛经患者无停经史和妊娠反应，妇科及盆腔 B 超检查也无妊娠征象。

【病证分类辨治】

1. 热病月经肚痛

蒙里夺（病证表现）：月经前或月经期小腹胀痛，月经量少，经行不畅，血色紫暗，夹有血块，块下痛减，乳房胀痛，胸闷不适，或小腹有灼热，痛连下半身，经量多或经期长，带下色黄臭，反复低热，尿黄。

兴冷（属经）：属热经热病。

佳合蒙（治则）：维角烊丢象（活血化瘀），沆笨挡蒙（行气止痛）。

欧夺息佳、冈偶（用方、方解）：

佳涝给确（益母草）15g，仰嗟嘎（鸡血藤）15g，嘎抖娄列（桃仁）12g，仰松芭（香附）12g，岗馊蚱（水蛭）8g，水煎服。

佳涝给确，性冷，味苦，属冷药，入热经，活血祛瘀，调经消水；仰嗟嘎，性热、味甘、微苦，属热药，入冷经，补血调经；嘎科娄列，性冷，味苦，属冷药，入热经，活血通络；仰松芭，性热，味辛、微苦，属热药，入冷经，疏肝理气，调经，止痛；岗馊蚱，性冷，味咸、苦，属冷药，入热经，破血，通经，散瘀。诸药合用，活血化瘀，调经止痛。

2. 冷病月经肚痛

蒙里夺（病证表现）：月经期或月经后小腹隐隐作痛，喜按，或小腹及阴部下坠不适，月经量少，色淡，质清稀，面色苍白，头晕，心慌，神疲乏力，健忘失眠。

兴冷（属经）：属冷经冷病。

佳合蒙（治则）：布笨怡象（补气养血），挡蒙扭哈向（止痛调经）。

欧夺息佳、冈偶（用方、方解）：

姬佳诺（阳雀花）20g，佳涝给确（益母草）20g，莴佬噪（当归）15g，仰松芭（香附）12g，白芍（与中药同名）12g，水煎服。

姬佳诺，性热，味微甘、微辛，属热药，入冷经，补气养阴，活血调经；佳涝给确，性冷，味苦，属冷药，入热经，活血祛瘀，调经消水；莴佬噪，性热，味辛、甘，属热药，入冷经，补血活血；仰松芭，性热，味辛、微苦，属热药，入冷经，理气疏肝，调经，止痛；白芍，性冷，味苦，属冷药，入热经，养血柔肝。诸药合用，活血，调经，止痛。

【预防调护】

1. 经期保暖，避免受寒及经期感冒。

2. 经期禁食冷饮及寒凉食物，禁游泳、盆浴、冷水浴。

3. 保持阴道清洁，经期卫生。

4. 调畅情志，保持精神舒畅，重视心理治疗，消除恐惧心理。

5. 保证足够的休息和睡眠，规律而适度的锻炼，戒烟。

【按语】

苗医认为象伐洛蒙曲（痛经）多因气血不足，或个人卫生不洁所致。患者素体虚弱，肾气亏虚，冲任、胞宫失于濡养，气血不畅，气滞血瘀，使冲任气血不和，在经期前后冲任气血变化急剧导致行经腹痛。

第五节　象伐岱呈
Hxangd hfak dait dlenl（闭经）

【概述】

苗医称闭经为象伐岱呈（*Hxangd hfak dait dlenl*），是指妇人月经来后又突然停止 3 个月以上。又称象伐和扬岱洛，类似中医的闭经。

中医闭经，是指女子年逾 16 周岁，月经尚未来潮，或月经周期已建立后又中断 6 个月以上或月经停闭超过 3 个月经周期者。又称为"经闭""不月""月事不来""经水不通"等。

西医认为闭经是妇科疾病中的常见症状，并非一种独立疾病。

【呼候疾鹏·苗医症疾】

本症属大症，分冷病妇人经水不来和热病妇人经水不来两个小疾。

【爱讲夺·成因】

本病病因较为复杂，但不离冷热两经。主要为多种原因导致气血虚弱，或气血不足、气滞血瘀，造成气血瘀滞而闭经。

【梗夺蒙·病由】

苗医认为本病由多种原因所致。冷经妇人月经水不来多因气血不足，气不足则经血难行，血不足则经水空虚而成疾；或体质虚弱，久病气血损伤较大以致闭经。热经妇人月经水不来多因素体阳盛内热，或过食辛热动火之品，或感受邪热，热邪煎熬阴血，以致阴血亏虚，瘀热阻脉而成经闭；或脾运失职，聚湿生痰，脂膏痰湿阻滞冲任，湿邪夹热，胞脉闭阻而经水不行。

【诊查要点】

1. 诊断依据

（1）病史：了解月经史、婚育史、服药史、子宫手术史、家族史；可能起因和伴随症状，如环境变化、精神心理创伤、情绪应激、运动性职业或过强运动、营养状况及有无头痛、溢乳。对原发性闭经者应了解青春期生长和发育进程。

（2）临床表现：女子已逾16周岁未有月经初潮，或月经初潮1年余，或已建立月经周期后，停经达6个月以上，注意有无周期性下腹胀痛、头痛及视觉障碍，有无溢乳、厌食、恶心等，有无体重变化、畏寒、潮热或阴道干涩等症状。

（3）妇科检查：注意内外生殖器发育状况，有无先天性缺陷、畸形，盆腔有无肿物等。

（4）体格检查：检查全身发育情况，有无畸形，测量体重、身高、四肢与躯干比例，观察精神状态、智力发育、营养和健康状况，观察第二性征如毛发分布、乳房发育是否正常、有无乳汁分泌、有无甲状腺肿大等。

2. 实验室及其他检查

激素水平测定、染色体检查、影像学检查、基础体温测定、宫腔镜检查、腹腔镜检查等，可协助诊断。

【鉴别诊断】

1. 象伐和扬岱洛 *Hxangd hfak nod yangk daid lol*（断经复来）

绝经期妇女停经超过1年以上，又再次出现子宫出血的病证，多见于经历过经、孕、产、乳的中老年妇女。月经来时可能伴有白带增多、脓血样、伴有臭味、低热等症状。而闭经后在不医治的情况下复来的可能性不大。

2. 象伐洛阿江面 *Hxangd hfak lol ax jangx hxib*（**月经不调**）

月经来时先后不定，时而提前，时而延后，本病延后时间一般超过 7 天，但经期正常。而闭经时间较长，月经停经 3 个月以上。

【病证分类辨治】

1. 冷病妇人经水不来

蒙里夺（病证表现）：年满 18 岁尚未来经，或月经周期延迟，渐渐经闭不行，体质虚弱，神疲，四肢无力，头昏，耳鸣，夜尿多，或有手脚心热，盗汗，干咳，吐血。

兴冷（属经）：属冷经冷病。

佳合蒙（治则）：布笨怡象（补气养血），布丢扭啥像（补肾调经）。

欧夺息佳、冈偶（用方、方解）：

豆抑达（地桃花）15g，珍桐（桃仁）15g，酒桑咯咯列里（牛膝）12g，莴仰西（小血藤）12g，者学欧（红花）15g，水煎服。

豆抑达，性平，味淡、微甘，属两经药，养血调经；珍桐，性冷，味苦，属冷药，入热经，活血通经；酒桑咯咯列里，性冷，味酸、苦，属冷药，入热经，补肝肾；莴仰西，性热，味酸、涩，属热药，入冷经，活血调经；者学欧，性热，味苦，属热药，入冷经，养血活血。诸药合用，清热解毒，活血化瘀。

2. 热病妇人经水不来

蒙里夺（病证表现）：经水不来，胸闷，乳房胀痛，精神抑郁，烦躁易怒，小肚胀痛，或形体肥胖，食少痰多，带下量多。

兴冷（属经）：属热经热病。

佳合蒙（治则）：维角烊丢象（活血化瘀），洼内制扭哈像（利湿调经）。

欧夺息佳、冈偶（用方、方解）：

莴壳溜（泽兰）15g，仰松芭（香附）12g，佳涝给确（益母草）15g，仰嗟嘎（鸡血藤）15g，珍桐（桃仁）12g，莴佬嘈（当归）15g，水煎服。

莴壳溜，性冷，味苦，属冷药，入热经，活血通经；仰松芭，性热，味辛、微苦，属热药，入冷经，理气疏肝调经；佳涝给确，性冷，味苦、属冷药，入热经，活血祛瘀；仰嗟嘎，性热，味甘、微苦，属热药，入冷经，补血调经；珍桐，性冷，味苦，属冷药，入热经，活血通经；莴佬嘈，性热，味辛、甘，属热药，入冷经，补血调经。

【预防调护】

1. 经期避免涉水、感寒或过食生冷食物。

2. 重视经期、产褥期卫生；加强避孕措施，正确掌握口服避孕药的方法、药量，避免多次流产、刮宫。

3. 哺乳期不宜过长。

4. 不宜过分节食减肥。

5. 及时治疗某些可能导致闭经的疾病，如月经后期、月经过少、内生殖器炎症及结核、糖尿病、肾上腺和甲状腺疾病等。

6. 保持精神舒畅，注意劳逸结合，加强营养及锻炼，增强体质。

【按语】

苗医认为象伐岱呈（闭经）多因气血不足，气血受损所致。肝肾亏虚，经血不足，化生无源，致冲任血海空虚，气血不畅，日久则气滞不通，血液瘀阻，以致阻滞血脉经道，使血不得下，而致闭经。治疗上多以调补气血，活血化瘀为主。

附：

象伐和扬岱洛 *Hxangd hfak nod yangk daid lol*（断经又来）

苗医称断经又来为象伐和扬岱洛（*Hxangd hfak nod yangk daid lol*），指妇女停经多年月经又来。本症属大症之一，分妇人冷病血虚断经又来、妇人肠胃虚弱断经又来、妇人湿热断经又来、妇人湿毒断经又来四个小疾。多因气血虚弱，或外感湿毒，断经多年，月经又来。本病见于中老年妇女，其一生经历了经、孕、产、乳等伤阴血的阶段，年届七七，肾气虚，天癸竭，太冲脉衰少，地道不通，经水断绝，肾水阴虚，逐渐影响他脏；或脾虚肝郁，冲任失固；或湿热下注、湿毒瘀结，损伤冲任，以致经断复行。

【病证分类辨治】

1. 妇人冷病血虚断经又来

蒙里夺（病证表现）：妇人经水断了多年后又来经水（象伐代养弄罗），量不多，色红，腰腿酸软，盗汗（局忙啰欧娘）。

兴冷（属经）：属冷经冷病。

佳合蒙（治则）：汗吾窝摆都（滋阴降火），停网泞挡象（安神止血）。

欧夺息佳、冈偶（用方、方解）：

佳涝给确（益母草）20g，芮布套学（血人参）20g，嘎罢嗏姜（菟丝子）20g，娜丽（山药）20g，水煎服。

佳涝给确，性冷，味苦，属冷药，入热经，活血祛瘀；芮布套学，性热，味涩、微苦，属热药，入冷经，滋阴补肾，补气涩血；嘎罢嗏姜，性热，味甘，属热药，入冷经，补肾固涩；娜丽，性热，味甘，属热药，入冷经，止血，理气。

2. 妇人胃肠虚弱断经又来

蒙里夺（病证表现）：妇人经水断后，又来经水，量不多，色淡，清稀，少气懒言，腰腿酸软，食少，腹胀，胸闷心烦。

兴冷（属经）：属冷经冷病。

佳合蒙（治则）：怡迄麦靓麦韦芍（养胃健脾），汗吾汕布丢（补肝补肾）。

欧夺息佳、冈偶（用方、方解）：

佳欧芜（党参）20g，豆姜额（苦楝子）15g，佳卡（韭菜根）18g，白芍（与中药同名）20g，芮嘎里（旱莲草）15g，水煎服。

佳欧芜，性热，味甘，属热药，入冷经，补中益气，健脾；豆姜额，性冷，味苦、涩，属冷药，入热经，有小毒，疏肝；佳卡，性热，味辛，属热药，入冷经，滋阴壮阳；白芍，性冷，味苦，属冷药，入热经，养血柔肝；芮嘎里，性热，味酸、涩，属热药，入冷经，凉血益阴。

3. 妇人湿热断经又来

蒙里夺（病证表现）：妇人经水断后又来，色红，经水量多，平时带下色黄味臭，外阴瘙痒，口苦咽干，全身无力，不想进食，小便量少，色黄。

兴冷（属经）：属热经热病。

佳合蒙（治则）：旭嘎凯滁内（清热利湿），赊象维象（凉血活血）。

欧夺息佳、冈偶（用方、方解）：

豆嘎里访（黄柏）20g，珍芭沟豆（白果）15g，白芍（与中药同名）15g，芮灰秋（土大黄）15g，加嘎吉给（仙鹤草）15g，水煎服。

豆嘎里访，性冷，味苦，属冷药，入热经，清热解毒，泻火燥湿；珍芭沟豆，性冷，味苦、涩，属冷药，入热经，有小毒，养肺；白芍，性冷，味苦，属冷药，入热经，养血柔肝；芮灰秋，性冷，味苦、涩，属冷药，入热经，清热解毒，凉血止血；加嘎吉给，性冷，味苦、涩，属冷药，入热经，收敛止血。

4. 妇人湿毒断经又来

蒙里夺（病证表现）：妇人经水停后又来，阴道少量出血，色红，淋漓不尽，带下时红时白或白红兼有，恶臭，小腹疼痛，精神差，人体消瘦。

兴冷（属经）：属热经热病。

佳合蒙（治则）：化瘀散结（丢象漳沽），旭嘎凯滁内（清热利湿），维角烊丢象（活血化瘀）。

欧夺息佳、冈偶（用方、方解）：

朗莴跃（蚊母草）15g，搜档索（一点红）15g，达柯芍（赤芍）12g，莴布罢溜（大蓟）20g，水煎服。

朗莴跃，性冷，味苦，属冷药，入热经，清热利湿，调经活血；搜档索，性热，味酸、微苦、涩，属热药，入冷经，清热利湿，活血化瘀；达柯芍，性冷，味苦，属冷药，入热经，凉血散瘀，消肿止痛，疏肝泻火；莴布罢溜，性热，味甘，属热药，入冷经，凉血止血，散瘀消肿。

【预防调护】

1. 注意绝经期卫生保健，保持心情舒畅，克服紧张情绪。

2. 应定期妇科检查，绝经前后应及时取出宫内节育器。

3. 要在专科医师指导下拟订治疗方案，如必要，进行激素替代疗法，中医药治疗本病有一定优势。

4. 慎起居，节饮食，忌房室所伤，不妄作劳。

5. 若发现带下量多，下腹部包块，或阴道出血，应及时就诊。

【按语】

苗医认为像伐和扬岱洛（断经又来）多见于年老及气血损伤者，主要原因是肾气亏虚，太冲脉衰，以致地道不通，经水断绝。肾病及脾，肾气亏虚，肾精不足，致脾气虚弱不能运化推动，日久使湿热蕴结、损伤冲任以致经断复来。

第六节　经期前后诸证

一、象伐歌相别 *Hxangd hfak gos dliangb bil*（月经情志异常）

【概述】

苗医称月经情志异常为象伐歌相别（*Hxangd hfak gos dliangb bil*），指妇人经水前后大吵大闹，啼啼哭哭，神志异常。

中医月经情志异常指每值行经前后，或正值经期，出现烦躁易怒，悲伤啼哭，或情志抑郁，喃喃自语，或彻不眠，甚或狂躁不安，经后复如常人者，亦称为"经行情志异常"。

本病相当于西医的周期性精神病。

【呼候疾鹏·苗医症疾】

每逢来经水前后，出现大吵大闹，心烦易怒（艾门西），啼啼哭哭，或彻夜不睡（变阿赊），或闷闷不乐，情绪不好，胸闷腹胀，经水量多（相法罗糯），脸面发红，头痛失眠，平时白带多，色黄。属小疾。

【爱讲夺·成因】

本病多因先天禀赋不足，或伤气、伤血造成月经情志异常。

【梗夺蒙·病由】

情志抑郁，伤神，或思虑过度，肝火大盛，伤水伤神，气血上冲造成神志异常。

【诊查要点】

1. 诊断依据

（1）病史：平素有情志不舒史。

（2）临床表现：经行期间或经行前后，出现情志变化，表现为烦躁易怒，悲伤啼哭，或情志抑郁，喃喃自语，甚或狂躁不安者，经净后情志恢复正常，伴随月经周期而反复发作。

（3）妇科检查：无异常改变。

2. 实验室及其他检查

可见血清泌乳素升高，雌激素／孕激素比值升高。

【鉴别诊断】

1. 迈娄阿蒙象 *Naix lul ax mongb hxangb*（更年期综合征）

绝经期妇女在绝经前后出现月经紊乱、情志抑郁、急躁易怒、失眠等一系列生理和心理的异常。一般出现在中老年女性身上，而月经期情志异常则可发生在育龄女性身上。

2. 果那（抑郁）

患者忧郁不乐、时哭时笑，有时惊恐不安，有时会与经期同时出现，但不随周期反复发作。

【病证分类辨治】

蒙里夺（病证表现）：每逢来经水前后，出现大吵大闹，心烦易怒，啼啼哭哭，或彻夜不睡，或闷闷不乐，情志不畅，胸闷腹胀，经水量多，脸面发红，头痛失眠，平时带下多，色黄。

兴冷（属经）：本症属热经热病。

佳合蒙（治则）：旭嘎凯阶哈格（清热化痰），怡象停网亭（养血安神）。

欧夺息佳、冈偶（用方、方解）：

嘎佬豆金（山栀茶）20g，科辣（制半夏）10g，加灰柯（路边青）15g，佳架山（龙胆草）15g，莴朴翁（首乌藤）10g，水煎服。

嘎佬豆金，性冷，味苦、辣，属冷药，入热经，镇静，安神；科辣，性热，味麻、辣，属热药，入冷经，燥湿化痰；加灰柯，性热，味辣，气香，属热药，入冷经、快经、半边经，平肝养阴，镇静安神；佳架山，性冷，味苦，属冷药，入热经，清热燥湿，清肝泻火；莴朴翁，性热，味甘、微涩，属热药，入冷经，补肝肾，养精血。诸药合用，安神，化痰，开窍。

【预防调护】

1. 治疗分为两步

经期及其前后，针对主症，治其标；平时调理体质，消除病因，治其本。

2. 重视经期调护

适寒温，调情志，慎劳逸，禁房事，重清洁，便可防病于未然。

【按语】

苗医认为象伐歌相别（月经情志异常）多因肝火旺盛或气血损伤所致，经期若情志不畅，致肝气不舒，肝气郁结，郁而化火，肝火炽盛致肝火扰神，遂情志异常；或因气血损伤，气血不足，血不养神，心神不安，致情志异常。

二、象伐洛扎嘎 *Hxangd hfad lol zal ghad*（经行腹泻）

【概述】

苗医称月经期腹泻为象伐洛扎嘎（*Hxangd hfad lol zal ghad*）。

中医历代医家论述本病发病机理主要与脾、肾二脏密切相关。平素脾气虚弱或肾阳不足，经行之际，脾肾更虚，是以经行泄泻。

【呼候疾鹏·苗医症疾】

经期前，大便溏稀（扎嘎），次数增多，腹胀（嘎曲你），每天清晨腹痛、便急，便后腹痛，四肢冷（尖门洛壁赊），腰膝酸软，头晕，耳鸣，颜面、下肢浮肿，月经量多（相法罗糯）。

【爱讲夺·成因】

本症多因平素体虚，先天不足，胃肠虚弱，月经失血，气血丢失，不足以濡养胃肠功能，导致胃肠功能下降，以致月经腹泻，属小疾。

【梗夺蒙·病由】

肠胃虚弱，消化功能下降，食物不化以致腹泻；或经期感受污物，伤血伤气，水湿下行，产生腹泻。

【诊查要点】

1. 诊断依据

（1）病史：有过度劳累、房劳多产或慢性胃肠疾病史。

（2）临床表现：经前2～3天或正值经行发生泄泻，经净渐止，并伴随月经周期反复发作。

（3）妇科检查：盆腔器官无异常。

2. 实验室及其他检查

大便检查未见异常。

【鉴别诊断】

1. 细朗懵娃 Ghad duf mangs（肠炎）

多因脏腑功能失调、饮食内伤或外感所致腹泻，亦可值经期发病，但无随月经周期反复发作的特点。常伴有发热、恶心、呕吐等。

2. 经期伤食 Zal ghad（扎嘎）

经期偶然伤食，引起泄泻，有暴饮暴食或不洁饮食史，常伴腹痛肠鸣，脘腹痞满，嗳腐酸臭，与月经周期无关。

【病证分类辨治】

蒙里夺（病证表现）：经前大便溏稀，次数增多，腹胀，每天清晨腹痛、便急，便后腹痛，四肢冷，腰膝酸软，头晕，耳鸣，颜面、下肢浮肿，月经量多。

兴冷（属经）：属冷经冷病。

佳合蒙（治则）：怡讫麦靓麦韦芀（养胃健脾），滁内制扭哈向（除湿调经）。

欧夺息佳、冈偶（用方、方解）：

佳欧芜（党参）20g，珍陡（薏苡仁）15g，苞姜给打（茯苓）15g，豆卡欧（吴茱萸）10g，啥黑珍利（乌梅）30g，水煎服。

佳欧芜，性热，味甘，属热药，入冷经，补中益气，健脾；珍陡，性平，味甘、淡，属两经药，健脾，利湿，清热解毒；苞姜给打，性热，味甘，属热药，入冷经，利水渗湿，健脾，宁心；豆卡欧，性热，味辣、麻，属热药，入冷经、慢经，有小毒，温中散寒，燥湿；啥黑珍利，味酸，性冷，入热经，润肺止咳，健脾消积，解热镇咳，生津除烦，敛肺驱虫，收涩止泻。诸药合用，除湿调经，理气止泻。

【预防调护】

1.注意饮食，调补脾胃。

2.忌经期贪食生冷，注意防寒保暖。

【按语】

苗医认为象伐洛扎嘎（经期腹泻）多因脾胃虚弱所致。脾主运化，若脾气虚弱，则运化失司，水谷精微不化，水湿内停，因行经期间经水下注，气血本不充盈，水湿遂与经水齐下致经行腹泻。

三、象伐洛奴朗柯 *Hxangd hfak niel nangl khob dus dul*（经行眩晕）

【概述】

苗医称经行眩晕为象伐洛奴朗柯（*Hxangd hfak niel nangl khob dus dul*），指月经前后，头晕眼花，天摇地动。

【呼候疾鹏·苗医症疾】

本病属小症，分冷病经来眩晕和热病经来眩晕两个小疾。

【爱讲夺·成因】

多因平素体体虚，贫血或性情急躁、内有湿热所阻。

【梗夺蒙·病由】

体虚贫血者，血不养神，加之月经量过多，血少不能养心，产生眩晕；性情暴躁者，血热上扰，出现神昏，天摇地动，站立不稳。

【病证分类辨治】

1. 热病经来眩晕

蒙里夺（病证表现）：经期头晕目眩，视物旋转，天摇地动，站立不稳，恶心呕吐，口苦咽干，烦躁易怒，月经量多，血色鲜红。

兴冷（属经）：属热经热病。

佳合蒙（治则）：汗吾窝摆都（滋阴降火），宕挡停网亭（镇静安神）。

欧夺息佳、冈偶（用方、方解）：

鸡衣（苦丁茶）15g，芮嘎里（旱莲草）15g，芮朴翁（制何首乌）20g，豆斗殴（决明子）15g，酒桑咯咯列里（牛膝）15g，水煎服。

鸡衣，性冷，味苦、涩，属冷药，入热经，清热解毒；芮嘎里，性凉，味酸、甘，属冷药，入热经，凉血益阴；莴朴翁，性热，味甘、微涩，属热药，入冷经，补肝肾，养精血；豆斗殴，性冷，味苦，属冷药，入热经，清肝；酒桑咯咯列里，性冷，味酸、苦，属冷药，入热经，活血化瘀，清热解毒。

2. 冷病经来眩晕

蒙里夺（病证表现）：经行前后，头目眩晕，心慌，少寐，月经量少，面色萎黄，或苍白无色，腰腿无力；月经色红质稀或胸闷，小腹胀，纳少。

兴冷（属经）：属冷经冷病。

佳合蒙（治则）：汗吴怡象（滋养精血），挡琉仃网停（养心安神）。

欧夺息佳、冈偶（用方、方解）：

莴阿苯（土人参）20g，莴索该（冬苋菜）15g，豆顿（杜仲）15g，莴里略坝（远志）10g，雉豆莴岗（桑椹）20g，水煎服。

莴阿苯，性热，味甘，属热药，入冷经，补虚健脾；莴索该，性平，味微甘，属两经药，清热利湿；豆顿，性热，味甘，属热药，入冷经，补肝肾；莴里略坝，性冷，味苦、微辛，属冷药，入热经，宁心安神；雉豆莴岗，性热，味甘，属热药，入冷经，补肝益肾。

四、象伐洛蒙柯 *Hxangd hfak lol mongb khob*（妇人经水来潮头痛）

【概述】

苗医称行经时头痛为象伐洛蒙柯（*Hxangd hfak lol mongb khob*）。

中医将每遇经期或行经前后，出现以头痛为主要症状，经后辄止者，称为"经行头痛"。

【呼候疾鹏 · 苗医症疾】

本病属小症，分热病经来头痛和冷病经来头痛两个小疾。

【爱讲夺 · 成因】

平素体虚瘦弱或久病大病，气血不足；或血瘀内损，经脉受阻；或情绪失调，伤气伤血引起。

【梗夺蒙·病由】

多因平素体质虚弱，经水来潮气血亏虚，头脑失养，故而头痛；或情志失调，血行不畅，血脉不通，因而头痛。

【诊查要点】

1. 诊断依据

（1）病史：有久病体弱、精神过度刺激史。

（2）临床表现：每逢经期或经行前后，出现明显头痛，周期性反复发作，经后辄自止。疼痛的部位或在颠顶，或在头部一侧，或两侧太阳穴；疼痛的性质有掣痛、刺痛、胀痛、绵绵作痛，因人而异，严重者剧痛难忍。

（3）妇科检查：无异常。

2. 相关检查

可行头颅 CT 检查排除颅脑占位性病变。

【鉴别诊断】

1. 各碑懵沾 *Hxangd hfak lol mongb khob*（经行外感头痛）

经行外感头痛为经行期间偶感风寒或风热以致头痛者，虽可见头痛不适，但临床上必有表证可辨，如恶寒、发热、鼻塞、流涕、咽痒、脉浮等，其发病与月经周期无关。

2. 懵孬柯 *mongb pit khob*（偏头痛）

多因气血虚弱或外感风寒而导致的一侧头痛，表现为胀痛或刺痛，可在经期出现，但发病与月经周期无关。

【病证分类辨治】

1. 热病经来头痛

蒙里夺（病证表现）：经水来潮时头痛，或颠顶掣痛，头昏目眩，口苦咽干，烦躁易怒，伴小腹疼痛。

兴冷（属经）：属热经热病。

佳合蒙（治则）：挡蒙扭哈向（止痛调经），旭嘎汕渣都（清肝泻火）。

欧夺息佳、冈偶（用方、方解）：

榜萵芜（菊花）15g，佳架山（龙胆草）12g，鸡衣（苦丁茶）18g，姜加莪董（麦冬）12g，佳劳略（钩藤）10g，水煎服。

榜苪芜，性冷，味苦，属冷药，入热经、快经、半边经，清热解毒；佳架山，性冷，味苦，属冷药，入热经，清热平肝，清肝泻火；鸡衣，性冷，味苦、涩，属冷药，入热经，清肝火；姜加莪董，性热，味甘，属热药，入冷经，滋阴生津；佳劳略，性热，味微甘，属热药，入冷经、哑经，清热，平肝止痛，息风。诸药合用，清热疏肝，调经止痛。

2.冷病经来头痛

蒙里夺（病证表现）：经期头痛，呈叩击痛，头晕，心慌少麻，神疲乏力，身冷，沉默寡言。

兴冷（属经）：属冷经冷病。

佳合蒙（治则）：挡蒙扭哈向（止痛调经），替笨挡蒙（理气止痛）。

欧夺息佳、冈偶（用方、方解）：

苪布套学（血人参）15g，珍豆苪播（枸杞子）20g，佳欧芜（党参）15g，高立日（天麻）20g，水煎服。

苪布套学，性热，味涩、微苦，属热药，入冷经，滋阴补肾，补气涩血；珍豆苪播，性热，味甘，属热药，入冷经，补肝肾；佳欧芜，性热，味甘，属热药，入冷经，补中益气，健脾；高立日，性平，味淡，属两经药，平肝抑阳，祛风通络。

五、象伐艾蒙疾无力 *Hxangd hfak ait denx jil wul nix*（月经乳房胀痛）

【概述】

苗医将月经前后乳房胀痛称为象伐艾蒙疾无力（*Hxangd hfak ait denx jil wul nix*）。

中医将每于行经前后，或正值经期，出现乳房作胀，或乳头胀痒疼痛，甚则不能触碰者，称"经行乳房痛"。

【呼候疾鹏·苗医症疾】

本病为小症，分热病月经乳房胀痛和冷病月经乳房胀痛两个小疾。

【爱讲夺·成因】

每当经行前后或经期，出现乳房胀痛，乳头发痒、肿胀、疼痛。本病多因个人卫生不良，房事过多、不洁，或外受热毒、水毒等邪毒伤血所致。

【梗夺蒙·病由】

热毒、湿毒或气毒侵袭人体伤气、伤血，湿热毒邪瘀积，导致气血郁滞，血脉不通，乳房胀痛。

【诊查要点】

1. 诊断依据

（1）病史：有久病、不孕或七情内伤史。

（2）临床表现：经期或行经前后出现乳房胀痛，乳头胀痒疼痛，甚则痛不可触，经后逐渐消失，连续发作 2 个月经周期以上。

（3）体格检查：发作时双侧乳房胀满，可有触痛，但无肿块，皮色不改变，经后消失。

（4）妇科检查：盆腔器官无异常。

2. 相关检查

乳腺 B 超或红外线扫描可排除乳房实质性肿块所致的乳房胀痛。

【鉴别诊断】

尖屋良迈疾 *Jil wul gid niangs maix bod jil*（乳腺结节）

气血虚弱或其他因素造成乳房内形成肿块，并伴有疼痛，在经期前后肿块会有质地的变化，并伴有触痛。两者均随月经周期而发，经后消失。但经行乳房胀痛检查多无器质性改变，乳房 B 超或红外线扫描有助于鉴别诊断。

【病证分类辨治】

1. 热病月经乳房胀痛

蒙里夺（病证表现）：经前或经期，乳房胀痛或乳头痒痛。月经不畅，色暗红，小腹胀痛，胸闷，情志失调，时常叹息。

兴冷（属经）：属热经热病。

佳合蒙（治则）：素象赊洛（活血通经），拦蒙扭哈向（止痛调经）。

欧夺息佳、冈偶（用方、方解）：

莴里略坝（小远志）15g，仰德着（田基黄）15g，佳涝给确（益母草）15g，豆姜额（苦棟子）12g，水煎服。

莴里略坝，性冷，味苦、微辛，属冷药，入热经，宁心安神，祛痰开窍，消肿散痛；仰德着，性热，味甘、微苦，属冷药，入热经，清热利湿，解毒消肿，散瘀止痛；佳涝给确，性冷，味苦，属冷药，入热经，活血祛瘀，疏肝调经；豆姜额，性冷，味苦、涩，属冷药，入热经，有小毒，理气止痛。

2.冷病月经乳房胀痛

蒙里夺（病证表现）：行经时或经后两侧乳房胀痛，按之柔软无块，月经量少，色淡，眼干涩，咽干口燥，手足心热。

兴冷（属经）：属冷经冷病。

佳合蒙（治则）：布笨怡象（补气养血），挡蒙扭哈向（止痛调经）。

欧夺息佳、冈偶（用方、方解）：

仰抵嘎（沙参）20g，姜加莪董（麦冬）15g，豆姜额（苦楝子）10g，珍豆莴播（枸杞子）15g，水煎服。

仰抵嘎，性热，味甘，属热药，入冷经；姜加莪董，性热，味甘，属热药，入冷经，滋阴生津；豆姜额，性冷，味苦、涩，属冷药，入热经，有小毒，顺气止痛；珍豆莴播，性热，味甘，属热药，入冷经，退热，凉血，补肝肾。

六、象伐洛蒙疾 *Hxangd hfak lol mongb qub*（经来身痛）

【概述】

苗医将行经前后全身疼痛，随月经结束疼痛消失称为象伐洛蒙疾（*Hxangd hfak lol mongb qub*）。

中医将每遇经行前后或正值经期，出现以身体疼痛为主症者，称"经行身痛"。

【呼候疾鹏·苗医症疾】

本病为小症，分冷病月经身痛及热病月经身痛两个小疾。

【爱讲夺·成因】

苗医认为，本病多因平素体质虚弱，气血不足所致。

【梗夺蒙·病由】

本病由风寒热毒侵入人体，伤气伤血，筋脉失养，经水来潮失血过多，加重气血亏虚,故而经来身痛;或湿热伤血,气滞血瘀,导致经水来潮身痛。

【诊查要点】

1. 诊断依据

(1)病史:失血或久病史,经期、产后感受寒湿史。

(2)临床表现:行经时或经行前后,出现身体疼痛或手足麻痹;或经行身痛加重,经净疼痛渐减,随月经呈周期性发作。

(3)妇科检查:盆腔器官未发现异常。

2. 相关检查

血液检查示红细胞沉降率及抗链球菌溶血素"O"试验结果正常,类风湿因子阴性。

【鉴别诊断】

过痓睓 *Gos jenb seil*(经期外感)

经期外感为经期偶感风寒之邪,无周期性,且有恶寒、发热、流涕、脉浮等症。而经行身痛,伴随月经周期发作,无外感症状。

【病证分类辨治】

1. 冷病月经身痛

蒙里夺(病证表现):经期全身疼痛无力,四肢麻木,腰酸,月经量少,色淡。

兴冷(属经):属冷经冷病。

佳合蒙(治则):怡象布笨(养血益气),迫喔净挡蒙(疏经止痛)。

欧夺息佳、冈偶(用方、方解):

嘎炯芒桑(棉花根)20g,珍发秋(木瓜)15g,莴布当(五加皮)15g,嗟尚(大血藤)20g,水煎服。

嘎炯芒桑,性冷,味淡,属冷药,入热经,通经,利湿;珍发秋,性冷,味酸、涩,属冷药,入热经,平肝;莴布当,性热,味辛,属热药,入冷经,祛风除湿;嗟尚,性冷,味苦,属冷药,入热经,壮骨养血,活血通经。诸药合用,养血益气,通经止痛。

2. 热病月经身痛

蒙里夺(病证表现):经期腰腿关节疼痛,身热,经水带有血块(相法罗买嘎谁),色暗红。

兴冷（属经）：属热经热病。

佳合蒙（治则）：维角烊丢象（活血化瘀），滇劫挡蒙（祛风止痛）。

欧夺息佳、冈偶（用方、方解）：

芮佬噪（当归）15g，佳劳略（钩藤）12g，珍发秋（木瓜）15g，仰嗟嘎（鸡血藤）20g，水煎服。

芮佬噪，性热，味辛、甘，属热药，入冷经，补血、活血；佳劳略，性热，味微甘，属热药，入冷经、哑经，清热；珍发秋，性冷，味酸、涩，属冷药，入热经，舒筋平肝；仰嗟嘎，性热，味甘、微苦，属热药，入冷经，补血，清热利湿。诸药合用，补血祛风，止痛。

七、象伐洛铺五 *Hxangd hfak lol pub wux*（经来浮肿）

【概述】

苗医称经来浮肿为象伐洛铺五（*Hxangd hfak lol pub wux*），指行经期间四肢和面部浮肿。

中医将每逢经行前后，或正值经期，头面四肢浮肿者，称为"经行浮肿"。

【呼候疾鹏·苗医症疾】

本病属小症，分冷病经来浮肿和热病经来浮肿两个小疾。

【爱讲夺·成因】

本症多因平素体虚，胃肠虚弱，水谷运化无力；或因水湿损伤气血，以致血行不畅，气滞寒凝而浮肿；或因情绪不畅，或疲劳过度，而致血瘀浮肿。

【梗夺蒙·病由】

平素消化功能欠佳，或饮食不洁，经期气血亏虚加重，运行无力，水液停滞，产生浮肿。

【诊查要点】

1.诊断依据

（1）病史：过劳史或七情内伤史。

（2）临床表现：经行颜面四肢浮肿，伴随月经周期而出现，经净则浮肿渐消。

（3）全身检查：经行前后或经期体重可增加，或出现颜面、四肢浮肿。

（4）妇科检查：一般无器质性改变。

2. 相关检查

内分泌检查：血、尿中的雌激素、催乳素水平可见增高，或雌激素与孕激素比值升高。肝功能、肾功能、血浆蛋白均正常，尿常规检查多属正常范围。

【鉴别诊断】

1. 果木务斛究 *Pub lol pub bil*（心源性水肿）

心源性水肿可有心功能减退、心率加快、呼吸困难、颈静脉怒张、肝肿大。

2. 懵善达娃 *Hfud nais jongt gek*（肝硬化）

肝硬化多有肝病、肝功能异常病史，水肿多在肝病晚期出现，常见腹水，无周期性。

3. 必呱够啷哦比朗蒙 *Diuf duf mangs*（肾小球性肾炎）

肾小球性肾炎晚期出现肢体浮肿，同时伴有血尿、蛋白尿等，有肾功能不全病史，水肿程度较重，无周期性。二者可通过肾功能检查来区分。

【病证分类辨治】

1. 冷病经来浮肿

蒙里夺（病证表现）：经行前后，颜面、四肢浮肿，胸闷，胃胀，腰膝酸软，月经量多，色淡，大便稀。

兴冷（属经）：属冷经冷病。

佳合蒙（治则）：麦靓韦麦芳滫内（健脾除湿），洼沃泱安（利水消肿）。

欧夺息佳、冈偶（用方、方解）：

苞姜给打（茯苓）15g，桂枝（与中药同名）10g，娜丽（山药）15g，莴里八降（车前草）20g，水煎服。

苞姜给打，性热，味甘，属热药，入冷经，利水渗湿，健脾补中；桂枝，味辛、甘，属热药，入冷经，辛温燥湿；娜丽，性热，味甘，属热药，入冷经，健脾，理气；莴里八降，性冷，味甘，属冷药，入热经，清热利尿。诸药合用，利水消肿。

2. 热病经来浮肿

蒙里夺（病证表现）：经期全身肿胀，胸闷，腹胀，情志失调，纳差，善太息。

兴冷（属经）：属热经热病。

佳合蒙（治则）：替笨象泱（理气活血），沉匀泱安（行气消肿）。

欧夺息佳、冈偶（用方、方解）：

豆姜额（苦楝子）10g，佳涝给确（益母草）30g，莴壳溜（泽兰）10g，水煎服。

豆姜额，性冷，味苦、涩，属冷药，入热经，有小毒，平肝理气；佳涝给确，性冷，味苦，属冷药，入热经，活血祛瘀，利尿消肿；莴壳溜，性冷，味苦，属冷药，入热经，活血祛瘀，解毒消肿。诸药合用，理气活血，行气消肿。

八、象伐来洛拉米 *Hxangd hfak laib lol lax miel*（月经口腔溃疡）

【概述】

苗医将经前或行经时口腔溃疡称为象伐来洛拉米（*Hxangd hfak laib lol lax miel*）或江岗洛、拉布洛，亦称猫鬼病。

中医将每值经前或行经时，口舌糜烂，经后渐愈，每月如期反复发作者，称"经行口糜"。

【呼候疾鹏·苗医症疾】

本病属小症，分冷病月经口舌生疮和热病月经口舌生疮两个小疾。

【爱讲夺·成因】

本病多因情绪不畅，或饮食不洁引起。

【梗夺蒙·病由】

气血运行不畅，经脉不通，气血亏虚，口腔污秽邪毒造成经前或经期口舌生疮。

【诊查要点】

1．诊断依据

（1）病史：有过劳或热性病史。

（2）临床表现：经前或经行时口舌红肿、糜烂生疮。伴随月经周期发作，经后渐愈。

（3）妇科检查：无异常。

2．相关检查

实验室检查多无明显异常改变，但对口糜较重者，应查血常规，必要时对病变局部进行渗出物的培养及皮肤过敏实验等，以排除其他疾病。

【鉴别诊断】

曾喇 *Zhut yot maob*（狐惑病）

狐惑病与西医学的白塞病（即眼—口—生殖器综合征）有相似之处。初起可表现为口唇、舌部及颊部、咽部黏膜圆形或卵圆形溃疡，随着病情的发展，还将出现生殖器和眼部角膜等处溃疡；病程较长，久治不愈。经行口糜限于经行期间反复出现的口腔黏膜溃破糜烂，经后溃疡自愈，反复发作于月经周期。故二者可鉴别。

【病证分类辨治】

1. 冷病月经口舌生疮

蒙里夺（病证表现）：月经前后口舌生疮，心烦，口燥咽干，月经量少，色红，手脚心发热，尿少色黄。

兴冷（属经）：属冷经冷病。

佳合蒙（治则）：旭嘎凯滁内（清热利湿），造类抵港（燥湿杀虫）。

欧夺息佳、冈偶（用方、方解）：

仰抵嘎（沙参）20g，娜丽（山药）20g，苞姜给打（茯苓）15g，潘豆芳（十大功劳）20g，水煎服。

仰抵嘎，性热，味甘，属热药，入冷经，清热养阴；娜丽，性热，味甘，属热药，入冷经，清热解毒，止血，止痛；苞姜给打，性热，味甘，属热药，入冷经，渗湿；潘豆芳，性冷，味苦，属冷药，入热经，泻火解毒。诸药合用，清热利湿，燥湿杀虫。

2. 热病月经口舌生疮

蒙里夺（病证表现）：月经前后口舌生疮，口腻而臭，月经量多，色深红，口干喜饮，尿黄便结，或咽干舌燥，口舌疱疹，腹部胀闷，大便臭秽。

兴冷（属经）：属热经热病。

佳合蒙（治则）：汗吾窝摆都（滋阴降火），滇丢象（化瘀）。

欧夺息佳、冈偶（用方、方解）：

莴灰秋（土大黄）12g，仰格陇给（竹叶）15g，豆比吼哈羌（三颗针）12g，莴壳欧（薄荷）6g，水煎服。

莴灰秋，性冷，味苦、涩，属冷药，入热经，清热解毒，凉血；仰格陇给，性冷，味淡，属冷药，入热经，清热；豆比吼哈羌，性冷，味苦，属冷药，入热经，清热燥湿，泻火解毒；莴壳欧，性冷，味辣，属冷药，入热经，疏散风热。诸药合用，共奏清热利湿的功效。

第七节 嘎欧夜蒙
Ghab eb yut mongb（妇人腹痛）

【概述】

苗医称妇人腹痛为嘎欧夜蒙（*Ghab eb yut mongb*）。嘎欧夜蒙是由月经来潮时不注意个人卫生，或者产后保养不恰当引起；发病因素主要是风寒水湿热毒入侵；致病机理是风寒水湿热毒入侵，导致气、水、血受损，气滞血瘀，日久化热，损伤经脉，出现的以小腹痛为特点的一类疾病。

中医妇人腹痛，包含两方面。一方面指痛经，指妇女正值经期或经行前后，出现周期性小腹疼痛，或引起腰骶，甚至剧痛昏厥者；另一方面指产后腹痛，指产妇在产褥期内，发生与分娩或产褥有关的小腹疼痛。

西医将痛经分为原发性痛经和继发性痛经。继发性痛经多见于盆腔器质性疾病如盆腔炎、宫颈狭窄、子宫腺肌病或子宫内膜异位症等。原发性痛经又称为功能性痛经，无器质性病变，多见于青少年女性。孕妇分娩后，由于子宫的缩复作用，小腹呈阵阵作痛，于产后 1～2 日出现，持续 2～3 日，自然消失属生理现象，称为"宫缩痛""产后痛"，若疼痛剧烈难以忍受，则可参照本病辨治。

【呼候疾鹏·苗医症疾】

嘎欧夜蒙为小症，分为热经妇人小肚疼痛和冷经妇人小肚疼痛两个小疾。

【爱夺讲·成因】

苗族医学认为月经来潮不注意个人卫生，素体虚弱，产后血虚，情志失调，感受风寒、水湿，或者妇人生产后休养、营养不当均可导致本病的发生。水液、血液、气体凝结于体内，可伤津耗气，气血瘀滞在体内，病程迁延日久，可郁而化热，血热侵袭，经脉循行受阻，引起妇人小腹疼痛不适，日久不能恢复。根据病邪寒热的性质，可以分为热经妇人小肚疼痛和冷经妇人小肚疼痛两种小疾。

【梗夺蒙·病由】

本病由体弱感受外邪等引起体内的气、血、水受损，伤血耗气；气血瘀滞在体内，疾病迁延或治疗不当，会引起疾病的进一步加重，最终致热邪滋生，血热侵袭机体，经脉循行不畅，引起妇人的小腹疼痛。

【诊查要点】

1. 诊断依据

（1）痛经的诊断依据：有痛经史，或有经量异常、不孕、放置宫内节育器、盆腔炎等病史。

腹痛多发生在经前 1～2 天，行经第 1 天达高峰，疼痛呈阵发性、痉挛性，或胀痛伴下坠感，严重者可放射到腰骶部、肛门等部位，甚至面色苍白、出冷汗、手足发凉等晕厥之象。

排除其他内科疾病中的痛症。

（2）产后腹痛的诊断依据：素体虚弱，产时、产后失血过多，或情志不遂，或感风寒病史。

新产后至产褥期内出现小腹部阵发性剧烈疼痛，或小腹隐隐作痛，多日不解，不伴寒热，常伴有恶露量少，色紫暗有块，排出不畅，或恶露量少，色淡红等临床表现。

2. 相关检查

行体格检查、超声检查、盆腔 MRI、腹腔镜、宫腔镜检查等协助诊断。

【鉴别诊断】

粑傣蒙曲 *Bab daib mongb qub*（妊娠腹痛）

嘎欧夜蒙由月经来潮时不注意个人卫生，或者产后保养不恰当引起；发病因素主要是风寒水湿热毒入侵；致病机理为风寒水湿热毒入侵，导致气、水、血受到损伤，气滞血瘀，日久可化热，经脉损伤，临床以小腹痛为主症。粑傣蒙曲发病与身体虚弱、气血两虚有关；病机为身体虚弱，气虚使血液运行不畅，日久引起气滞血瘀，以小腹疼痛、头晕眼花、心慌、脸色黄、手脚冷、进食少为主症。

【病证分类辨治】

1. 热经妇人小肚疼痛

蒙里夺（病证表现）：发热，怕冷，小腹疼痛，白带量多，色黄，黏稠，气味腥臭，口干，纳可，大便干燥，小便少，色黄。

兴冷（属经）：属热经热病。

佳合蒙（治则）：旭嘎凯沓痴（清热解毒），替笨挡蒙（理气止痛）。

欧夺息佳、冈偶（用法、方解）：

仰松芭（香附）15g，珍桐（桃仁）12g，阿蒙（延胡索）10g，豆比吼哈羌（三颗针）15g，莴仰西（茜草）12g，豆榜乃（木芙蓉）20g，水煎服。

仰松芭，性热，味微甘，属热药，入冷经，理气疏肝，调经止痛；珍桐，性冷，味苦，属冷药，入热经，活血通络，解毒；阿蒙，性温，味辛，属热药，入冷经，理气止痛；豆比吼哈羌，性冷，味苦，属冷药，入热经，清热燥湿，泻火解毒；莴仰西，性热，味酸、涩，属热药，入冷经，凉血止血；豆榜乃，性热，味甘、微苦，属热药，入冷经，清热凉血。

2. 冷经妇人小肚疼痛

蒙里夺（病证表现）：小腹疼痛，腰部下腹坠胀，经期疼痛加重，白带量多，月经不调，经期提前或延后，经期小腹可摸到包块，小腹坠胀。

兴冷（属经）：属冷经冷病。

佳合蒙（治则）：推象黔挌（活血通络），滇丢象（祛瘀）。

欧夺息佳、冈偶（用法、方解）：

仰松芭（香附）15g，红根（丹参）15g，榜瓦格（鸡冠花）15g，嘎龚布梭学嘎八（见血飞）20g，佳加嘎收（阴行草）15g，水煎服。

仰松芭，性热，味微甘，属热药，入冷经，理气疏肝，调经止痛；红根，性冷，味苦，属冷药，入热经，活血凉血；榜瓦格，性冷，味微涩，属冷药，入热经，调经止痛；嘎龚布梭学嘎八，性冷，味苦，属冷药，入热经，祛风止痛，散瘀止血，消肿解毒；佳加嘎收，性冷，味苦、辛，属冷药，入热经，苦寒清热利湿，祛瘀止痛。

【预防调护】

1.注意局部保暖，少吃辛辣刺激性及生冷食物。

2.保持舒畅、愉快的心情。

3.注意经期卫生，防止病菌感染。

4.加强营养和锻炼，避免劳累或受凉。

【按语】

苗医认为引起疾病的病因包括内损和外因。水、气、血是人体的基本物质。气、血、水相依相存，相互影响，相互变化，气可推动血液运行，故有"气血相互依存，气推血走，血带气行""水生血，血带水，血水相融，血无水不能生，水无血不养人"之说。本病由多种原因引起体内的气、血、水受损，伤血耗气，气血瘀滞在体内，经脉循行不畅而致病。治疗以活血化瘀，行气止痛为主。

第八节　欧舒纳洛
Eb les not lol（带下过多）

苗医称白带过多为欧舒纳洛（*Eb les not lol*），别名洛欧舒。欧舒纳洛主要由热毒、湿毒、房事不节、过度劳累、素体虚弱引起；发病因素主要是热毒、湿毒或者劳累虚弱等；致病机理为湿邪之气，内侵胞宫，导致任脉损伤，带脉失约，引起带下疾病，出现以带下量明显增多，色、质、气味异常，或伴有局部及全身症状的一类疾病。

中医的带下过多症，多因湿邪伤及任带二脉，使任脉不固，带脉失约。

西医各类阴道炎、宫颈炎、盆腔炎、内分泌功能失调（尤其是雌激素水平偏高）等疾病引起的阴道分泌物异常与此病证临床表现类似的时，均可参照本病辨治。

【呼候疾鹏·苗医症疾】

本症属带中大症之一，分冷病血虚白带过多、热病白带过多、热病白带过少三个小症。

【爱夺讲·成因】

苗族医学认为，热毒、湿毒、房事不节、过度劳累、素体虚弱均可导致疾病的发生。人与自然环境是一个相互联系的有机整体，自然界气候的变化或者人体自身变化，均可引起疾病，而本病主要与热毒、湿毒、房事不节、过度劳累、素体虚弱有关。

【梗夺蒙·病由】

本病主要是热毒、湿毒、房事不节、过度劳累、素体虚弱引起的。经期或者产后感受湿邪之气，内侵胞宫，导致任脉损伤，带脉失约，引起带下疾病。内湿的产生与脏腑气血功能失调有密切关系，如脾虚运化失职，水湿内停，下注任带，肾阳不足，气化失常，水湿内停，素体阴虚，感受湿热之邪，伤及任带。

【诊查要点】

1. 诊断依据

（1）经期、产后余血未净，摄生不洁，或不禁房事，或妇科手术后感染邪毒，或素体虚弱等。

（2）有带下增多，伴有带下的色、质、气味异常，或伴有阴部瘙痒、灼热、疼痛，或兼有尿频尿痛等症状。

2. 相关检查

妇科查体、B超、阴道分泌物涂片检查等检查协助诊断。

【鉴别诊断】

伐僵点 Hvent gangb（阴疮）

欧舒纳洛发病与热毒、湿毒、房事不节、过度劳累、素体虚弱有关，病机为湿邪之气内侵胞宫，导致任脉损伤，带脉失约；以带下量明显增多，色、质、气味异常为主症。伐僵点发病与湿毒、热毒、气毒侵袭机体有关，病机为湿热之邪蕴积体内，气血瘀滞，日久阴道子宫受累，以尿频、尿痛、尿急、尿不尽、尿末有脓血或腥臭分泌物为主症。

【病证分类辨治】

1. 冷病血虚带下过多

蒙里夯（病证表现）：带下量多，色淡，质稀，下流绵绵不断，不臭；面色苍白或萎黄，四肢倦怠，胸闷，量少，便稀，腰酸痛，四肢、小腹冷。

兴冷（属经）：属冷经冷病。

佳合蒙（治则）：布笨怡象（补气养血），滁内挡带（除湿止带）。

欧夺息佳、冈偶（用方、方解）：

佳欧芜（党参）20g，娜丽（山药）20g，豆榜乳（木槿）15g，珍芭沟豆（银杏）

18g，珍陡（薏苡仁）15g，佳珍嘎佬苑（石串莲）20g，水煎服。

佳欧芜，性热，味甘，属热药，入冷经，补中益气，白带过多；娜丽，性热，味甘，属热药，入冷经，清热解毒，理气；豆榜乳，性冷，味苦，属冷药，入热经，清热利湿；珍芭沟豆，性冷，味苦、涩，属冷药，入热经，有小毒，养肺，止带；珍陡，性平，味甘、淡，属两经药，健脾利湿，清热解毒；佳珍嘎佬苑，性热，味甘、淡，属热药，入冷经，养阴清热，生津止带。

2. 热病白带过多

蒙里夺（病证表现）：带下量多，色黄或赤白相兼，质稠，有气味，阴部灼热或阴部瘙痒，腰酸腿软，头晕耳鸣，五心烦热，咽干口燥，或烘热汗出，失眠多梦，带下色黄黏稠，小腹作痛，口苦、口腻，脘闷，纳呆，尿少色黄。

兴冷（属经）：属热经热病。

佳合蒙（治则）：旭嘎凯滁内（清热利湿），滁内挡带（除湿止带）。

欧夺息佳、冈偶（用方、方解）：

珍芭沟豆（银杏）16g，榜瓦格（鸡冠花）18g，佳架山（龙胆草）20g，豆榜乳（木槿）12g，佳欧万朗（蛇倒退）15g，乌哦项榜（臭草）15g，水煎服。

珍芭沟豆，性平，味苦、涩，属冷药，入热经，有小毒，止带；榜瓦格，性冷，味甘，属冷药，入热经，敛止血，止带，止痢，清热利湿；佳架山、豆榜乳，性平，味甘，属冷药，入热经，清热利湿；佳欧万朗，性冷，味酸、微涩，属冷药，入热经，清热解毒，散瘀，清热利湿，除湿止带；乌哦项榜，性冷，味苦，属冷药，入热经，清热解毒。

【预防调护】

1. 避免劳累，加强营养与锻炼。

2. 注意个人卫生，防止病菌感染。

3. 调畅情志，忌食生冷瓜果。

【按语】

苗医认为疾病的病因主要包括内损和外因。本病主要是由感受热毒、湿毒，房事不节，过度劳累，素体虚弱引起的。经期或者产后感受湿邪之气，内侵胞宫，导致任脉损伤，带脉失约，引起带下疾病。内湿的产生与脏腑气血功能失调有密切的关系，如脾虚运化失职，水湿内停，下注任带，肾阳不足，气化失常，水湿内停，素体阴虚，感受湿热之邪，伤及任带。治疗以清热利湿，止带为主。

附：

洛欧书洛休 *Lol eb dlub lol xus*（带下过少症）

洛欧书洛休（*Lol eb dlub lol xus*）指带下量明显减少，导致阴中干痒涩痛，甚至阴部萎缩者。苗医认为，邪毒伤水、伤血，体质虚弱等引起的精亏液少均可引起本病。人与自然环境是统一的有机整体，外邪侵袭机体或者感受湿邪均可导致机体内部疾病的发生；本病的病因极其复杂，多与邪毒伤水伤血、体质虚弱有关系。素体虚弱或者邪毒入侵会伤津耗液，引起血水减少，津液亏损，血枯瘀阻，任带失养，日久可致带下量少，色稀，阴道干涩，外阴萎缩。

【诊查要点】

1. 诊断依据

（1）有卵巢早衰、手术切除卵巢、盆腔放疗、盆腔炎症、反复流产史、产后大出血或长期服用某些药物抑制卵巢功能等病史。

（2）有带下过少，甚至全无，阴道干涩、痒痛，甚至阴部萎缩，或伴性欲低下，性交疼痛，烘热汗出，月经错后、稀发、经量偏少，闭经，不孕等临床表现。

2. 相关检查

妇科检查、内分泌激素测定、阴道脱落细胞涂片检查等协助诊断。

【鉴别诊断】

迈娄阿蒙象 *Naix lul ax mongb hxangb*（绝经前后诸证）

迈娄阿蒙象发病与老年人气血亏虚有关，病机为气血亏虚，机体功能下降，机体平衡遭到破坏；以全身不适、阴道干涩、性格暴躁、耳鸣头昏、心慌失眠为主症。洛欧书洛休发病与邪毒伤水伤血、体质虚弱有关，病机为素体虚弱或者邪毒入侵伤津耗液，引起血水减少，津液亏损，血枯瘀阻，任带失养；以带下量少，色稀，阴道干涩，外阴萎缩为主症。

【病证分类辨治】

蒙里夺（病证表现）：带下逐渐减少，甚至全无，阴部干涩、热痛，阴痒，阴部萎缩，性交疼痛，头晕耳鸣，腰膝酸软，全身无力，经水来潮小肚疼痛，经色紫暗，夹有血块。

兴冷（属经）：属冷经冷病。

佳合蒙（治则）：维角烊丢象（活血化瘀），汗吾握曲靳（滋阴生津）。

欧夺息佳、冈偶（用方、方解）：

嘎罢嗟姜（菟丝子）20g，姜加裁董（麦冬）15g，娜丽（山药）20g，珍豆苪播（枸杞子）20g，嗟尚（大血藤）15g，水煎服。

嘎罢嗟姜，性热，味甘，属热药，入冷经，补肾固涩；姜加裁董，性热，味甘，属热药，入冷经，滋阴生津；娜丽，性热，味甘，属热药，益气养阴，补脾补肾；珍豆苪播，性热，味甘，属热药，入冷经，滋阴；嗟尚，性冷，味苦，属冷药，入热经，活血通经。

第九节　多仰伐旧恰
Dol ring hfak qut qat（妇人阴痒）

【概述】

苗医称妇人阴痒为多仰伐旧恰（*Dol ring hfak qut qat*），多是由于久居潮湿、不注意个人卫生引起的，发病因素主要是虫邪、湿邪、热邪、年老体弱；致病机理是肾司二阴，气血不足，精血减少，致阴部肌肤失去滋润，出现痒痛难忍、坐卧不宁或伴带下增多等症状的一类疾病。

中医妇人阴痒，内因脏腑虚损，肝肾功能失常，外因感受湿邪、热邪或湿热生虫，虫毒侵蚀，则致痒痛难忍。

西医中的外阴瘙痒症、外阴炎、阴道炎、外阴白色病变等出现以阴痒为主症时，亦可参照本病辨证论治。

【呼候疾鹏·苗医症疾】

本病为小症，分热经外邪阴痒及热经内邪瘙痒两个小疾。

【爱夺讲·成因】

苗医认为，久居潮湿、不注意个人卫生，虫邪、湿邪热邪进入阴部；或者患者年老体弱，气血亏虚，最终引起阴部瘙痒。

【梗夺蒙·病由】

本病的致病因素主要有热经内邪和热经外邪两种。素体虚弱，或者年老体衰，气血不足，精血减少，致阴部肌肤失去滋润，引发阴部瘙痒，伴有带下质稀、量多等症状。

【诊查要点】

1．诊断依据

（1）有不良的卫生习惯，带下量多，长期刺激外阴部，或有外阴瘙痒、阴道炎等病史。

（2）有妇人前阴瘙痒时作，甚至难以忍受，坐卧不安，亦可波及肛门周围或大腿内侧等临床表现。

2．相关检查

妇科检查：外阴部皮肤粗糙，有抓痕，色素减低，甚至皲裂、破溃、黄水淋漓等。行实验室检查，如白带镜检等协助诊断。

【鉴别诊断】

伐僵点 *Hvent gangb*（阴疮）

多仰伐旧恰发病与久居潮湿、个人卫生不洁有关；病机为肾司二阴，气血不足，精血减少，致阴部肌肤失去滋润，以痒痛难忍、坐卧不宁或伴带下增多为主症。伐僵点发病与湿毒、热毒、气毒侵袭机体有关，病机为湿热之邪蕴积体内，使气血瘀滞，气血不通，日久累及阴道子宫，以尿频、尿痛、尿急、尿不尽、尿末有脓血或腥臭分泌物为主症。

【病证分类辨治】

1．热经外邪阴痒

蒙里夺（病证表现）：妇人阴部瘙痒难忍，坐卧不安，外阴皮肤粗糙增厚，有抓痕，黏膜充血破溃，带下量多，色黄如脓，或呈泡沫样，或灰白色如凝乳，腥臭，伴有心烦易怒，胸胁痛，口苦口腻，食欲减退。

兴冷（属经）：属热经热病。

佳合蒙（治则）：旭嘎凯滁内（清热利湿），抵港挡确卡（杀虫止痒）。

欧夺息佳、冈偶（用方、方解）：

佳架山（龙胆草）20g，佳巩山（苦参）20g，莴比赊溜（金钱草）20g，豆嘎里访（黄柏）15g，莴灰秋（土大黄）8g，水煎服。

佳架山，性冷，味苦，属冷药，入热经，清热燥湿，解毒；佳巩山，性冷，味苦，属冷药，入热经，清热利湿，祛风杀虫止痒；莴比赊溜、豆嘎里访，性冷，味苦，属冷药，入热经，清热解毒，泻火燥湿；莴灰秋，性冷，味苦、涩，属冷药，入热经，凉血。诸药合用，清热利湿，杀虫止痒。

2．热经内邪瘙痒

蒙里夺（病证表现）：妇人阴部干涩，灼热痛痒，或带下量少、色黄，重则如血样，手脚心发热，头晕眼花，时有烘热，汗出，耳鸣，腰酸，口干，不思饮食。

兴冷（属经）：属热经热病。

佳合蒙（治则）：汗吾汕布丢（补肝补肾），抵港挡确卡（杀虫止痒）。

欧夺息佳、冈偶（用方、方解）：

佳架山（龙胆草）20g，豆嘎里访（黄柏）15g，莴吼嘎抖（贯众）12g，加欧万囊（杠板归）20g，佳兜岗（白鲜皮）15g，佳嘎陇给（徐长卿）15g，水煎服。

佳架山，性冷，味苦，属冷药，入热经，清热燥湿，清肝泻火；豆嘎里访，性冷，味苦，属冷药，入热经，清热解毒，泻火燥湿；莴吼嘎抖，性冷，味苦，属冷药，入热经，清热解毒，凉血，杀虫；加欧万囊，性平，味酸，归两经，杀虫利湿；佳兜岗，性冷，味苦，属冷药，入热经，杀虫止痒；佳嘎陇给，性热，味香、麻，属热药，入冷经，解毒。诸药合用，清热解毒，杀虫止痒。

【预防调护】

1. 保持会阴部清洁，注意个人卫生。

2. 避免过度刺激。

3. 避免房事过度。

4. 清淡饮食，勿过度劳作。

【按语】

苗医认为引起疾病的病因包括内损和外因。本病的致病因素包括热经内邪和热经外邪两种。素体虚弱，或者年老体衰，气血不足，精血减少，致阴部肌肤失去滋润而发病。临床以杀虫止痒，清热利湿为治法。

第十节　粑傣蒙曲
Bab daib mongb qub（妊娠腹痛）

【概述】

苗医称妊娠腹痛为粑傣蒙曲（*Bab daib mongb qub*），别名粑傣冬蒙败。粑傣蒙曲是孕妇怀孕过程中身体虚弱、气血两虚使血液运行不畅，日久引起气滞血瘀，产妇怀孕时，气血消耗增加，母体会因宫内缺血产生以腹痛为主要特点的一类疾病。

中医将妊娠期因胞脉阻滞或失养，发生小腹疼痛者，称为"妊娠腹痛"，亦名"胞阻"。

西医妊娠腹痛属于先兆流产之一。

【呼候疾鹏·苗医症疾】

妊娠腹痛为小症，分冷病怀崽痛肚及热病怀崽痛肚两个小疾。

【爱夺讲·成因】

苗医认为，身体虚弱、气血两虚是引起此病的主要原因。气血同源，本为一处，气可推动血液运行全身，如果平素身体虚弱，气虚则血液运行不畅，日久会引起气滞血瘀，产妇怀孕时，气血消耗增加，母体会因宫内缺血产生腹痛。

【梗夺蒙·病由】

本病由体质虚弱、气血不足所致。气能推动血液运行全身，如平素身体虚弱伴气虚，血液运行不畅，日久会引起气滞血瘀。妇人妊娠后经常发生小腹疼痛，头晕眼花，心慌，面色黄，手脚冷，进食少。

【诊查要点】

1. 诊断依据

（1）病史：有停经史及早孕反应。

（2）临床表现：妊娠期出现小腹疼痛，以病势较缓的小腹绵绵作痛，或冷痛不适，或隐隐作痛，或小腹连及胁肋胀痛多见。

2. 相关检查

（1）妇科检查：为妊娠子宫。腹部柔软不拒按，得温痛减。

（2）辅助检查：尿妊娠试验阳性。B超提示宫内妊娠、活胎。

【鉴别诊断】

嘎欧夜蒙 *Ghab eb yut mongb*（妇人腹痛）

嘎欧夜蒙与粑傣蒙曲临床均以腹痛为主症。嘎欧夜蒙由月经来潮时不注意个人卫生，或者产后保养不恰当引起；致病机理是风寒水湿热毒入侵，导致气、水、血受到损伤，气滞血瘀，日久化热，经脉损伤。粑傣蒙曲发病与身体虚弱、气血两虚有关；病机为气虚使血液运行不畅，日久引起气滞血瘀，产妇妊娠时，气血消耗增加，母体因宫内缺血产生腹痛。

【病证分类辨治】

1. 冷病怀崽痛肚

蒙里夺（病证表现）：妇人怀孕后经常发生小肚疼痛，头晕眼花，心慌，颜面色黄，手脚冷，进食少，大便稀。

兴冷（属经）：属冷经冷病。

佳合蒙（治则）：怡象（养血），党昂（安胎），挡蒙（止痛）。

欧夺息佳、冈偶（用方、方解）：

莴佬噪（当归）15g，骚羊古（防风）15g，白芍（与中药同名）12g，雉豆莴岗佳菲幼（桑寄生）12g，珍豆蟒（路路通）15g，水煎服。

莴佬噪，性热，味辛、甘，属热药，入冷经，补血；骚羊古，性微温，味辛、甘，属热药，入冷经，祛风养血；白芍，性冷，味苦，属冷药，入热经，养血柔肝，止痛；雉豆莴岗佳菲幼，性热，味甘，属热药，入冷经，养血，补肝肾；珍豆蟒，性冷，味苦，属冷药，入热经，止痛。

2. 热病怀崽痛肚

蒙里夺（病证表现）：小腹常隐隐作痛，有时呈刺痛或胀痛，矢气臭秽，吐酸水，心烦易怒，口渴，手脚心发热。

兴冷（属经）：属热经热病。

佳合蒙（治则）：汗吾汕布丢（滋补肝肾），布笨怡象（补气养血）。

欧夺息佳、冈偶（用方、方解）：

歪倒秀（柴胡）15g，凯访（郁金）10g，苏梗（与中药同名）12g，珍陆（栀子）8g，豆姜额（苦楝子）10g，嘎佬豆金（山栀茶）10g，水煎服。

歪倒秀，性热，味苦、涩，属热药，入冷经，疏肝理气；凯访，性冷，味苦、微辛，属冷药，入热经，行气解郁，止痛；苏梗，性热，味辛，属热药，理气宽中，止痛，安胎；珍陆，性冷，味苦，属冷药，入热经，平肝泻火；豆姜额，性冷，味苦、涩，属冷药，入热经，有小毒，理气止痛；嘎佬豆金，性冷，味苦、辣，属冷药，入热经，镇静，安神。

【预防调护】

1. 劳逸结合，心情舒畅，加强营养。

2. 忌房事，多静养。

3. 若疼痛剧烈难忍，应及时到医院诊治。

【按语】

苗医认为本病的病因包括内损和外因，主要分型是冷病怀崽痛肚及热病怀崽痛肚。本病由体质虚弱、气血不足，如果平素身体虚弱，气虚无力推动血液，血液运行不畅，日久引起气滞血瘀，妇人妊娠后经常发生小腹疼痛，头晕眼花，心慌，颜面色黄，手脚冷，进食少。治疗以止痛安胎为主要治则。

第十一节 粑孜沃
Bab niak od（妊娠呕吐）

【概述】

苗医称妊娠呕吐为粑孜沃（*Bab niak od*），别名宝傣凹凸。粑孜沃由妇女素体虚弱，胃肠功能失调，孕期气血运行不畅引起；致病机理是脾胃失调，运化水谷功能下降，气血运行障碍，气机上逆。临床以恶心呕吐，头晕倦怠，甚至食入即吐为主要特点。

中医将妊娠早期出现恶心呕吐，头晕倦怠，甚至食入即吐者，称为恶阻。此病发生的机理主要是妊娠后停经，经血积聚在体内，胃失和降，气逆上冲，沿阳明胃经上犯，引起恶心呕吐。

西医中妊娠呕吐属于早孕反应中的一种，包括头晕、乏力、嗜睡、食欲不佳、厌油、恶心、呕吐等，严重者可引起电解质代谢紊乱，危及生命。多在怀孕 6 周时出现，8～10 周到达高峰，孕 12 周自行消失，可能与体内人绒毛膜促性腺激素增多有关。治疗上应避免接触刺激性物品。

【呼候疾鹏·苗医症疾】

粑孜沃属小症，分冷经怀孕呕吐及热经怀孕呕吐两个小疾。

【爱夺讲·成因】

苗族医学认为，妇女素体虚弱、胃肠功能失调，妊娠后气血运行不畅，导致恶心、呕吐。

【梗夺蒙·病由】

胃肠功能失调、素体虚弱、经血失调，均可使妇女怀孕后呕吐。脾胃为后天之本，气血生化之源，如果胃肠功能减弱，会使气血生化乏源；经血失调，可引起呕吐；素体暴躁易怒，肝气不和，也可引起呕吐。

【诊查要点】

1. 诊断依据

（1）有停经、早孕反应。

（2）恶心呕吐频繁，头晕、厌食，甚则恶闻食气，食入即吐，不食亦吐。严重者可出现全身乏力，精神萎靡，消瘦，甚则可见血压下降，体温升高，黄疸，嗜睡或昏迷等表现。

2. 相关检查

行妇科检查、妊娠试验、尿酮体、肝功能、肾功能等协助诊断。

【鉴别诊断】

艾洛哦 *Ait ngol vod*（呕吐）

艾洛哦发病与感受风毒、冷毒、湿毒、水毒有关。病机为外邪侵入机体，水谷精微停滞，不能运化，胃气上逆，引起呕吐；或因情绪不畅，气机逆乱，从而引起恶心呕吐。以突然恶心呕吐，胸闷不适为主症。粑孜沃发病与素体虚弱、胃肠功能失调、孕期气血运行不畅有关；病机为脾胃失调，运化水谷功能下降，气血运行障碍，气机上逆；以恶心呕吐、头晕倦怠，甚者食入即吐为主症。

【病证分类辨治】

1. 冷经怀孕呕吐

蒙里夺（病证表现）：妊娠早期，恶心呕吐，不思饮食，或食入即吐，口淡无味，吐清口水，头晕，腹胀。

兴冷（属经）：属冷经冷病。

佳合蒙（治则）：麦靓麦韦素迄（健脾和胃），挡呕（止呕）。

欧夺息佳、冈偶（用方、方解）：

苞姜给打（茯苓）15g，嘎刘昔更里（陈皮）10g，科辣（制半夏）12g，嘎欧低（苏叶）10g，阑格（玉竹）15g，水煎服。

苞姜给打，性热，味甘，属热药，入冷经，利水渗湿，健脾补中，宁心安神；嘎刘昔更里，性热，味辛、苦，属热药，入冷经，健脾化痰顺气；科辣，性热，味麻、辣，属热药，入冷经，降逆止呕；嘎欧低，性热，味辛，属热药，入冷经，行气宽中，活血温中；阑格，性平，味甘，属热药，入冷经，养阴润燥，生津止渴，止呕。

2．热经怀孕呕吐

蒙里夺（病证表现）：妊娠早期，恶心，呕吐酸水，厌食油腻，烦渴，口干口苦，头胀，头晕，胸闷，胸痛，口气异常。

兴冷（属经）：属热经热病。

佳合蒙（治则）：维汕素迄（疏肝和胃），挡呕（止呕）。

欧夺息佳、冈偶（用方、方解）：

糯独佳开都（水黄连）8g，科辣（制半夏）12g，榜拉梯（枇杷叶）15g，豆阿潘（铁扫帚）15g，水煎服。

糯独佳开都，性冷，味苦，属冷药，入热经，清热利湿，解毒；科辣，性热，味麻、辣，属热药，入冷经，降逆止呕；榜拉梯，性冷，味苦，属冷药，入热经，清肺和胃，降气化痰；豆阿潘，性冷，味苦，属冷药，入热经，健脾止呕。

【预防调护】

1. 多静养，清淡饮食。

2. 加强营养，注意劳逸结合。

3. 定期检查。

4. 可在医生指导下适当服用维生素 B_6 缓解症状。

【按语】

本病的致病因素为妇女素体虚弱、胃肠功能失调、脾胃不和、肝气郁滞。脾胃为后天之本，气血生化之源，如果胃肠功能减弱，则气血生化乏源；经血失调也可以引起呕吐；素体暴躁易怒，肝气不和，亦引起呕吐。治疗以降逆止呕为主。

第十二节　摆傣息尼
Baix daib hxid nif（小产）

【概述】

苗医药称小产为摆傣息尼（*Baix daib hxid nif*）。摆傣息尼多因先天不足、体质虚弱、房劳过度、饮食不洁等引起。致病机理主要为先天肾气不足或房事不节均会耗损肾气，引起冲任受损，导致成胎不实或胎元失固，发生堕胎或小产；或因母体虚弱、久病、饮食不节等耗损气血，伤及脾胃，导致后天生化乏源，气血更加亏虚，冲任二脉及胎元失去濡养，无以载胎养胎，发生堕胎或小产。临床以阴道流血、小肚痛、怀孕不足 7 个月为特点。

中医小产，亦有"堕胎""半产""暗产"之称，是指先天禀赋不足、过劳、房事不节，或饮食不规律等引起冲任受损，胎元失固或胎结不实，导致胚胎或胎儿自然陨落，离宫而去的疾病。

西医称本病为流产，其影响因素包括胚胎或胎儿染色体异常，母体患有疾病（如全身性疾病、内分泌异常等），居住环境因素（如过多接触放射线或化学物质等）。

【呼后疾鹏·苗医症疾】

摆傣息尼为小症，可以分为冷病气虚血虚小产、冷病肾虚小产、热经血热小产三个小疾。

【爱讲夺·成因】

本病病因比较复杂，但与先天不足、体虚、过累、房事过度、饮食不洁等密切相关。

【梗夺蒙·病由】

先天肾气不足或房事不节均会耗损肾气，引起冲任受损，导致成胎不实或胎元失固，发生堕胎或小产；或因母体虚弱、久病、饮食不节等耗损气血，伤及脾胃，导致后天生化乏源，气血更加亏虚，冲任二脉及胎元失去濡养，无以载胎养胎，发生堕胎或小产。

【诊查要点】

1. 诊断依据
（1）本病以阴道流血、小腹疼痛为主要临床表现。
（2）有早期妊娠史或胎漏、胎动不安等病史。
（3）排除其他妊娠疾病。

2. 相关检查
妇科检查、尿妊娠试验、B 超、血常规等可明确诊断。

【鉴别诊断】

粑傣蒙曲 *Bab daib mongb qub* **（妊娠腹痛）**

粑傣蒙曲发病与身体虚弱、气血两虚有关；病机为身体虚弱，气虚无力推动血液运行，日久引起气滞血瘀；以小腹疼痛、头晕眼花、心慌、颜面色黄、手脚冷、进食少为主症。摆傣息尼发病与先天不足、体质虚弱、房劳过度、食欲不振有关。病机为先天肾气不足或房事不节，耗损肾气，引起冲任受损，导致成胎不实或胎元失固，发生堕胎或小产；或因母体虚弱、久病、饮食不节等耗损气血，伤及脾胃，导致后天生化乏源，气血更加亏虚，冲任二脉及胎元失去濡养，无以载胎养胎，发生堕胎或小产。以阴道流血、小肚痛、妊娠不足 7 个月为主症。

【病证分类辨治】

1. 冷病气虚血虚小产

蒙里夺（病证表现）：妊娠 3～7 个月，阴道流血，小腹疼痛，面色发黄或苍白，肢软无力，气短懒言，头晕，心慌。

兴冷（属经）：属冷经冷病。

佳合蒙（治则）：布笨怡象（补气养血），昂岱摆象（止血安胎）。

欧夺息佳、冈偶（用方、方解）：

姬佳诺（阳雀花）20g，豆顿（杜仲）15g，雉豆莴岗佳菲幼（桑寄生）15g，莴仰酉（茜草炭）15g，珍豆莴播（枸杞子）15g，莴强牛（续断）15g，水煎服。

姬佳诺，性热，味微甘、微辛，属热药，入冷经，补气养阴，活血化瘀；豆顿，性热，味甘，属热药，入冷经，补益肝肾；雉豆莴岗佳菲幼，性热，味苦、微甘，属冷药，入热经，养血安胎，补益肝肾；莴仰酉，性热，味酸、涩，属热药，入冷经，滋补肝肾，凉血止血；珍豆莴播，性热，味甘，属热药，入冷经，退热凉血；莴强牛，性热，味甘，属热药，入冷经，滋补肝肾。诸药合用，养血止血，滋补肝肾。

2. 冷病肾虚小产

蒙里夺（病证表现）：妊娠不足 7 个月发生胎儿下坠、腹痛或伴有阴道流血、头晕、心慌、腰膝酸软等不适。

兴冷（属经）：属冷经冷病。

佳合蒙（治则）：布丢昂岱（补肾安胎）。

欧夺息佳、冈偶（用方、方解）：

雉豆莴岗佳菲幼（桑寄生）10g，打两嘎嘎果（双肾草）12g，豆顿（杜仲）20g，娜丽（山药）15g，莴强牛（续断）15g，珍布仰（金樱子）15g，水煎服。

雉豆莴岗佳菲幼，性热，味甘，属冷药，入热经，补肝益肾，养血安胎；打两嘎嘎果，性热，味甘、微苦，属热药，入冷经，补肾；豆顿，性热，味甘，属热药，入冷经，补肾安胎；娜丽，性热，味甘，属热药，入冷经，健脾，补肺，固肾，益精；莴强牛，性热，味甘，属热药，入冷经，补肝肾；珍布仰，性热，味甘、涩，属热药，入冷经，补肾生津，收敛止血。诸药合用，补肝益肾，养血安胎。

3. 热经血热小产

蒙里夺（病证表现）：胎儿下坠，阴道流血色红，小腹疼痛，常伴面色红，口渴，手心发热，烦躁不安，尿少，色黄。

兴冷（属经）：属热经热病。

佳合蒙（治则）：旭嘎凯滁穆（清热除烦），昂岱摆象（止血安胎）。

欧夺息佳、冈偶（用方、方解）：

白芍（与中药同名）10g，嘎佬豆金（山栀茶）15g，莴嘎里（旱莲草）12g，豆莴播（地骨皮）12g，牡丹皮（与中药同名）10g，水煎服。

白芍，性冷，味苦，属冷药，入热经，止血安胎，养血柔肝；嘎佬豆金，性冷，味苦、辣，属冷药，入热经，镇静安神；莴嘎里，性凉，味酸、甘，属冷药，入热经，养阴凉血；豆莴播，性冷，味苦、微甘，属冷药，入热经，凉血退热，散瘀止血；牡丹皮，性冷，味甘、苦，属冷药，归热经，养阴退热。

【预防调护】

1. 消除及避免引起小产的病因是预防小产的根本措施。

2. 避风寒，适寒温。

3. 调饮食，一般以营养丰富、易于消化、不伤脾胃为原则。

4. 慎起居，适劳逸，适当节制房事。

5. 调情志，保持心情愉悦。

【按语】

苗医认为疾病的病因主要包括内损和外因。本病因先天肾气不足或房事不节，耗损肾气，引起冲任受损，导致成胎不实或胎元失固，发生堕胎或小产；或因母体虚弱、久病、饮食不节等耗损气血，伤及脾胃，导致后天生化乏源，气血更加亏虚，冲任二脉及胎元失去濡养，无以载胎养胎，发生堕胎或小产。治疗以安胎固冲为主。

第十三节　阿洛无
Ax lo leb wul（产后缺乳）

【概述】

苗医称缺乳为阿洛无（*Ax lo leb wul*）或迈阿洛喔。本病因母体羸弱，气血亏虚，或病后临产，或情绪不遂，导致产后没有乳汁或乳汁不足。苗医所称"吃的食物养娘不养崽"即指母体身体强健，但乳汁不下的情况。

中医缺乳，是指在哺乳期内，产妇乳汁化源不足，无乳可下，或乳汁运行受阻，乳汁不得下的疾病。又称"乳汁不足"或"乳汁不行"。

西医产后缺乳、乳汁分泌过少多是由于未能尽早哺乳，或哺乳时间短，次数少，或精神紧张等导致内分泌激素紊乱的一种病证。现代生活节奏快、工作环境压抑、偏食等因素都会通过大脑皮层影响垂体功能抑制催乳素的分泌，导致缺乳。

【呼喉疾鹏·苗医症疾】

阿洛无为小症，可分为冷经气血两虚乳汁不来、热经乳汁不来两个小疾。

【爱讲夺·成因】

本病的病因比较复杂，多与母体羸弱、病后临产、饮食不节、情绪不遂、生活环境等有密切关系。

【梗夺蒙·病由】

母体素体虚弱，生化乏源；或病后临产，饮食不节导致脾胃虚弱，气血生化乏源；或过度劳累，耗气伤血；或分娩失血过多，导致气血虚弱，冲任空虚，不能化生乳汁，导致缺乳或乳汁不下；亦有素来情志易抑郁，加之产后情绪不遂，肝失调达，气机不畅，经络闭阻，因而乳汁无以通达而不得下。

【诊查要点】

1. 诊断依据

（1）以乳汁甚少不足以喂养胎儿或乳汁全无为主要临床表现。

（2）母体素来体质虚弱，或病后临产，或产后出血过多，或素体情绪抑郁。

2. 相关检查

体格检查、乳汁培养、B超等可协助诊断。

【病证分类辨治】

1. 冷经气血两虚乳汁不来

蒙里夯（病证表现）：产后乳汁甚少，或乳汁全无，乳房柔软无胀感，常伴有精神欠佳，面色苍白，肢软乏力，纳差。

兴冷（属经）：属冷经冷病。

佳合蒙（治则）：布笨怡象（补气养血），宕芎夯珞（醒脾开胃）。

欧夯息佳、冈偶（用方、方解）：

钦达门－毛道（木通）15g，歪给嘎郎撇（猪鬃草）20g，娜丽（山药）20g，莴佬噪（当归）20g，水煎服。

钦达门－毛道，性冷，味苦，属冷药，利水通淋，顺气通乳；歪给嘎郎撇，性冷，味苦，属冷药，入热经，通络通乳；娜丽，性热，味甘，属热药，入冷经，健脾，补肺，益肾，固精；莴佬噪，性热，味辛、甘，属热药，入冷经，补血活血，调经。诸药合用，补气生血，通络下乳。

2. 热经乳汁不来

蒙里夯（病证表现）：产后乳汁分泌甚少或全无，常伴有胸胁胀闷不适，乳汁黏稠，乳房疼痛，情志抑郁，或身有微热，不思饮食。

兴冷（属经）：属热经热病。

佳合蒙（治则）：维汕素迄（疏肝和胃），汗吾迄曲靳（益胃生津）。

欧夯息佳、冈偶（用方、方解）：

王乏（王瓜）15g，白芍（与中药同名）15g，仰德着（田基黄）20g，豆姜额（苦楝子）15g，水煎服。

王乏，性冷，味苦，属冷药，入热经，通乳；白芍，性冷，味苦，属冷药，入热经，养血，柔肝止痛；仰德着，性热，味甘、微苦，属冷药，入热经，活血消肿，清热利湿；豆姜额，性冷，味苦、涩，属冷药，入热经，有小毒，行气止痛。

【预防调护】

1. 产后及早进行哺乳。

2. 调节饮食结构，多进食具有催乳作用的食物。

3. 劳逸结合，注意休息，保持有规律的生活节奏，保证充足的睡眠、愉悦的精神，防止过度劳累等。

4. 学习正确的哺乳方式。

【按语】

苗医认为引起疾病的原因主要包括内损和外因。本病的病因比较复杂，多与母体羸弱、病后临产、饮食不节、情绪不遂、生活环境等有密切关系。治则以通络下乳为主。

第十四节　秋纳阿洛
Qul niak ax dail（产后恶露不断）

【概述】

苗医称产后恶露不断为秋纳阿洛（*Qul niak ax dail*）。秋纳阿洛是素体体虚，寒邪入侵造成产后恶露不绝或淋漓不尽的一种疾病。

中医产后恶露不绝，是指体质虚弱，或产时感受热邪、寒邪，导致胞宫藏泻失度，血性恶露持续10天以上，仍淋漓不尽的一种疾病。又称"产后恶露不尽""产后恶露不止"。

西医产后恶露指由于子宫内膜炎、盆腔感染等慢性疾病，产时失血过多、组织残留、宫腔感染、宫缩乏力等导致含有血液、坏死组织的子宫内膜从阴道排出，持续4～6周仍有较多恶露排出的疾病。

【呼喉疾鹏·苗医症疾】

秋纳阿洛为小症，分为冷经恶露不断和热经恶露不断两个小疾。

【爱讲夺·成因】

苗族医学认为，先天禀赋异常、情志所伤、房事不节、劳累过度、意外伤害、饮食不调等均可导致疾病的发生。本病的病因主要与素体虚弱，产时不慎感受热邪、寒邪，七情所伤有密切关系。

【梗夺蒙·病由】

产妇素体虚弱，正气不足，产时更加耗伤气血；或产后过早操劳，导致中气不足，冲任不固，血失统摄；或产时不慎感受热邪，热扰冲任，迫血妄行；或产时感受寒邪，血为寒凝，结而成瘀，或七情所伤，气滞血瘀，瘀阻冲任，血不能归经，导致恶露不绝、淋漓不尽。

【诊查要点】

1. 诊断依据

（1）以产后恶露不断持续半月以上仍淋漓不尽为主要表现。

（2）既往有素体虚弱，或产时不慎感邪，或产程过长等病史。

（3）排除产后其他妇科疾病。

2. 相关检查

B 超、妇科检查、血人绒毛膜促性腺激素（HCG）、诊断性刮宫等排除其他疾病协助诊断。

【鉴别诊断】

秋念嘎波 Qub liand ghab hangt（子宫黏膜下肌瘤）

二者均表现为产后阴道出血淋漓不尽。子宫黏膜下肌瘤指孕前即有黏膜下子宫肌瘤，妇科检查提示子宫增大或 B 超提示有黏膜下肌瘤。故可与秋纳阿洛鉴别。

【病证分类辨治】

1. 冷经恶露不断

蒙里夺（病证表现）：产后恶露 20 余天仍淋漓不尽，量多、色淡、质稀、无臭味，常伴有面色苍白、四肢无力、肢软乏力，懒倦少言等。

兴冷（属经）：属冷经冷病。

佳合蒙（治则）：布笨怡象（补气养血）。

欧夺息佳、冈偶（用方、方解）：

佳涝给确（益母草）15g，莴布套学（血人参）20g，嘎罢嗟姜（菟丝子）15g，姬佳诺（阳雀花）20g，水煎服。

佳涝给确，性冷，味苦，属冷药，入热经，活血调经；莴布套学，性热，味涩、微苦，属热药，入冷经，滋阴补肾，补气涩血；嘎罢嗟姜，性热，味甘，属热药，入冷经，补肾固涩；姬佳诺，性热，味微甘、微辛，属热药，入冷经，补气养阴，活血调经。

2. 热经恶露不断

蒙里夺（病证表现）：恶露20余天淋漓不尽，量时多时少，色暗，有血块，伴有小腹疼痛，或恶露黏稠，有臭味，面色潮红，口燥咽干。

兴冷（属经）：属热经热病。

佳合蒙（治则）：维角烊丢象（活血化瘀），布笨怡象（补气养血），旭嘎凯挡象（清热止血）。

欧夺息佳、冈偶（用方、方解）：

姜给芭（枳壳）10g，莴吼嘎抖（贯众）15g，姬佳诺（阳雀花）10g，莴灰卡娜（紫花地丁）20g，莴米仰（马齿苋）20g，水煎服。

姜给芭，性冷，味苦，属冷药，入热经，理气宽中，行滞消肿；莴吼嘎抖，性冷，味苦，属冷药，入热经，清热解毒，凉血止血；姬佳诺，性热，味微甘、微辛，属热药，入冷经，补气养阴，活血调经；莴灰卡娜，性冷，味苦，属冷药，入热经，解毒清热；莴米仰，性冷，味酸、微苦、涩，属冷药，入热经，清热利湿，凉血解毒。

【预防调护】

1. 注意休息，避风寒，适起居，食用易消化营养丰富的食物。

2. 劳作有度，勿过度劳累。

3. 房事有节。

【按语】

本病主要因产妇素体虚弱，正气不足，产时耗伤气血；或产后过早操劳，导致中气不足，冲任不固，血失统摄；或产时不慎感受热邪，热扰冲任，迫血妄行；或产时感受寒邪，血为寒凝，结而成瘀；或七情所伤，气滞而血瘀，瘀阻冲任，血不能归经，导致恶露不绝、淋漓不尽。治以补气养血止带为主。

第十五节　养傣江凯疾
Yangl daib jangx kaib jit（产后发热）

【概述】

苗医称产后发热为养傣江凯疾（*Yangl daib jangx kaib jit*）。养傣江凯疾是指产后不慎感受风寒，导致毒邪入侵或由于其他原因引起的产后发热。

中医的产后发热，是指在产乳期间，产妇气血亏虚，营卫失调，或体虚不慎感受邪毒，出现发热持续不退的一种疾病。

西医称之为产褥感染，指由于自身抵抗力下降，或产程中无菌操作不严格、子宫切口缝合不当，或胎膜早破，或产程延长等原因导致病原菌入侵机体造成的感染。有些感染在孕期仅表现为局部症状，常不被重视，当产后抵抗力下降时便会引起疾病的发生。

【呼喉疾鹏·苗医症疾】

养傣江凯疾属大症，可分为热经气血两虚发热、热经外感邪毒发热、热经血热发热以及产后低热虚弱四个小疾。

【爱讲夺·成因】

病因主要与产后保养不当，个人卫生习惯不当，居住生活环境不良，劳累过度等有密切关系。

【梗夺蒙·病由】

本病多由于素体虚弱，产后气血亏虚更甚，百脉空虚，腠理不密，卫外不固，时邪之毒极易从肌表入侵机体，导致正邪相争，营卫不和，出现发热；若毒邪炽盛，与血相搏，热入营血，甚则逆传心包出现危急重症；产后情志不遂，气滞血瘀，瘀阻冲任，气机不畅，则营卫不通，引起发热。

【诊查要点】

1. 诊断依据

（1）以产后持续发热或低热不退为主要临床表现。

（2）有素体虚弱，妇科疾病史，产后出血，产道损伤或胎盘残留，无菌操作不严格，产后当风感寒、不避暑热、情志不畅等病因，多见于产后。

（3）排除妇科其他疾病。

2. 相关检查

可通过妇科检查、血常规、分泌物细菌培养或血培养、B 超、CT、MRI 等检测手段协助诊断。

【鉴别诊断】

象伐洛凯疾 *Hxangd hfak lol kaib jid*（月经发热）

二者均有发热的临床表现。但象伐洛凯疾仅出现于月经经期内。

【病证分类辨治】

1. 热经气血两虚发热

蒙里夺（病证表现）：产后寒战，持续高热，小腹疼痛，恶露时多时少，色暗，气味臭秽，烦躁，口渴，尿少色黄。

兴冷（属经）：属热经热病。

佳合蒙（治则）：旭嘎凯沓痂（清热解毒），维角烊丢象（凉血化瘀）。

欧夺息佳、冈偶（用方、方解）：

加芒丢得幼（抱石莲）18g，榜佳腔（金银花）20g，莴灰莴菲（蒲公英）20g，佳格勒（紫背天葵）20g，莴灰卡娜（紫花地丁）20g，水煎服。

加芒丢得幼，性热，味涩，属热药，入冷经，清热解毒；榜佳腔、莴灰莴菲，性冷，味微苦，属冷药，入热经，清热解毒，凉血；佳格勒，性热，味辛，属热药，入冷经，祛风；莴灰卡娜，性冷，味苦，属冷药，入热经，清热解毒。诸药合用，清热解毒，凉血化瘀。

2. 热经外感邪毒发热

蒙里夺（病证表现）：产后外感，恶寒发热，流清涕，头痛，肢体酸痛，无汗。

兴冷（属经）：属热经热病。

佳合蒙（治则）：旭嘎凯沓痲（清热解毒），汗吾窝摆都（滋阴降火）。

欧夺息佳、冈偶（用方、方解）：

萬乃略芭（一枝黄花）16g，潘豆芳（十大功劳）15g，嘎欧低（苏叶）12g，歪倒秀（柴胡）8g，萬里略（连翘）12g，萬壳欧（薄荷）10g，水煎服。

萬乃略芭，性冷，味苦，属冷药，入热经，有小毒，疏风散热，解毒消肿；潘豆芳，性冷，味苦，属冷药，入热经，泻火解毒；嘎欧低，性热，味辛，属热药，入冷经，行气宽中，化浊；歪倒秀，性热，味苦、涩，属热药，入冷经，疏肝理气；萬里略，性冷，味苦，微辛，属冷药，入热经，清热解毒；萬壳欧，性冷，味辣，属冷药，入热经，疏散风热，清利咽喉。

3. 热经血热发热

蒙里夺（病证表现）：产后忽冷忽热，恶露量少或不下，血色暗，掺夹血块，小腹疼痛，口干不欲饮水。

兴冷（属经）：属热经热病。

佳合蒙（治则）：维角烊丢象（活血化瘀），汗吾窝摆都（滋阴降火）。

欧夺息佳、冈偶（用方、方解）：

萬山落（乌药）10g，萬珍苍（仙桃草）20g，豆嘎先（紫珠草）15g，嘎龚布梭学嘎八（见血飞）15g，水煎服。

萬山落，性热，味辛、微辣，属热药，入冷经，理气；萬珍苍，性热，味甘、微苦，属热药，入冷经，活血；豆嘎先，性冷，味苦、辛，属冷药，入热经，凉血止血，散瘀，清热解毒；嘎龚布梭学嘎八，性冷，味苦，属冷药，入热经，祛风，散瘀止血，解毒。

4. 产后低热虚弱

蒙里夺（病证表现）：产后低热不退，腹痛绵绵，恶露量时多时少，色淡，质稀，自汗，头昏，心慌。

兴冷（属经）：属冷经冷病。

佳合蒙（治则）：汗吾窝摆都（滋阴降火），布笨怡象（补气养血）。

欧夺息佳、冈偶（用方、方解）：

萬布套学（血人参）20g，萬兜（青蒿）20g，豆萬播（地骨皮）15g，嗟尚（大血藤）

15g，水煎服。

莴布套学，性热，味涩、微苦，属热药，入冷经，滋阴补肾，补气涩血；莴蔸，性冷，味苦，属冷药，入热经，清热凉血，泻火解毒；豆莴播，性冷，味苦、微甘，属冷药，入热经，凉血退火，散瘀止血，除湿解毒，清肺降火，生津止渴；嗟尚，性冷，味苦，属冷药，入热经，解毒，通经，活血补血。

【预防调护】

1. 加强孕期保健，注意多食营养丰富的食物，增强自身体质。
2. 及时治疗妇科疾病。临产前 2 个月避免性生活及盆浴。

【按语】

苗医认为本病多由素体虚弱，产后气血亏虚更甚，百脉空虚，正邪相争，营卫不和，而出现发热；或产后情志不遂，气滞血瘀，瘀阻冲任，则营卫不通，引起发热。治疗上多以清热解毒、补虚养血、疏肝解郁等为主。

第十六节 秋娥蒙曲
Get ves mongb qub（产后肚痛）

【概述】

苗医称产后肚痛为秋娥蒙曲（*Get ves mongb qub*）。秋娥蒙曲是指产后气血亏虚，或个人卫生不良，导致小腹阵发性疼痛的一种疾病。

中医称产后腹痛，是指产后气血亏虚，血瘀、寒凝瘀阻胞宫，胞宫失于濡养，出现小腹疼痛的症状。又称"儿枕痛""产后腹中痛"。

西医是指女性因分娩出现异常，刺激神经纤维，引起产后腹痛的一种常见症状。常见于产后宫缩痛、产褥感染、子宫内翻等病，亦称为"宫缩痛"或"产后痛"。

【呼喉疾鹏·苗医症疾】

秋娥蒙曲属小症，分冷经气血两虚腹痛、热经血瘀夹寒腹痛两个小疾。

【爱讲夺·成因】

本病主要与产后子宫缩复不良、外感寒邪、素体虚弱、个人卫生习惯、缺乏锻炼及情志失调等密切相关。

【梗夺蒙·病由】

女性素体虚弱，产后更伤气血，气血亏虚，不能濡养经络、胞宫，不荣则痛；或因感受寒邪，寒凝血瘀，胞宫失于温煦，气血运行受阻，发生疼痛；或因情志抑郁，肝气郁结，疏泄失常，瘀血内停于胞宫，阻滞冲任，不通则痛。

【诊查要点】

1. 诊断依据

（1）以产后小腹阵发性疼痛，或伴有恶露异常为主要临床表现。

（2）既往有生育史、难产病史、产后出血病史的女性更容易发生。

（3）排除其他内、外、妇科疾病。

2. 相关检查

可通过妇科检查、血常规、B超、腹部MRI、腹部平片等协助诊断。

【病证分类辨治】

1. 冷经气血两虚腹痛

蒙里夺（病证表现）：妇人体弱，产后小肚隐隐疼痛，喜按喜揉，恶露量少，色淡红，质清稀，无血块，常伴有面色苍白，头晕眼花，心慌，耳鸣，大便稀溏。

兴冷（属经）：属冷经冷病。

佳合蒙（治则）：布笨怡象（补气养血），漳丢象挡蒙（散瘀止痛）。

欧夺息佳、冈偶（用方、方解）：

仰嗟嘎（鸡血藤）15g，莴佬噢（当归）15g，白芍（与中药同名）10g，背佳（泡参）10g，莴朴翁（何首乌）15g，仰嗟嘎（鸡血藤）15g，凯欧（黄精）12g，水煎服。

仰嗟嘎，性热，味甘、微苦，属热药，入冷经，行气活血止痛；莴佬噢，性热，味辛、甘，属热药，入冷经，补血活血；白芍，性冷，味苦，属冷药，入热经，养血柔肝，止痛；背佳，性微寒，味甘、微苦，归肺、胃经，属冷药，入热经，补血，补气；莴朴翁，性热，味甘、微涩，属热药，入冷经，补肝肾，养精血；仰嗟嘎，性热，味甘、微苦，属热药，入冷经，行气活血止痛；凯欧，性热，味甘，属热药，入冷经，补气养水，健脾益气，滋阴。诸药合用，柔肝，活血，养阴。

2. 热经血瘀夹寒腹痛

蒙里夺（病证表现）：产后小腹疼痛，拒按，得热痛轻，恶露量少，涩滞不畅，色暗紫，有血块，或胸胁胀痛，面色苍白，四肢冷。

兴冷（属经）：属热经热病。

佳合蒙（治则）：维角烊丢象（活血化瘀），漳沾挡象（散结止痛）。

欧夺息佳、冈偶（用方、方解）：

佳蒙枪（木香）10g，莴佬嗥（当归）15g，仰嗟嘎（鸡血藤）20g，佳涝给确（益母草）20g，莴山落（乌药）10g，水煎服。

佳蒙枪，性冷，味苦，属冷药，入热经，行气止痛，解毒；莴佬嗥，性热，味辛、甘，属热药，入冷经，补血活血；仰嗟嘎，性热，味甘、微苦，属热药，入冷经，活血养血；佳涝给确，性冷，味苦，属冷药，入热经，活血祛瘀，调经止痛；莴山落，性热，味辛、微辣，属热药，入冷经，温胃散寒，理气止痛。诸药合用，活血化瘀，散瘀止痛。

【预防调护】

产后注意保暖，规律作息，避风寒，保持愉悦的心情，忌食生冷食物，多食营养丰富、易消化的食物。密切关注子宫缩复情况。

【按语】

苗医认为气、血、水三者的关系在本病的发生发展过程中有重要的影响，本病病因主要与产后子宫缩复不良、外感寒邪、素体虚弱、个人卫生习惯、缺乏锻炼及情志因素等有密切关系。治疗上以散瘀止痛，活血补血为主。

第十七节　养傣它像法
Yangl daib das hxangd hfak（产后血虚）

【概述】

苗医称产后血虚为养傣它像法（*Yangl daib das hxangd hfak*），又称为养傣僵宾沃。养傣它像法是指女性在分娩时或产后失血过多引起的一种虚劳病证。

中医产后血虚，是女性生产时出血过多，或产后身体虚弱、脾胃虚弱不能化生水谷精微，导致气血虚弱的一种产后病证。

西医产后血虚主要是产时出血过多或产后营养不足，导致疲乏无力，出汗，面色苍白，眼睑、口唇淡白等一系列贫血表现的病证。

【呼喉疾鹏·苗医症疾】

本病属于小症，可分为冷病养傣伤血、冷病养傣伤胃两个小疾。

【爱讲夺·成因】

本病病因主要与产妇素体亏虚、产时或产后出血过多、产后营养不良等有密切关系。

【梗夺蒙·病由】

素体本虚，脾胃虚弱，不能纳运食物，水谷精微生成减少，不足以入心化血，则血虚；或由于产时出血过多，体内的血液缺损，不足以濡养皮肤、经络、脏腑，出现面色苍白、眼睑淡白、口唇淡白等虚弱症状；或产时耗气伤血，后天不能补足营养，则体内气血亏耗日益严重，出现一系列血虚的症状。

【诊查要点】

1. 诊断依据

（1）以产后面色苍白、眼睑或口唇淡白为主要临床表现。

（2）有分娩史、产时大出血、产后营养不良等病史。

（3）排除内外科疾病。

2. 相关检查

可以通过血常规、生化全项、妇科检查、贫血三项等协助诊断。

【病证分类辨治】

1. 冷病养憬伤血

蒙里夺（病证表现）：产后经水不来，毛发干枯没有光泽，且逐渐脱落，常伴有精神萎靡，头晕眼花，腰腿酸软，性功能丧失，阴道干涩，甚则出现萎缩。

兴冷（属经）：属冷经冷病。

佳合蒙（治则）：布笨怡象（补气养血），汗吾握曲靳（滋阴生津）。

欧夺息佳、冈偶（用方、方解）：

雉豆莴岗佳菲幼（桑寄生）15g，凯欧（黄精）30g，莴强牛（续断）15g，白芍（与中药同名）20g，姜加裁董（麦冬）15g，水煎服。

雉豆莴岗佳菲幼，性热，味甘，属热药，入冷经，补肝肾；凯欧，性热，味甘，属热药，入冷经，补气养水，健脾益气；莴强牛，性热，味甘，属热药，入冷经，补肝肾；白芍，性冷，味苦，属冷药，入热经，养血柔肝，止痛；姜加裁董，性热，味甘，属热药，入冷经，滋阴生津。

2. 冷病养憬伤胃

蒙里夺（病证表现）：产后经水不来，形寒肢冷，易感冒，食少、食欲不振，大便溏稀，面色无华，毛发干枯，阴道萎缩，性欲丧失。

兴冷（属经）：属冷经冷病。

佳合蒙（治则）：麦舰麦韦素迄（健脾和胃），布笨怡象（补气养血）。

欧夺息佳、冈偶（用方、方解）：

莴仰西（茜草）15g，珍豆莴播（枸杞子）20g，莴布套学（血人参）20g，珍布仰（金樱子）20g，机衣（女贞子）18g，水煎服。

莴仰西，性热，味酸、涩，属热药，入冷经，凉血止血，止咳祛痰；珍豆莴播，性热，味甘，属热药，入冷经，凉血清热；莴布套学，性热，味涩、微苦，属热药，入冷经，滋阴补肾，补气摄血；珍布仰，性热，味甘、涩，属热药，入冷经，补肾，生津，收敛止血，活血祛风；机衣，性冷，味苦、涩，属冷药，入热经，清热解毒。

【预防调护】

1. 注意休息，多食易消化、含铁高且营养丰富的食物，勿偏食、挑食。
2. 避风寒，适起居，适当锻炼。
3. 积极预防慢性出血病证。

【按语】

苗医有"百人生百病，同吃五谷生百病"的说法，且疾病的发生与气、血、水有重要联系，而本病与血的关系十分密切。本病病因主要与产妇素体亏虚、产时出血过多、产后营养不良等有密切关系。治疗以补血养血为要。

第十八节　秋念嘎波
Qub liand ghab hangt（子宫肌瘤）

【概述】

苗医称子宫肌瘤为秋念嘎波（*Qub liand ghab hangt*）。秋念嘎波是指女性由于体质虚弱，不慎感受外邪；或被七情所伤，情志抑郁，气虚或气滞，血液运行减慢，血瘀内结，日久下积于子宫形成包块的一种疾病。

中医称子宫肌瘤为癥瘕，是指由于机体正气不足，风寒之邪内侵，或饮食、七情、房事所伤，引起脏腑功能失调，导致体内气滞、血瘀、痰湿等病理产物汇聚胞宫，久而聚集成为癥瘕的一种妇人病。

西医有关于子宫肌瘤的形成原因尚不明确，可能与正常肌层的细胞突变、性激素改变、局部生长因子变化等因素有一定的相关性。

【呼喉疾鹏·苗医症疾】

本病属小疾。

【爱讲夺·成因】

该病的形成与体质虚弱，外感六邪，情志失调或心身受损等有密切关系。

【梗夺蒙·病由】

机体正气不足，外邪极易入侵，寒邪客于胞脉，血脉凝涩不行，瘀血乃生，积块乃成，结于胞宫，日久则成癥瘕；脾虚失于健运，则水湿不化，凝而为痰，痰湿与瘀血互结，下聚胞宫，久而成为癥瘕；或七情所伤，肝气郁结，气机阻滞，气滞血瘀，积而成块，日久则成癥瘕。

【诊查要点】

1．诊断依据

（1）本病以妇人小腹内结块，可伴有月经不调，如经期延长或月经量多，或伴有小腹疼痛等为主要的临床表现。

（2）有情志抑郁，经行或产后不慎感受外邪，月经不调，带下异常等病史。

（3）排除其他妇科疾病。

2．相关检查

可通过血 HCG、尿 HCG、B 超、CT、MRI、腹腔镜、宫腔镜等协助诊断。

【鉴别诊断】

秋纳阿洛 *Qul niak ax dail*（产后恶露不断）

两种疾病均表现为产后阴道出血，淋漓不尽。秋纳阿洛是平素体虚，寒邪入侵所造成的产后恶露不绝或淋漓不净的一种疾病。秋念嘎波以妇人小腹内有结块，伴有经期延长或月经量多或伴小腹疼痛为主要表现。

【病证分类辨治】

蒙里夺（病证表现）：小腹及腰部疼痛，月经失调，带下色黄，有腥臭味，或伴烦躁，不思饮食，肢软乏力，口干，眠差多梦，小腹畏寒，大便干。

兴冷（属经）：属两经冷热并病。

佳合蒙（治则）：素象泱安（活血消肿），快孢阶咕（消癥化积）。

欧夺息佳、冈偶（用方、方解）：

珍豆莴播（枸杞子）20g，佳莴遍尖脑（半枝莲）15g，豆姜额（苦楝子）10g，莴冲岗（白花蛇舌草）20g，达柯芍（赤芍）10g，水煎服。

珍豆莴播，性热，味甘，属热药，入冷经，补肝肾；佳莴遍尖脑，性冷，味苦，属冷药，入热经，清热解毒，活血祛瘀，消肿；豆姜额，性冷，味苦、涩，属冷药，入热经，有小毒，疏肝泄热，行气止痛；莴冲岗，性平，味淡、微甘，属两经药，利湿消肿；达柯芍，性冷，味苦，属冷药，入热经，活血化瘀，消肿止痛。

【预防调护】

1. 注意休息，适当锻炼。
2. 避风寒，适起居，保持心情愉悦。

【按语】

《事物成共根源》中指出，搜媚若（能量）、各薄港搜（物质）、玛汝务翠（结构）三者共同是构成万事万物的根本。苗医认为本病的形成多与体质虚弱，外感六邪，情志失调等有密切关系。治则以活血化瘀消癥为要。

第十九节　沃娘吉董败
Eb niangb gid diongb baid（子宫积瘤）

【概述】

苗医将妇人子宫内的癌症统称为沃娘吉董败（*Eb niangb gid diongb baid*）。妇人子宫内形成青蛙卵样病变称为傣秋珍格搜（蛤蟆胎），又称为吉仰茵，是由各种外伤旧损所致。

中医将病位在子宫的癌症称为子宫积，亦称为癥瘕，是指妇女小腹内的结块，伴有或胀，或痛，或满，并常致月经或带下异常，甚至影响生育的疾病。

西医中的宫颈癌、子宫内膜癌、子宫肉瘤等也可参照本病辨证治疗。

【呼候疾鹏·苗医症疾】

沃娘吉董败有两个小疾，即傣秋珍格搜（蛤蟆胎）、封勒普·吉仰茵（转为肺癌）。

【爱夺讲·成因】

苗医认为本病由可见或不可见的旧伤引起。苗族人民多聚居在深山峻岭中，常受到猛兽、毒虫侵袭，在劳作过程中也难免受到农具伤害或不慎跌倒等，这些因素容易导致皮肤破裂、出血、骨折、感染、中毒等，当其痊愈之后，留下的后遗症称"旧损"。苗医认为癌症的病因是外伤的结果,所以苗医称癌症为"外伤旧损"。

【梗夺蒙·病由】

苗医认为"毒乱"伤气、伤血、伤水,气、血、水受损,导致人体原始搜媚若的统御性、护卫性和专一性失控而遭受致癌恶毒侵袭,致癌恶毒损害子宫某些细胞搜媚若的护卫性、专一性,并促进该细胞搜媚若的可变性出现无止境的变异,因而导致子宫组织细胞的异常增生和畸形发展,从而形成沃娘吉董败(子宫积瘤)。

【诊查要点】

1.诊断依据

(1)有情志抑郁、经行产后感受外邪、月经不调、带下异常等病史。亦有部分患者无明显病史。

(2)妇人可有异常子宫出血,如月经量多或经期延长等,或有异常带下,或有小腹胀满、疼痛,或经行小腹疼痛等。亦有部分患者无明显症状。

2.相关检查

妇科检查,B超、CT、MRI等影像学检查,腹腔镜检查,宫腔镜检查等有助于诊断。

【鉴别诊断】

秋念嘎波 Qub liand ghab hangt(子宫肌瘤)

秋念嘎波多有月经失调病史,可出现月经过多、经期延长,甚至出现压迫症状。妇科检查可发现子宫增大、质硬,或表面不平;B超提示子宫浆膜下,或肌壁间,或黏膜下可见实质性包块。本病发生前多有情志抑郁、经行产后感受外邪、月经不调、带下异常等病史。亦有部分患者无明显病史。妇人可有异常子宫出血,如月经量多或经期延长等,或有异常带下,或有小腹胀满、疼痛,或经行小腹疼痛等。也有部分患者无明显症状,妇科检查、B超、CT等有助于明确诊断。

【病、证分类辨证】

1.僚秋珍格搜(蛤蟆胎)

蒙里夺(病证表现):起病之初恶心,呕吐,口味异常,喜食酸冷,如正常妊娠反应。随后肚腹迅速增大,阴道流血,量少,色暗红,流血逐步增多,甚则大出血,出血中有时可见成串蛤蟆胎样物质;面色苍白,脉细小,病情危急。

兴冷（属经）：属热经热病。

佳合蒙（治则）：维角烊丢象（活血化瘀），替笨漳沾（理气散结）。

欧夺息佳、冈偶（用方、方解）：

莴达尚（鲜鸢尾）2g，莴朴翁（首乌藤）15g，佳莴遍尖脑（半枝莲）20g，莴坝仰（夏枯草）10g，莴仰西（茜草）10g，水煎服。

莴达尚，性冷，味苦，属冷药，入热经，有小毒，消积；莴朴翁，性热，味甘、微涩，属热药，入冷经，补肝肾，养精血；佳莴遍尖脑，性冷，味苦，属冷药，入热经，清热解毒，活血祛瘀；莴坝仰，性冷，味苦、微辛，属冷药，入热经，消肿散结，止头晕；莴仰西，性热，味酸、涩，属热药，入冷经，化瘀消结，凉血止血。

注意：本方只能服用 1 天，并同时送医院治疗。

2. 封勒普·吉仰茵（转为肺癌）

蒙里夺（病证表现）：初起为妊娠反应，欲食酸冷，肚腹迅速增大，随后出现干咳，持续 1～2 个月不愈，咳嗽严重时，痰中带血，色鲜红，胸痛，气急，发热，患者逐渐消瘦，全身无力，畏寒。

兴冷（属经）：属两经冷热并病。

佳合蒙（治则）：维角烊丢象（活血化瘀），沉笨挡蒙（行气止痛）。

欧夺息佳、冈偶（用方、方解）：

加嘎吉给（仙鹤草）10g，莴仰西（小血藤）10g，潘豆芳（十大功劳）8g，豆里欧确（九节茶）10g，水煎服。以汤药送服莴久欧（水三七粉）2g。

加嘎吉给，性冷，味苦、涩，属冷药，入热经，收敛止血，清热散结；莴仰西，性热，味酸、涩，属热药，入冷经，凉血止血，止咳祛痰；潘豆芳，性冷，味苦，属冷药，入热经，泻火解毒；豆里欧确，性冷，味苦，属冷药，入热经，舒经通络；莴久欧，性冷，味苦，属冷药，入热经，清热解毒，止咳祛痰，散瘀止痛。

【预防调护】

1.普及防癌知识，定期体检。

2.重视高危因素及高危人群，密切随访，有异常症状者及时就医。

【按语】

苗医认为，气、血、水是构成人体的基本物质，三者在功能上相互影响。本病为各种原因的外伤、内损对气、血、水三种基本元素的损伤。苗族人民因其居住环境、生产水平、文化程度等各方面的局限性，在生产生活实践中容易使气、血、水受损。气血受损，气虚血行无力，导致气滞血瘀，日久积聚成块；水液受损，失去调节，蕴结于内，水湿化热，久则成疾，发为疾病。

第八章 捻松叽薄（身架）

捻松叽薄（身架）由骨、关节、肉、筋膜、皮组成。骨是构成人体的柱石，骨膜、骨质、骨髓都有血气管、汁水管出入，以保持骨的活性。很多扁形骨中的粉红色髓就是血细胞化生和成长的处所。骨中血气、汁水、浆液都由肾控制。关节是骨与骨的连接结构，通过韧带连接，韧带含微细血气管以供给关节活动所需的营养物质。肉是人体功能活动表现的载体，又是生理功能活动所需能量的转化场所，是体质、体型的组成要素。筋是人体动力结构不可缺少的组件，膜是身体内部脏器或组织之间的皮膜，皮是体表的皮肤。

第一节 艨艟档
Mongb hsongd dangb（胁痛）

【概述】

苗医称胁痛为艨艟档（*Mongb hsongd dangb*）。艨艟档是由于体质虚弱或情绪急躁，损伤经脉，或饮食不节，损伤胃肠，湿热内蕴，或不慎外伤，气滞血瘀，发生以一侧或两侧胁肋疼痛为主要症状的疾病。本病分为热经胁痛和冷经胁痛两个小疾，类似中医胁痛。

中医胁痛是因肝胆络脉失和引起的一侧或两侧胁肋部疼痛为主要表现的一种病证，是临床上较为多见的一种自觉症状。

西医中多种消化系统疾病以胁肋部疼痛为表现者可参照本病辨证论治，如急、慢性肝炎，肝硬化，胆囊炎，胆囊结石，胆道蛔虫，肋间神经痛等。

【呼候疾鹏·苗医症疾】

艨朣档为小症，分为热经胁痛和冷经胁痛两个小疾。

【爱夺讲·成因】

本病病因主要与体质虚弱、先天禀赋有关。素体亏虚，无力御邪；或情绪急躁，突然的情志刺激，损伤经脉；或因饮食不节，损伤胃肠，湿热内蕴，阻滞经络；或因不慎外伤，损伤气血，以致气滞血瘀，筋脉失于濡养，发为疾病。

【梗夺蒙·病由】

不同原因造成气血两虚，气虚则运血无力，血液运行减缓，轻则筋脉失养，重则气滞血瘀。外感寒邪损伤气血，气血阻滞，寒毒内盛上逆，阻滞经脉，产生冷经胁痛。外感热邪，或热邪内盛，壅盛于内，热灼经络，产生热经胁痛。

【诊查要点】

1. 诊断依据

（1）以一侧或两侧胁肋部疼痛为主要表现，疼痛性质可表现为刺痛、灼痛、胀痛、隐痛、钝痛等。

（2）可伴见胸闷、腹胀、嗳气、呃逆、急躁易怒、口干口苦、厌食、恶心等症。

（3）常有饮食不节、情志不遂、感受外邪、跌仆闪挫或劳伤。

2. 相关检查

肝功能、传染病标志物、X线、B超、CT等检查明确肝功能情况，为肝炎、肝硬化、肝胆结石、脂肪肝、肿瘤、胆囊炎等诊断提供依据。

【鉴别诊断】

1. 蒙刚谷 *Mongb gek gangb*（胸痛）

二者均有情志不遂、肝气不舒病机。苗医把蒙刚谷归属于心痹的范畴，本病由于外感风毒、热毒、寒毒、烟毒等邪气，造成血脉堵塞、气机不通。邪气犯肺，气血失调，肺气壅遏，日久导致机体出现胸闷、心悸、胸痛等症状。病位在前胸部，症状以胸痛、心悸、胸闷、少寐等；胁痛病位在肝胆，疼痛部位为胁肋部，伴口苦、食欲缺乏、急躁易怒等症。

2.蒙布兜 *Mongb buk dux*（**胃痛**）

蒙布兜与朦朣档均有肝气不舒的病机。但蒙布兜的主要表现为上腹部疼痛、胀痛，或刺痛、隐隐作痛，不思饮食，恶心呕吐，嗳气，吐酸水；属小症，分热经胃痛及冷经胃痛两个小疾。胁痛疼痛部位在胁肋部，兼口干口苦、善叹息等症。

【**病证分类辨治**】

1.热经胁痛

蒙里夺（病证表现）：两侧胁肋疼痛，走窜不定，痛引肩背，口苦咽干，恶心不欲饮食，时冷时热，尿黄，量少，大便干结。

兴冷（属经）：属热经热病。

佳合蒙（治则）：替笨挡蒙（理气止痛）。

欧夺息佳、冈偶（用方、方解）：

仰松芭（香附）10g，豆卡欧（吴茱萸）6g，仰嗟嘎（鸡血藤）12g，芮哈（姜黄）10g，珍陆（栀子）8g，芮鼽（茵陈）12g，歪倒秀（柴胡）12g，水煎服。

仰松芭，性热，味微甘，属热药，入冷经，理气疏肝，止痛；豆卡欧，性热，味辣、麻，属热药，入冷经、慢经，有小毒，温中，散寒，燥湿，疏肝；仰嗟嘎，性热，味甘、微苦，属热药，入冷经，清热利湿，化瘀行气，止痛；芮哈，性冷，味辣、麻、苦，属冷药，入热经，行气止痛；珍陆，性冷，味苦，属冷药，入热经，泻火解毒；芮鼽，性冷，味苦，属冷药，入热经，解温毒，清热利湿；歪倒秀，性热，味苦、涩，属热药，入冷经，疏肝理气。诸药合用，清热利湿，疏肝理气止痛。

2.冷经胁痛

蒙里夺（病证表现）：胁肋隐痛（窝片吉蒙），劳动时疼痛加剧（蒙兵令），口干，自觉烦热（开机中娘），头晕，眼花。

兴冷（属经）：属冷经冷病。

佳合蒙（治则）：维角烊丢象（活血化瘀），替笨挡蒙（理气止痛）。

欧夺息佳、冈偶（用方、方解）：

芮壳欧（薄荷）10g，佳嘎陇给（徐长卿）8g，姜加莪董（麦冬）12g，姬佳诺（锦鸡儿）10g，白芍（与中药同名）10g，水煎服。

芮壳欧，性冷，味辣，属冷药，入热经，疏风散热；佳嘎陇给，性热，味香、麻，属热药，入冷经、快经、半边经，消肿解毒，通经活络；姜加莪董，性热，味甘，属热药，入冷经，养阴生津；姬佳诺，性热，味甘，属热药，入冷经，益气养阴，活血；白芍，性冷，味苦，属冷药，入热经，养血柔肝止痛。

【预防调护】

1. 调情志，少烦忧。消除及避免情志不遂是预防本病的根本措施。

2. 避风寒，适寒温。

3. 调饮食，戒烟酒。

4. 慎起居，适劳逸。生活起居要有规律，做到动静结合，劳逸适度。

【按语】

艨艟档是由多种原因引起、以两侧或一侧胁肋疼痛为主要症状的疾病，与中医记载"胁痛"颇有相似之处。体质虚弱，先天禀赋不足，无力抵御邪气入侵，或者情志不遂，暴躁伤筋，或饮食不洁等，是造成本病的主要原因。苗医认为，气、血、水是构成人体的基本物质，人体的正常发育与之密切相关。一旦气、血、水因各种原因受损，筋脉失养，则导致本病的发生。

第二节　普洛普壁
Pub lol pub bil（水肿）

【概述】

苗医称水肿为普洛普壁（*Pub lol pub bil*）或普老。本病由素体虚弱或感受外邪导致体内水分停留引起。

中医水肿是指因感受外邪、饮食失调或劳倦过度等，肺失宣降通调，脾失健运，肾失开合，膀胱气化失常，导致体内水液潴留，泛滥肌肤，以头面、眼睑、四肢、腹背甚至全身浮肿为临床特征的一类病证。

西医中的急、慢性肾小球肾炎，肾病综合征，充血性心力衰竭，内分泌失调，以及营养障碍等疾病出现的水肿，可参考本节进行辨证论治。

【呼候疾鹏·苗医症疾】

普洛普壁属小症，分热经水肿和冷病气血两虚水肿。

【爱讲夺·成因】

本病多数因邪毒侵入人体，伤血、伤水、伤气。风毒伤人具有善行易变，致病广泛，易犯体表，易滞留筋脉、脑架，易夹带诸毒等特点；湿为外界潮湿之气，其性重浊黏腻，阻滞气机，化水不利，伤人常见肢体困重、肢体屈伸不利、舌苔厚腻等症状；饮食不洁或先天禀赋不足导致全身气机不畅，久病、劳倦导致气血亏虚，无力化水，水液停滞，形成水肿。

【梗夺蒙·病由】

苗医认为本病根本在气、在水，二者在病理上相互影响。风湿水毒侵犯人体或病后体虚失养，造成人体气机衰弱，化水不利，水邪留滞四肢；或饮食匮乏、劳动过度，全身气机不能得到有效的补充和濡养，无力运化水液；或先天禀赋不足，五脏六腑功能失常，水液停留于病变脏腑，均可造成水肿。

【诊查要点】

1. 诊断依据

（1）水肿初起多从眼睑开始，继则延及头面、四肢、腹背，甚者肿遍全身；也有先从下肢足胫开始，然后发展至全身者。轻者仅眼睑或足胫浮肿；重者全身皆肿，肿处按之凹陷，其凹陷恢复或快或慢。若肿势严重，可伴有胸腹水而见腹部膨胀、胸闷心悸、气喘不能平卧等症。

（2）可有乳蛾、心悸、疮毒、紫癜及久病体虚的病史。

2. 相关检查

尿常规、24小时尿蛋白定量、血常规、血沉、血浆白蛋白、血尿素氮、肌酐、免疫全项、心电图、心功能测定、肾脏B超等实验室检查，有助于诊断和鉴别诊断。

【鉴别诊断】

普嘎秋 *Pub ghab qub*（鼓胀）

普嘎秋的主要病因有饮食不节，饮酒过量，或者是情志不畅、劳倦过度所伤、虫毒感染等，临床表现以肚腹胀大绷紧如鼓、皮色苍黄、肚腹脉络暴露、小便少、食欲缺乏或胁下或腹部痞块、四肢枯瘦等为主。鼓胀以腹水为主，但也可出现四肢微肿，甚则全身浮肿，可与水肿鉴别。

【病证分类辨治】

1.热经水肿

蒙里夺（病证表现）：初起表现为下眼睑水肿，随后四肢及全身水肿，畏寒，发热，咽喉红肿、疼痛，下肢水肿，小便少。

兴冷（属经）：属热经热病。

佳合蒙（治则）：沓痂洼沃（利湿行水）。

欧夺息佳、冈偶（用方、方解）：

仰嘎姬（白茅根）20g，莴嘎里（旱莲草）10g，莴佳嘎强确（萹蓄）15g，莴里八降（车前草）10g，莴迷沙幼（半边莲）10g，水煎服。

仰嘎姬，性寒，味甘，属冷药，入热经，清热利尿；莴嘎里，性凉，味酸、甘，属凉药，入热经，凉血益阴；莴佳嘎强确、莴里八降，性冷，味甘，属冷药，入热经，清热利尿；莴迷沙幼，性平，味辛，属冷药，入热经，清热解毒，利尿消肿。诸药合用，清热，利尿，消肿。

2.冷病气血两虚水肿

蒙里夺（病证表现）：四肢水肿，按之凹陷而不易恢复，腹胀，或阴下冷湿，腰腹酸重，神倦畏寒，四肢不温，喘咳难卧，腹大胀痛。

兴冷（属经）：属冷经冷病。

佳合蒙（治则）：旭嘎凯沓痂（清热解毒），洼沃（行水）。

欧夺息佳、冈偶（用方、方解）：

莴嘎仰（鸭跖草）15g，莴娜（荠菜）20g，仰格陇给（淡竹叶）15g，仰嘎姬（白茅根）20g，莴佳嘎强确（萹蓄）12g，苞姜给打（茯苓）10g，莴里八降（车前子）12g，水煎服。

莴嘎仰，性平，味淡，属两经药，清热解毒；莴娜，性热，味甘，属热药，入冷经，补气和胃，清热利湿；仰格陇给，性冷，味淡，属冷药，入热经，清热除烦；仰嘎姬、莴加嘎强溜，性冷，味苦，属热药，入热经，清热利尿；苞姜给打，性热，味甘，属热药，入冷经，利水渗湿，健脾补中；莴里八降，性冷，味甘，属冷药，入热经，补肝肾。诸药合用，补气，行水，消肿。

【预防调护】

1. 充分休息，保证睡眠，避免疲劳。
2. 防治感染，严防感冒及上呼吸道、皮肤感染。
3. 合理安排饮食，注意精神调养。
4. 谨慎用药，避免肾毒性药物。

【按语】

苗医称水肿为普洛普壁或普老，由各种原因造成机体虚弱，无力运水，致使水液停留于机体，泛溢肌肤所致。气与水在人体运行的失调，是引起本病的根本原因。苗医认为，气在人体中的形成、运行、转化、排泄的代谢运转过程，推动着人体整个机体功能的运营。风邪夹杂水邪，侵犯人体，停留于肌肤，流窜体表；或先天禀赋不足，素体亏虚，或饮食不洁，肠胃失调，生化乏源；或者脏腑功能的失调，运水无力，皆会导致水邪泛溢，发为水肿。

第三节　嘎丢蒙
Ghab diub mongb（腰痛）

【概述】

苗医称腰痛为嘎丢蒙（*Ghab diub mongb*），指一侧或两侧腰部疼痛。

中医又称腰痛为"腰脊痛"，是指因外感、内伤或外力损伤导致腰部气血运行不畅，或失于濡养，引起腰脊或脊旁疼痛为主要症状的一种病证。

西医中的腰肌纤维炎、强直性脊柱炎、腰椎骨质增生、腰椎间盘病变、腰肌劳损等腰部病变以及某些内脏疾病，以腰痛为主要症状者，可参照本节辨证论治。

【呼候疾鹏·苗医症疾】

一侧或两侧腰部疼痛，常与气温变化和劳累有关。腰痛分冷经腰痛和热经腰痛两个小疾。

【爱夺讲·成因】

本病多因风毒、寒毒、湿毒及外伤、劳伤引起。风毒害人，无孔不入，致病范围广泛，易停留于筋脉，发为腰痛。寒毒属于苗医冷毒范畴，冷毒伤人具有凝滞、耗损热能等特点，故寒毒凝滞筋脉，气机不畅，也可引发腰痛。湿为外界潮湿之气，湿毒伤人常见头身困重，四肢酸楚，筋脉拘谨不舒。长期超负荷的劳作也容易导致腰部损伤。

【梗夺蒙·病由】

风毒、寒毒、湿毒侵袭人体，以致血凝气滞，气血失调，阻遏脉络，血流不通，从而造成肌肉、筋骨、关节、腰腿等部位出现酸、胀、肿痛、麻木，甚则伸屈不利。或由于意外伤害，肌肉筋骨受损，血脉瘀滞，久成热毒，阻滞血脉，致腰腿关节肿痛。

【诊查要点】

1. 诊断依据

（1）急性腰痛，病程较短，轻微活动即可引起一侧或两侧腰部疼痛加重，脊柱两旁亦有明显的按压痛。

（2）慢性腰痛，病程较长，缠绵难愈，腰部多隐痛或酸痛。常因体位不当、劳累过度、天气变化等因素加重。

（3）本病常有居处潮湿阴冷、涉水冒雨、跌仆损伤或劳损等相关病史。

2. 相关检查

腰痛是一种多病因疾病，进行血常规、抗溶血性链球菌"O"、红细胞沉降率、类风湿因子检查，有助于与风湿病、类风湿关节炎等疾病的诊断；行腰椎、骶髂关节 X 线或 CT 检查有助于腰椎病变的诊断；血常规、尿常规和泌尿系统影像学检查，有助于泌尿系统疾病的诊断；妇科检查可排除妇科疾病引起的腰痛。

【鉴别诊断】

冲当髂 *Hsongd diangd longl*（骨痹）

冲当髂临床表现为急性或者慢性的肢体关节疼痛、屈伸不利及功能受限，并伴有关节肿胀或变形，发病前多有受寒、受潮及外伤史，多见于中老年人或长时间负重、肢体过度劳损人群。而嘎丢蒙表现为轻微活动即可引起一侧或两侧腰部疼痛加重，脊柱两旁有明显的按压痛，缠绵难愈等，腰部多隐痛或酸痛。常因体位不当、劳累过度、天气变化等因素加重，常有居处潮湿阴冷、涉水冒雨、跌仆挫闪或劳损等相关病史，故可鉴别。

【病证分类辨治】

1. 冷经腰痛

蒙里夺（病证表现）：冬季及下雨天腰部冷痛发紧，得热痛减，遇冷加重，醒后疼痛加重，或腰部酸软，四肢无力，劳动后更甚，或头昏，耳鸣，失眠。

兴冷（属经）：属冷经冷病。

佳合蒙（治则）：怡象布丢（养血补肾），滇劫漳射（祛风散寒），荷赊挡蒙（温经止痛）。

欧夺息佳、冈偶（用方、方解）：

莴仰西（茜草）30g，加九留（四块瓦）18g，佳榜岗（苕叶细辛）18g，珍发秋（木瓜）25g，莴强牛（续断）22g，佳莪罢（七叶莲）60g，嗟尚（大血藤）25g，莴布当（刺五加）15g，泡酒内服。

莴仰西，性热，味酸、涩，属热药，入冷经，通络，活血止痛；加九留，性热，味辣，属热药，入冷经，活血，散寒止痛，散瘀解毒；佳榜岗，性热，味辣，属热药，入冷经，小毒，发表散寒；珍发秋，性冷，味酸、涩，属冷药，入热经，舒筋，平肝和胃，除湿；莴强牛，性热，味甘，属热药，入冷经，补肝肾，补骨；佳莪罢，性冷，味苦，属冷药，入热经，祛风除湿，活血止痛；嗟尚，性冷，味苦，属冷药，入热经，祛风除湿，活血通经；莴布当，性热，味辛，属热药，入冷经，强筋壮骨，祛风除湿。诸药合用，壮腰，除湿，散寒，止痛。

2. 热经腰痛

蒙里夺（病证表现）：腰部疼痛，口苦，心烦闷热，腰痛如刺，痛处固定，拒按，转侧俯仰不便或疼痛加剧，尿黄，量少。

兴冷（属经）：属热经热病。

佳合蒙（治则）：潊内（除湿），维象（活血），挡蒙（止痛）。

欧夺息佳、冈偶（用方、方解）：

莴榜学（酢浆草）15g，莴壳溜（泽兰）12g，嘎龚布梭学嘎八（见血飞）10g，达柯芍（赤芍）10g，嘎炯珍格收（大血藤）10g，莴瘳梗（岩丸子）15g，泡酒，内服、外搽。

莴榜学，性冷，味酸，属冷药，入热经，凉血消肿，清热利湿，解毒散瘀；莴壳溜，性冷，味苦，属冷药，入热经，活血祛瘀，解毒消肿；嘎粪布梭学嘎八，性冷，味苦，属冷药，入热经，散瘀止血，祛风止痛，消肿解毒；达柯芍，性冷，味苦，属冷药，入热经，凉血散瘀，消肿止痛；嘎炯珍格收，性冷，味苦，属冷药，入热经，祛风除湿，活血通经；莴瘩梗，性微寒，味苦、酸，属冷药，入热经，凉血止血。诸药合用，散瘀，消肿，止痛。

【预防调护】

1. 预防腰痛，应注意在日常生活中要保持正确的坐、卧、行体位，劳逸适度，不可强力负重，避免腰部跌仆损伤，避免坐卧湿地。暑季湿热郁蒸时，亦应避免夜宿室外、贪冷喜凉。涉水冒雨或身汗出后即应换衣擦身，或服用生姜红糖茶，以发散风寒湿邪。

2. 急性腰痛，应及时治疗，愈后注意休息调养，以巩固疗效。慢性腰痛除药物治疗外，注意腰部保暖，或加用腰托固护，避免腰部损伤。避免劳欲太过，预防外邪侵袭，经常活动腰部，或进行腰部自我按摩、打太极拳等医疗体育活动，有助于腰痛的康复。

【按语】

嘎丢蒙以一侧或者两侧腰部疼痛为主症，与气温变化和过度劳累有关。风毒留滞腰部筋脉、寒毒阻滞筋脉、湿毒困阻筋脉与外伤、劳倦直接损伤腰部是引起本病的主要因素。因此，本病在预防上，首先注意避免外邪直中，其次注意防寒保暖，不可长期置身于潮湿环境，最后避免长期劳作，过于负重，造成腰肌损伤。

第四节　蒋宾沃
Jangx bind ngos（虚劳）

【概述】

苗医把蒋宾沃（*Jangx bind ngos*）归属于虚劳的范畴。蒋宾沃是由于原因不明，或劳累过度，或居住环境不良造成身体虚弱的慢性疾病。

中医虚劳是临床以两脏或多脏虚损、气血阴阳中两种或多种功能虚损为主要表现的慢性虚损性疾病的总称，又称虚损。

西医多种慢性功能衰退性疾病，如自身免疫功能低下、造血功能低下、内分泌腺体功能紊乱、营养不良等，临床以功能减退为主要表现时，均可参照本病辨治。

【呼候疾鹏·苗医症疾】

蒋宾沃为小症，分为气亏虚劳和血亏虚劳两个小疾。

【爱讲夺·成因】

苗医认为，先天禀赋异常、情志所伤、房事不节、劳累过度、意外伤害、饮食不调等均可导致本病的发生。人类的生活、生产活动均在自然环境中，自然界气候、环境等变化必然会对人体产生直接或间接的影响。苗医认为，任何外界邪毒引起的人体内部疾病，即使已经治愈，也只是暂时的，邪毒仍遗留在体内，日后发病，成为旧伤内损。本病的病因极为复杂，与劳累过度、居住环境不良、个人卫生习惯不当等都有密切关系。

【梗夺蒙·病由】

本病由多种原因造成气血两虚，气虚则血液运行减缓，血液瘀滞导致气滞；血虚、血滞会影响气行。气血两虚，人体功能下降，出现气短自汗，少气懒言；血虚则出现头晕，耳鸣，咯血，盗汗。

【诊查要点】

1. 诊断依据

（1）本病以两脏或多脏虚损、气血阴阳中两种或多种功能虚损为主要表现，并呈慢性病变过程。

（2）有长期慢性病史，或存在引起虚劳的其他致病因素，多见于大病、久病之后。

（3）排除其他内科疾病中的虚证。

2. 相关检查

血常规、尿常规、便常规、血生化、心电图、X线等检查做初步筛选。免疫功能测定、内分泌功能测定、骨髓检查等协助诊断。

【鉴别诊断】

1. 稿痂 *Hfud nais pub·lax lal*（肺痨）

二者同属于虚损疾病范围，病程较长。苗医认为稿痂是邪毒侵入引起的肺部病证，具有传染性，是一个独立的慢性传染性疾患。蒋宾沃是由于原因不明，或劳累过度，或居住环境不良造成身体虚弱的慢性疾病，不具传染性。稿痂病位主要在肺，病机为肺气亏虚；而蒋宾沃五脏并重，以脾肾为主，病机以气血阴阳亏虚为要。稿痂由正气亏虚，痨虫蚀肺所致，其发生发展及演变规律，以咳嗽、咯血、潮热、盗汗为特征；而蒋宾沃因内伤亏损，多为脏腑气血阴阳亏虚，临床特征表现多样，病情较重。

2. 内科其他病证中的虚证

蒋宾沃与内科其他病证中的虚证虽有相似之处，但疾病涉及的病位、病性、病程长短和病情轻重方面均有不同。其主要区别：一是蒋宾沃的各种证候均以出现两脏或多脏劳伤，气血阴阳中的两种或多种因素虚损为特点，而内科其他病证中的虚证以各自的病证为主要表现。二是蒋宾沃病程长，病势缠绵；而内科其他病证中的虚证病程取决于该病证病情及演变结果，既有较长者，也有较短者。

【病证分类辨治】

1. 气亏虚劳

蒙里夺（病证表现）：纳少，畏寒，少气懒言，气短自汗，易患感冒，四肢无力，腰膝酸软，大便溏稀。

兴冷（属经）：属冷经冷病。

佳合蒙（治则）：布笨怡象（补气养血），怡渥布笨（养阴益气）。

欧夺息佳、冈偶（用方、方解）：

干落流（鳖甲）12g，嘎炯姬佳诺（阳雀花）20g，豆莴播（地骨皮）15g，雄豆莴岗（桑叶）20g，水煎服。

干落流，性冷，味甘、咸，属冷药，入热经，滋阴、补肾、活血；嘎炯姬佳诺，性热，味淡、甘、微辛，属热药，入冷经，益气养阴；豆莴播，性冷，味苦、微甘，属冷药，入热经，凉血退火，散瘀止痛，除湿解毒，消肿止痛，清肺降火，生津止渴；雄豆莴岗，性冷，味苦，属冷药，入热经，疏散风热，清肝明目，清肺润燥。

2. 血亏虚劳

蒙里夺（病证表现）：心慌，健忘，失眠，多梦，面色苍白，头晕，目眩，妇人月经量少，或经水不来，皮肤干燥。

兴冷（属经）：属冷经冷病。

佳合蒙（治则）：布笨怡象（补气养血），汗吾汕布丢（滋肝补肾）。

欧夺息佳、冈偶（用方、方解）：

嘎炯芒桑（棉花根）20g，雉豆莴岗（桑椹）20g，莴布罢溜（大蓟）18g，莴仰西（茜草）15g，水煎服。

嘎炯芒桑，性冷，味苦，属冷药，入热经，有小毒，祛风；雉豆莴岗，性热，味甘，属热药，入冷经，滋阴养血，补肝益肾；莴布罢溜，性冷，味甘，属冷药，入热经，凉血止血，解毒；莴仰西，性热，味酸、涩，属热药，入冷经，止咳祛痰。

【预防调护】

1. 消除及避免引起虚劳的病因是预防虚劳的根本措施。

2. 避风寒，适寒温。

3. 调饮食，戒烟酒。饮食一般以富营养、易于消化、不伤脾胃为原则。

4. 慎起居，适劳逸。生活起居要有规律，做到动静结合，劳逸适度。适当节制房事。

5. 抒情志，少烦忧。

【按语】

苗医认为引起疾病的原因主要包括内损和外因。《事物生成共根源》中指出搜媚若（能量）、各薄港搜（物质）、玛汝务翠（结构）三者共同是构成万事万物的根本，是事物生成的三大要素，缺一不可，而水、气、血是人体的基本物质。气、血、水相依相存，相互影响，相互变化，气可推动血液运行，故有"气血相互依存，气推血走，血带气行""水生血，血带水，血水相融，血无水不能生，水无血不养人"之说。本病由不同原因造成气血两虚，人体功能下降，五脏六腑缺血缺气，久则致病。治疗上则以补益为主，兼补气养血、健脾和胃、滋补肝肾等。

附：

抓宾枪蒙 *Zab bind xongs mongb*（劳伤）

抓宾枪蒙（*Zab bind xongs mongb*）别名按嘎粑僵伤，相当于民间所说的五劳七伤，是长期劳损的结果。

【呼候疾鹏·苗医症疾】

抓宾枪蒙分冷病血虚劳伤、热病胃肠虚弱劳伤、热经肺虚劳伤、冷经肾虚劳伤四个小疾。

【梗夺蒙·病由】

本病由平素体质差，负荷过重，损伤筋骨和五脏六腑，日久形成劳伤；或体质虽好，但用力不当会造成劳伤。生活习惯不良，过食生冷、辛辣，或饮酒过量，房事不节，造成血虚，筋骨失养，气虚则血脉运行缓慢，五脏六腑缺血缺气，久则致病。

【病证分类辨治】

1.冷病血虚劳伤

蒙里夺（病证表现）：心慌，畏寒，健忘，失眠，多梦，面色苍白，头昏，胁痛，肢体麻木，筋脉拘急，妇人月经不调，或闭经。

兴冷（属经）：属冷经冷病。

佳合蒙（治则）：汗吾汕布丢（补肝补肾），布笨怡象（补气养血）。

欧夺息佳、冈偶（用方、方解）：

雏豆葛岗（桑椹）20g，嘎龚布梭学嘎八（见血飞）15g，仰嗟嘎（鸡血藤）20g，加灰柯（路边青）20g，葛里略坝（小远志）20g，比夺子起（红枣）50g，水煎服。

雏豆葛岗，性热，味甘，属热药，入冷经，滋阴养血，补肝益肾，强筋骨，祛风除湿；嘎龚布梭学嘎八，性冷，味苦，属冷药，入热经，祛风止痛，消肿解毒；仰嗟嘎，性热，味甘、微苦，属热药，入冷经，补血止痛；加灰柯，性热，味辣，气香，属热药，入冷经、快经、半边经，解表散寒，平肝滋阴，活血消肿；葛里略坝，性冷，味苦、微辛，属冷药，入热经，宁心安神，祛痰开窍，消散肿痛；比夺子起，性温，味甘，属热药，入冷经，养阴活血。

2.热病胃肠虚弱劳伤

蒙里夺（病证表现）：形体消瘦，四肢无力，口干舌燥，不思饮食，大便干结，或干呕，嗳气，面色潮红。

兴冷（属经）：属热经热病。

佳合蒙（治则）：麦舰麦韦素迄（健脾和胃），布笨怡象（补气养血）。

欧夺息佳、冈偶（用方、方解）：

娜丽（山药）15g，白术（与中药同名）15g，朗访幼（石斛）10g，仰抵嘎（沙参）15g，嘎腔赶芒（麦芽）10g，阿梅棍（苦荞头）15g，水煎服。

娜丽，性热，味甘，属热药，入冷经，益气养阴，补益肺脾；白术，性热，味苦、甘，属热药，补气健脾，燥湿利水，止汗，安胎；朗访幼，性热，味甘，属热药，入冷经，滋阴除热，养胃生津；仰抵嘎，性热，味甘，属热药，入冷经，清热养阴，润肺止咳；嘎腔赶芒，性热，味甘，属热药，入冷经，健脾和胃，行气消食；阿梅棍，性冷，味酸、苦，属冷药，入热经，养阴止痛。

3. 热经肺虚劳伤

蒙里夺（病证表现）：干咳，咽干，咳血，重者声音嘶哑或失声，面红潮热，夜间出汗，腰酸，遗精，手脚酸软，头晕耳鸣，甚者耳聋。

兴冷（属经）：属热经热病。

佳合蒙（治则）：麦舰麦韦素迄（健脾和胃），布笨怡象（补气养血）。

欧夺息佳、冈偶（用方、方解）：

凯欧（黄精）20g，豆苪播（地骨皮）15g，仰抵嘎（沙参）20g，姜加莪董（麦冬）15g，苪久碧幼（一朵云）15g，佳波翁（睡莲）15g，水煎服。

凯欧，性热，味甘，属热药，入冷经，补气养水，滋阴润肺；豆苪播，性冷，味苦、微甘，属冷药，入热经，凉血退火，散瘀止痛，除湿解毒，消肿止痛，清肺降火；仰抵嘎，性热，味甘，属热药，入冷经，清热养肺，润肺止咳；姜加莪董，性热，味甘，属热药，入冷经，滋阴生津；苪久碧幼，性热，味甘、淡，属热药，入冷经，润肺止咳；佳波翁，性冷，味淡，属冷药，入热经，清虚热。

4. 冷经肾虚劳伤

蒙里夺（病证表现）：心胸闷痛，四肢发冷，面色苍白，心慌，自汗，精神不振，少气懒言，纳少，面色黄，腰酸背痛，遗精阳痿，多尿，大便溏稀，或腹泻，妇人月经失调。

兴冷（属经）：属冷经冷病。

佳合蒙（治则）：汗吾汕布丢（滋肝补肾），布笨怡象（补气养血）。

欧夺息佳、冈偶（用方、方解）：

珍布渴（刺梨）20g，娜丽（山药）15g，豆卡欧（吴茱萸）10g，佳欧芜（党参）15g，苪嘎勒（蜘蛛香）20g，阿梅棍（苦荞头）15g，水煎服。

珍布渴，性热，味酸、微涩，属热药，入冷经，消食健脾，收敛；娜丽，性热，味甘，属热药，入冷经，养阴，清热解毒，理气止痛；豆卡欧，性热，味麻、辣，属热药，入冷经、慢经，有小毒，温中散寒，燥湿；佳欧芜，性热，味甘，属热药，入冷经，补中益气；芮嘎勒，性热，味麻、辣，属热药，入冷经，理气止痛，祛风解毒；阿梅棍，性冷，味酸、苦，属冷药，入热经，消积。

第五节　己茵间仰开
Did yens jid niongs kaib（内伤发热）

【概述】

苗医称内伤发热为己茵间仰开（*Did yens jid niongs kaib*）、抵茵遍仰、伤格仰、嘎伤赊凯。己茵间仰开是由外界暴力损伤人体，但无皮肤肌肉破损所引起的发热。

中医内伤发热是临床以内伤为病因，脏腑功能失调、气血水湿郁遏或气血阴阳亏虚为基本病机，以发热为主要表现的病证。

西医功能性低热，肿瘤、血液病、结缔组织疾病、内分泌疾病以及部分慢性感染性疾病所引起的发热，和某些原因不明的发热，均可参照本病辨治。

【呼候疾鹏·苗医症疾】

己茵间仰开分冷病内伤血虚发热、冷热并病内伤气虚发热、热病内伤水液发热、热病内伤经脉发热、热病内伤血瘀发热、热病内伤湿毒发热六个小疾。

【爱讲夺·成因】

本病多因过度劳累耗伤体力导致体虚，加之外界暴力或不慎摔倒跌伤损伤人体，引起的发热。

【梗夺蒙·病由】

外界暴力损伤导致人体气、血、水失调。苗医认为气、血、水三种物质是构成人体的基本元素，三者在功能上相互促进，病理上相互影响，任何原因引起三者关系失调，都必然引发各种疾病。伤气必伤血，伤血亦伤气、伤水，三者全损故而发热。

【诊查要点】

1. 诊断依据

（1）本病的临床特征是起病缓慢，病程较长，多为低热或自觉发热，表现为高热者较少。不恶寒，或虽恶寒，但得衣被则温。常兼见头晕、神疲、自汗、盗汗、脉弱等症。

（2）一般有气、血、水湿壅遏或气血阴阳亏虚的病史，或有反复发热的病史。

（3）无感受外邪所致的头身疼痛、鼻塞、流涕、脉浮等症。

2. 相关检查

血常规、尿常规、大便常规、血生化、心电图、X线等检查做初步筛选。免疫功能测定、骨髓检查等协助诊断。

【鉴别诊断】

过疼赊 *Gos jenb seil*（感冒）

过疼赊的临床特征是以卫表及鼻咽症状为主，出现鼻塞、流涕、喷嚏、咽痒、咽痛、头痛、肢节酸重或恶风寒，或有发热等，病程一般为3～7日。四季皆可发病，以冬、春两季为多。己茵间仰开的临床特征是起病缓慢，病程较长；临床表现多为低热或自觉发热，高热者较少，不恶寒，或虽恶寒，但得衣被则温，常兼见头晕、神疲、自汗、盗汗、脉弱等症。一般有气、血、水湿壅遏或气血阴阳亏虚的病史，或有反复发热的病史。无感受外邪所致的头身疼痛、鼻塞、流涕、脉浮等症。

【病证分类辨治】

1. 冷病内伤血虚热

蒙里夺（病证表现）：发热，头晕眼花，心慌意乱，面色苍白，疲乏无力，盗汗，手心脚心发热，大便干，尿少。

兴冷（属经）：属冷经冷病。

佳合蒙（治则）：布笨怡象（补气养血），洼沃哆削（利水逐邪）。

欧夺息佳、冈偶（用方、方解）：

莴里略坝（小远志）12g，凯欧（黄精）15g，鸡（灵芝）15g，佳欧芜（党参）20g，嘎佬豆金（山栀茶）10g，水煎服。

莴里略坝，性冷，味苦、微辛，属冷药，入热经，宁心安神，消散痈肿；凯欧，性热，味甘，属热药，入冷经，补气养水，滋阴润肺；鸡，性热，味咸，属热药，入冷经，安心养神；佳欧芜，性热，味甘，属热药，入冷经，补中益气；嘎佬豆金，性冷，味苦、辣，属冷药，入热经，镇静，安神。

2．冷热并病内伤气血发热

蒙里夺（病证表现）：发热，热势时高时低，头晕，全身乏力，少气懒言，出汗，纳少，大便稀。

兴冷（属经）：属热经热病。

佳合蒙（治则）：麦靓麦韦艿恰迄（健脾补中），布笨恰渥（益气养阴）。

欧夺息佳、冈偶（用方、方解）：

姬佳诺（阳雀花）20g，莴它信（冬葵根）15g，娜丽（山药）20g，搏嘎梯（百合）20g，骚羊古（云防风）10g，水煎服。

姬佳诺，性热，味微甘、微辛，属热药，入冷经，补气养阴，活血；莴它信，性冷，味苦，属冷药，入热经，清热解毒，补中益气，补虚止汗；娜丽，性热，味甘，属热药，入冷经，益气养阴，补益肺脾；搏嘎梯，性热，味甘、微苦，属热药，入冷经，养阴安神；骚羊古，性微温，味辛、甘，属热药，入冷经，祛风渗湿，止痛止痉。

3．热病内伤水液发热

蒙里夺（病证表现）：心烦，少寐，出汗，口干，脸红，多梦，午后或夜间发热，手脚心热，大便干，尿少色黄。

兴冷（属经）：属热经热病。

佳合蒙（治则）：汗吾窝摆都（滋阴降火），怡渥布笨（养阴益气）。

欧夺息佳、冈偶（用方、方解）：

莴丢（华细辛）20g，挂桂俄（白薇）15g，珍布仰（金樱子）15g，波嘎梯（百合）15g，水煎服。

莴丢，性热，味酸、涩，属热药，入冷经，清热解毒；挂桂俄，性冷，味苦、咸，属冷药，入热经，清热凉血；珍布仰，性热，味甘、涩，属热药，入冷经，补肾生津；波嘎梯，性热，味甘、微苦，属热药，入冷经，清心安神。

4．热病内伤经脉发热

蒙里夺（病证表现）：伤后常感胸胁胀闷，发热，心烦，精神不振，急躁易怒，口苦，口干；妇女还有月经不调，乳房发胀，经来腹痛。

兴冷（属经）：属热经热病。

佳合蒙（治则）：汗吾窝摆都（滋阴降火）。

欧夺息佳、冈偶（用方、方解）：

豆姜额（苦楝子）15g，白芍（与中药同名）15g，嘎刘昔更里（陈皮）10g，嘎荣拉（鼠曲草）15g，佳珍嘎佬苑（果上叶）15g，莴壳欧（薄荷）8g，水煎服。

豆姜额，性冷，味苦、涩，属冷药，入热经，有小毒，止痛，清肝理气；白芍，性冷，味苦，属冷药，入热经，养血柔肝；嘎刘昔更里，性热，味辛、苦，属热药，入冷经，健脾化痰顺气；嘎荣拉，性冷，味苦，属冷药，入热经，淡渗利湿，解毒；佳珍嘎佬苑，性热，味甘、淡，属热药，入冷经，养阴；莴壳欧，性冷，味辣，属冷药，入热经，疏散风热。

5. 热经内伤血瘀发热

蒙里夺（病证表现）：午后或夜间发热，自觉身背发热，四肢疼痛或肿，面色萎黄，口燥，咽干，大便干结或稀。

兴冷（属经）：属热经热病。

佳合蒙（治则）：维角烊丢象（活血化瘀），旭嘎凯沓痂（清热解毒）。

欧夺息佳、冈偶（用方、方解）：

岗馊蚱（土鳖虫）15g，反背红（与中药同名）20g，娜丽（山药）15g，豆嘎先（紫珠草）10g，仰蜡烛（蒲黄）15g，珍榈（桃仁）10g，水煎服。

岗馊蚱，性热，味咸，属热药，入冷经，有小毒，活血化瘀；反背红，性热，味甘、辛，属热药，归冷经，清热散血；娜丽，性热，味甘，属热药，入冷经，益气养阴，补益肺脾；豆嘎先，性冷，味苦、辛，属冷药，入热经，散瘀，清热解毒；仰蜡烛，性平，味淡、微甘，属两经药，行血，消瘀；珍榈，性冷，味苦，属冷药，入热经，活血通络，解毒。

6. 热病内伤湿毒发热

蒙里夺（病证表现）：发热，热势不高，午后热重，胸闷，手脚心热，口干，不思饮食，烦躁。

兴冷（属经）：属热经热病。

佳合蒙（治则）：旭嘎凯任早（清热润燥），布笨怡象（补气养血）。

欧夺息佳、冈偶（用方、方解）：

莴里略坝（瓜子金）12g，仰松芭（香附）10g，科辣（制半夏）10g，佳加嘎收（阴行草）12g，莴鼾（茵陈）15g，佳嘎陇给（徐长卿）10g，水煎服。

莴里略坝，性冷，味苦，属冷药，入热经，活血；仰松芭，性热，味微甘，属热药，入冷经，理气疏肝；科辣，性热，味麻、辣，属热药，入冷经，燥湿化痰；佳加嘎收，性冷，味苦、辛，属冷药，入热经，舒经，活血，行气；莴鼾，性冷，味苦、微辛，属冷药，入热经，清热利湿；佳嘎陇给，性热，味香、麻，属热药，入冷经、快经、半边经，理气，解毒消肿，活血通络。

【预防调护】

1. 正确的调摄护理对促进疾病好转、治愈具有积极意义。

2. 内伤发热患者应注意休息，高热者应卧床。

3. 部分长期低热的患者，在体力许可的情况下，可适当进行户外活动。

4. 要保持乐观情绪，饮食宜进清淡、富有营养而又易于消化之品。

5. 内伤发热的患者常卫表不固而有自汗、盗汗，故应注意保暖、避风，防止感受外邪。

【按语】

苗医认为己茵间仰开是由外界暴力损伤人体，但无皮肤肌肉破损所引起的发热。长期生存斗争中，苗族人民难免因为各种外界因素发生机体损伤，无论何种外部原因导致的气、血、水三种基本物质的运行失常，皆可引起发热。但须值得注意的是，此类发热并无皮肤外伤，而是因为暴力损伤机体导致气、血、水三者损伤而引起的机体内部发热。

第六节　稿痂冲
Ghiet ghes songb（风湿性关节炎）

【概述】

风湿性关节炎被苗医称为稿痂冲（*Ghiet ghes songb*），别名蒋风近、俄娘刚棒，由体质虚弱，或年老体虚，或劳累过度，或居住寒冷潮湿，或风湿热毒侵入人体导致。

中医将风湿归结为痹证，是因风、寒、湿、热等外邪侵袭人体，闭阻经络而导致气血运行不畅的病证。主要表现为肌肉、筋骨、关节等部位酸痛或麻木、重着、屈伸不利，甚或关节肿大、灼热等，临床上具有渐进性或反复发作的特点。

西医中因风湿性关节炎所致关节畸形肿大、僵硬，肌肉萎缩等均可参照本病辨治。

【呼候疾鹏·苗医症疾】

稿痂冲为大症，分为冷经风湿性关节炎和热经风湿性关节炎两个小疾。

【爱讲夺·成因】

苗医认为人的先天禀赋不同，体质强弱也有差异，对各种疾病的抵抗能力也有不同。体质虚弱者，对于湿邪的抵抗能力较差，容易感受湿邪而为病。苗族人民因落后的生产力，长期过度劳累，加上苗族地区经济发展落后，居住条件恶劣，长期受潮湿、雨水的侵袭，冬季严寒时取暖措施落后，因此更容易遭受湿邪而发病。

【梗夺蒙·病由】

苗医认为，稿痂冲主要因风寒水湿热毒侵入肢体经脉、关节，导致经脉不通，气机不畅，血运无力，筋脉失于濡养，出现疼痛、麻木、酸胀，日久伤血伤气，发为关节肿痛。

【诊查要点】

1. 诊断依据

（1）本病发病不分年龄、性别，青壮年和体力劳动者、运动员易于罹患。同时，发病的轻重与寒冷、潮湿、劳累以及天气变化等有关。

（2）临床表现为突然或逐渐感觉肢体关节肌肉疼痛、屈伸不利。疼通或游走不定，恶风寒；或痛剧，遇寒则甚，得热则缓；或重着而痛，手足笨重，活动不利，肌肉麻木不仁；或肢体关节疼痛，痛处焮红灼热，筋脉拘急；或关节剧痛，肿大变形，也有绵绵而痛，麻木尤甚，伴心悸、乏力者。

（3）舌苔脉象舌质红，苔多白滑，脉象多见沉紧、沉弦、沉缓、涩。

2. 相关检查

血常规、尿常规、大便常规、血生化、心电图、X线等检查做初步筛选。CT、MRI、关节造影、关节镜检查等协助诊断。

【鉴别诊断】

嘎己安埋 Ghab ngix ngas mais（痿证）

嘎己安埋因外感毒邪、跌打损伤、外伤内损、先天不足、用药不当等造成的以经脉弛缓、手足无力、肌肉萎缩等为主要表现的疾病。稿痂冲临床以突然或逐渐感觉肢体关节肌肉疼痛、屈伸不利为特征。或疼痛游走不定，恶风寒；或痛剧，遇寒则甚，得热则缓；或重着而痛，手足笨重，活动不灵，肌肉麻木不仁；或肢体关节疼痛，痛处焮红灼热，筋脉拘急；或关节剧痛，肿大变形，绵绵而痛，麻木尤甚，伴心悸、乏力者。故二者可鉴别。

【病证分类辨治】

1. 冷经风湿性关节炎

蒙里夺（病证表现）：发热，恶风，患处关节、肢体麻木、冷痛，活动不便，肢体无力。

兴冷（属经）：属冷经冷病。

佳合蒙（治则）：滇劫挡蒙（祛风止痛），赊洛挡蒙（通络止痛）。

欧夺息佳、冈偶（用方、方解）：

佳嘎旅（生扯拢）20g，嘎炯豆丢劳独（八角枫）10g，佳豆给棕（威灵仙）20g，嘎炯令豆得（水冬瓜）15g，水煎服。

佳嘎旅，性冷，味苦，属冷药，入热经，祛风除湿，通络止痛；嘎炯豆丢劳独，性热，味麻、辣，属热药，入冷经，有大毒，祛风除湿，舒筋活络；佳豆给棕，性热，味辛、辣，属热药，入冷经，性热，味辛、辣，属热药，入冷经，通络止痛，疏风散寒；嘎炯令豆得，性热，味辛、微苦，属热药，入冷经、半边经，活血化瘀，舒筋骨。

2. 热经风湿性关节炎

蒙里夺（病证表现）：关节红肿热痛，发热，口渴，恶风，畏寒。

兴冷（属经）：属热经热病。

佳合蒙（治则）：旭嘎凯滁内（清热利湿），维洗赊洛（舒经通络），滇劫挡蒙（祛风止痛）。

欧夺息佳、冈偶（用方、方解）：

莴比哈（豨莶草）20g，榜佳腔（忍冬藤）15g，佳嘎陇给（徐长卿）20g，珍发秋（木瓜）20g，水煎服。

苪比哈，性冷，味苦，有小毒，属冷药，入热经，祛风除湿，通络止痛；榜佳腔，性热，味甘、微涩，属热药，入冷经，清热解毒，凉血；佳嘎陇给，性热，味香、麻、属热药，入冷经、快经、半边经，解毒消肿，通经活络；珍发秋，性冷，味酸、涩，属冷药，入热经，平肝，舒筋，除湿。

【预防调护】

1. 注意防寒、防潮，避免风寒湿邪侵入人体。

2. 汗出勿当风，劳动或运动后不可身热汗出立即入水洗浴等。

3. 患者应加强个体调摄，房事有节、饮食有常、劳逸结合、起居作息规律化等。

4. 积极参加各种体育运动，以增强体质，提高机体对外邪的抵抗力。

5. 患者对寒凉之品不宜多食，如雪条、竹笋、通菜等。

【按语】

苗医认为稿痂冲的发生是各种原因导致的风寒湿毒蕴结于筋脉。苗族人民因为居住条件的落后，长期暴露于潮湿环境中，冬季不能御寒，这是引发疾病的主要原因。长期过度劳累，或者先天禀赋不足，素体亏虚，抵御寒湿邪气无力，也是导致本病的重要原因。因此在湿邪的预防方面，防寒保暖是非常重要的措施，同时加强锻炼，提高自身抵抗力。

附：

艨幢静 *Mongb hsongd jenl*（痹病）

艨幢静 *Mongb hsongd jenl*，别名稿痂净，多是因先天不足、久居湿地、气候寒冷或劳累过度导致。

【呼候疾鹏·苗医症疾】

艨幢静分热湿互结类风湿、热经气滞血瘀类风湿、冷经寒湿阻滞类风湿三个小疾。

【梗夺蒙·病由】

苗医认为，艨幢静主要因风寒湿热毒侵入肢体经脉、关节或过度劳伤，日久伤血伤气，而致气滞血瘀，筋脉拘急，出现以疼痛、麻木、酸胀，关节肿痛变形。

【病证分类辨治】

1. 热湿互结类风湿

蒙里夺（病证表现）：起病或急或慢，初起脚趾、手指及手掌关节红肿疼痛，畏寒，寒战，发热，胸闷，腹胀，汗出热不退，关节变形。

兴冷（属经）：属热经热病。

佳合蒙（治则）：旭嘎凯滁内（清热利湿），滇劫挡蒙（祛风止痛）。

欧夺息佳、冈偶（用方、方解）：

佳豆给棕（威灵仙）15g，佳生幼（三角风）10g，莴乃略芭（一枝黄花）15g，水煎服。

佳豆给棕，性热，味辛、辣，属热药，入冷经，疏风散寒止痛；佳生幼，性冷，味苦，属冷药，入热经，祛风解毒，活血，消肿止痛；莴乃略芭，性冷，味苦，属冷药，入热经，有小毒，疏风清热，解毒消肿。

2. 热经气滞血瘀类风湿

蒙里夺（病证表现）：关节疼痛，反复发作，久治难愈，发作时肢体沉重，关节红肿，手足活动受限，屈伸困难，纳后发热，盗汗。

兴冷（属经）：属热经热病。

佳合蒙（治则）：滇劫滁内（祛风除湿），维洗赊洛（舒经通络），沉笨挡蒙（行气止痛）。

欧夺息佳、冈偶（用方、方解）：

干落流（鳖甲）12g，珍陡（薏苡仁）15g，莴蔸（青蒿）12g，嘎佬豆金（山栀茶）15g，佳嘎旅（生扯拢）20g，水煎服。

干落流，性冷，味咸，属冷药，入热经，滋阴补肾活血；珍陡，性平，味甘、淡，属两经药，健脾，利湿，清热解毒；莴蔸，性冷，味苦，属冷药，入热经，清热凉血，泻火解毒；嘎佬豆金，性冷，味苦、辣，属冷药，入热经，镇静，安神；佳嘎旅，性冷，味苦，属冷药，入热经，祛风除湿，通络止痛。

3. 冷经寒湿阻滞类风湿

蒙里夺（病证表现）：关节肿痛变形，活动受限，丧失劳动力，肌肉消瘦，面色苍白，气短畏寒，夜间发热，活动出汗。

兴冷（属经）：属冷经冷病。

佳合蒙（治则）：攻补兼施。

欧夺息佳、冈偶（用方、方解）：

嘎炯嘎令豆嘎收（铁筷子）15g，岩川芎（与中药同名）15g，鲍家利幼（制草乌）8g，莴强牛（续断）20g，水煎服。

嘎炯嘎令豆嘎收，性热，味麻、辣，属热药，入冷经，清热润燥，理气开郁；岩川芎，性热，味辛、苦，属热药，归冷经，行气止痛；鲍家利幼，性热，味麻，有大毒，属热药，入冷经，祛风止痛，温中回阳，祛寒除湿；莴强牛，性热，味甘，属热药，入冷经，补肝肾，补骨。

第七节　嘎己安埋
Ghab ngix ngas mais（痿证）

【概述】

苗医称痿证为嘎己安埋（*Ghab ngix ngas mais*），是指由外感毒邪、跌打损伤、外伤内损、先天不足、用药不当等原因导致，以经脉弛缓、手足无力、肌肉萎缩等为主要表现的疾病。

中医痿证，是临床以脏腑精气受损，肢体筋脉失养，致肢体筋脉弛缓，软弱无力，不得随意运动，日久而致肌肉萎缩或肢体瘫痪为特征的疾病。

西医中感染性多发性神经炎、运动神经元病、重症肌无力、肌营养不良等病，临床以日久所致肌肉萎缩或肢体瘫痪为主要表现时，均可参照本病辨治。

【呼候疾鹏·苗医症疾】

嘎己安埋为小症，分热经痿证与冷经痿证两个小疾。

【爱讲夺·成因】

嘎己安埋的成因很多，包括外伤内损、外感毒邪、先天不足、跌打损伤、用药不当等。

【梗夺蒙·病由】

外感毒邪、跌打损伤等伤害机体，致筋骨皮肉受损，气血运行不畅，气血津液失调，肢体的经脉弛缓，手足肌肉无力，骨节活动受限，肢体不受控，或肌肉萎缩。先天禀赋不足或用药不当，脏腑功能失调，筋脉、骨髓失于濡养，则肌肉松弛无力甚至萎缩。

【诊查要点】

1. 诊断依据

（1）临床主要表现为肢体痿软无力或肌肉萎缩。

（2）具有感受外邪与内伤积损的病因，发病缓慢或者突然发病。

（3）有反复发作史者。

2. 相关检查

神经系统检查肌力降低，或肌电图、肌活检与酶学检查，符合神经、肌肉系统相关疾病诊断者。

【鉴别诊断】

朦朣静 *Maob hsongd jenl*（痹病）

朦朣静多因风寒水湿邪毒或年幼抚养不当，或居住环境潮湿所引起。人体受风寒水湿等外邪侵袭，血脉受损，气血运行不畅。风邪重者其痛走窜不定，寒邪重者其痛剧烈，湿邪重者痛处浮肿。朦朣静发病及病情加重通常与劳累、季节、气候的寒冷、潮湿等天气变化有关。临床表现为发热，肌肉关节的游走性疼痛，肢体屈伸不利，或伴有心悸、气短。嘎己安埋主要表现为肢体软弱无力，肌肉瘦削，行动艰难，甚则瘫软于床，肢体多无疼痛表现。

【病证分类辨治】

1. 热经痿证

蒙里夺（病证表现）：发病甚急，起初发热，肢体不能活动，肌肉渐渐消瘦，皮肤干枯，急躁易怒，咽干，上腹胀，心烦胸闷，或手足麻木，喜凉恶热，尿黄，尿道热痛。

兴冷（属经）：属热经热病。

佳合蒙（治则）：旭嘎凯赊洛（清热通经脉），维洗炯带松（补骨强筋）。

欧夺息佳、冈偶（用方、方解）：

佳欧芜（党参）30g，姜加裁董（麦冬）20g，衣修（生石膏）30g，朗访幼（石斛）20g，水煎服。

佳欧芜，性热，味甘，属热药，入冷经，补中益气，健脾；姜加裁董，性冷，味甘，属冷药，入热经，养阴，清胃热；衣修，性冷，味淡，属冷药，入热经，清热；朗访幼，性热，味甘，属热药，入冷经，滋阴除热，养胃生津。

2.冷经痿症

蒙里夺（病证表现）：起病缓慢，肢体逐渐酸软无力，初起以双下肢明显酸软为主，后波及腰部，不能久站及走路，气短无力，面色萎黄，或有头晕、耳鸣、遗精或遗尿、妇女月经失调。

兴冷（属经）：属冷经冷病。

佳合蒙（治则）：汗吾汕布丢（补肝补肾），维洗炯带松（补骨强筋）。

欧夺息佳、冈偶（用方、方解）：

莴布套学（血人参）20g，白芍（与中药同名）20g，莴有加溜（狗脊）15g，莴强牛（续断）15g，水煎服。

莴布套学，性热，味涩、微苦，属热药，入冷经，滋阴补肾，补气涩血；白芍，性冷，味苦，属冷药，入热经，养血柔肝，滋阴；莴有加溜，性冷，味苦、微甘，属冷药，入热经，强筋骨；莴强牛，性热，味甘，属热药，入冷经，滋补肝肾，补骨强骨。

【预防调护】

1.起居有常，保持舒畅的心情。

2.节制房事，保养肾精。

3.科学饮食，防止饮食不节。

4.加强体育锻炼，保持气血通畅。

【按语】

苗医认为嘎己安埋的成因有多种，外感毒邪、跌打损伤、先天的禀赋不足或用药不当均可导致此疾病的发生。内外因素致脏腑精气受损，肢体筋脉失养，肢体软弱无力且不能随意运动，日久失于濡养致肌肉萎缩或肢体瘫痪。在治疗上主要遵循旭嘎凯赊洛（清热通经脉）、维洗炯带松（补骨强筋）、汗吾汕布丢（补肝补肾）的法则，促进脏腑功能的恢复，防治疾病的发生发展。

第八节　冲当骼
Hsongd diangd longl（骨痹）

【概述】

苗医称骨痹为冲当骼（*Hsongd diangd longl*），指病变骨结构比正常骨结构要长，相当于骨质增生之类的疾病。

中医骨痹，指六淫之邪入侵各关节筋骨，导致经脉气血闭阻不通，出现肢节沉重、疼痛甚至关节肿胀畸形；或由于气血不足，痰浊寒湿之邪侵袭附，着于骨节而产生的病证。本病多由外感风寒湿邪、过度劳损导致瘀血阻络、痰湿内阻、肝肾亏虚引起。

西医类风湿关节炎、骨质增生、坐骨神经痛、强直性脊柱炎、退行性关节病、痛风等疾病出现以骨痹为主症时，可参考本节辨治。

【呼候疾鹏·苗医症疾】

冲当骼为小症，分为热经骨质增生、冷经骨质增生两个小疾。

【爱讲夺·成因】

痰浊及风寒湿邪侵犯肢体关节，痰浊邪气致病，病程缠绵，病势较长，附着不去而致关节肿胀疼痛、肢体重着；风寒邪气收引凝滞，关节遇寒则拘急冷痛、屈伸不利；年老体虚，加之关节过度劳损，津液耗损致关节失去濡养，逐渐退化，导致骨痹。

【梗夺蒙·病由】

风寒湿邪及痰浊附着于肢体关节，痰浊阻滞气血，寒邪凝滞气血，气血不通，经气不利，肢体关节难以屈伸且重着肿胀，不通则痛；年老体虚及过度劳损使肾精耗损，关节失于濡养滋润，不荣则痛。

【诊查要点】

1. 诊断依据

（1）临床表现为急性或慢性的肢体关节疼痛、屈伸不利及功能受限，并伴有关节肿胀或者变形。

（2）发病前多有受寒、受潮外伤史。

（3）多见于中老年人或长时间负重、肢体过度劳损人群。

2. 相关检查

病变部位的 X 线检查、免疫功能测定、内分泌功能测定、骨髓检查等可协助诊断。

【鉴别诊断】

嘎己安埋 *Ghab ngix ngas mais*（痿证）

嘎己安埋由外感毒邪、跌打损伤、外伤内损、先天不足、用药不当等原因造成肢体关节活动减少，肌肉失用性萎缩、迟缓、无力，甚至瘫痪。冲当髂因痰浊及风寒湿邪侵犯人肢体关节，或者年老体虚，关节过度磨损致关节骨质增生，关节部位的肿胀疼痛、重着。两者的鉴别主要看有无关节肢体的疼痛。嘎己安埋以肌肉无力或萎缩为临床特征，并无疼痛；冲当髂以肢体肌肉关节疼痛、屈曲不利、酸胀重着为临床特征，严重者甚至出现关节变形及活动障碍。

临床上也有肢体肌肉萎弱无力伴关节疼痛者，称为痿痹并病，可按其病因病机特点辨证论治。

【病证分类辨治】

1. 热经骨质增生

蒙里夺（病证表现）：四肢疲软无力，肢体、关节重着，疼痛难忍，手足活动受限，疼痛，肢体麻木（纠经）。

兴冷（属经）：属热经热病。

佳合蒙（治则）：布丢（补肾），维角烊丢象（活血化瘀）。

欧夺息佳、冈偶（用方、方解）：

嘎龚布梭学嘎八（见血飞）20g，加九留（四块瓦）15g，珍发秋（木瓜）15g，莴哈（姜黄）10g，莴壳溜（泽兰）20g，桂枝（与中药同名）10g，岗叩（蜈蚣）20g，水煎服。

嘎龚布梭学嘎八，性冷，味苦，属冷药，入热经，解毒消肿，祛风止痛，止血散瘀；加九留，性热，味辣，属热药，入冷经，散寒止痛，活血化瘀解毒；珍发秋，性冷，味酸，属冷药，入热经，柔肝舒筋、通络除湿；莴哈，性冷，味辛、苦，属冷药，入热经，行气破瘀，通络止痛；莴壳溜，性冷，味苦，属冷药，入热经，活血化瘀，消肿解毒；桂枝，味辛、甘，属热药，入冷经，辛温通络利湿；岗叩，性热，有毒，味辛，属热药，入冷经，祛风除痹，解毒。

2. 冷经骨质增生

蒙里夺（病证表现）：肢体关节疼痛，痛处活动不便，肌肤麻木，痛处肢体或关节难以屈伸，皮色不红。

兴冷（属经）：属冷经冷病。

佳合蒙（治则）：维洗赊洛（舒经通络），替笨挡蒙（理气止痛）。

欧夺息佳、冈偶（用方、方解）：

嗟格里那（伸筋草）20g，莴比哈（豨莶草）15g，布佳菲（云实根）20g，接骨木（与中药同名）15g，佳莪罢（七叶莲）15g，仰嗟嘎（鸡血藤）20g，水煎服。

嗟格里那，性热，味微苦、辛，属热药，入冷经，祛风通络，舒筋活血；莴比哈，性冷，味苦，属冷药，有小毒，入热经，祛风除湿，通络止痛；布佳菲，性冷，味苦、辛，属冷药，入热经，祛风除湿，解毒消肿；接骨木，性寒，味酸、苦，属冷药，入热经，通络壮骨；佳莪罢，性冷，味辛、微苦，属冷药，入热经，祛风除湿止痛；仰嗟嘎，性热，味苦、甘，属热药，入冷经，补血，清热，通络，利湿，祛风。

【预防调护】

1. 适度的健身运动，保持良好的坐姿；尽量减少病变部位的受伤、受湿；减重。

2. 膝部劳损患者应尽量减少爬楼梯，防止膝关节的过度伤害。

3. 注意饮食上营养的补充，忌食辛辣、刺激的食物，禁烟、酒。

4. 避免感受风寒。

5. 情志调护，保持积极向上心态。

【按语】

苗医认为冲当骼是由痰浊及风寒湿邪侵犯人肢体关节导致的。痰浊寒湿之邪侵犯人体，使血行不畅，经气不利而致病；或由于年老体虚，关节劳损过度，失去津液的濡养，发生退行性病变。因为痰浊及湿邪的致病性质，冲当骼常表现为关节肿胀疼痛，肢体重着，肢体拘急、冷痛且屈伸不利。因此在治法上常根据病证表现的不同而辨证地选用布丢（补肾）、维角烊丢象（活血化瘀）、维洗赊洛（舒经通络）、替笨挡蒙（理气止痛）等治疗方法。

第九节　髂冲
Cangt lod（断骨）

【概述】

髂冲是由于跌仆、闪挫、压轧、扭伤、撞伤、刀枪攻击、高处坠落、长期积累劳损、外毒侵袭等导致的身体某一部位骨结构完全或部分断裂。多见于老人及儿童。髂冲归属于尚冲（*Sangb hsongd*）的范畴。尚冲是一大症，包括髂冲（断骨）、髂兴（伤筋）、沙廉旧（脱臼）、沙松（错缝）。

中医骨伤，主要是从"骨"和"伤"两个部分来描述，其中骨指形，伤指力。形可分经络、气血、脏腑、筋骨、筋肉、关节等，形气一体，气贯入形的每个部分，表现为各部位的运动功能。伤则是在力的作用下产生的机械性损伤，力轻则伤气，力重则伤形。古代属于"折疡""金镞"等范畴。

西医中各种骨结构形态的部分或完全断裂，包括明显的皮质骨断裂及骨小梁的中断，均可以参照本病的辨治。

【呼候疾鹏·苗医症疾】

髂冲大多由外力伤害所致，因此其主要的证型为气滞血瘀型，其他根据疾病的发展规律分为气虚血瘀型、气血亏虚型、湿热内蕴型。

【爱讲夺·成因】

苗族人民因身居边远山区及守护部落的需要，加上长期的艰苦劳作、自给自足的生活方式，受外伤的概率很高。苗医认为本病的主要成因是刀枪攻击、跌打损伤、年老体虚、长期劳损、邪毒损伤等。

【梗夺蒙·病由】

本病是由多种原因导致的骨结构部分或完全断裂。压轧、外伤跌倒、高处坠落、刀枪攻击、邪毒损伤等造成身体某一部位或多部位骨结构的断裂。或者虽未发生外部伤害，但轻微且长期反复直接或间接使用肢体的某一部位，使骨头过度疲劳而致骨结构破坏。

【诊查要点】

1. 诊断依据

（1）本病的临床特征为骨质断裂，并伴有局部剧烈疼痛和肢体形态的改变。

（2）有直接外伤原因或长期习惯性劳损的诱因，如车祸、跌倒、打斗或长期负重等。

（3）受损的局部出现疼痛、淤青、功能障碍、骨擦音等表现。

（4）排除其他原因所产生的骨质疼痛。

2. 相关检查

X 线、CT、MRI 检查提示有骨关节的骨折。

【鉴别诊断】

沙廉旧 Cangt zeud（脱白）

二者同属于苗医尚冲范畴。沙廉旧是外力作用于骨关节，使骨关节面脱离原本的部位，失去正常对应关系的疾病。临床上分为损伤性脱位、病理性脱位、先天性脱位三种。沙廉旧在关节脱位的同时还伴有关节囊、关节软骨、韧带及肌肉软组织的损伤，表现为关节周围的肿胀、血肿、关节功能不同程度的丧失和关节粘连。髂冲主要由外伤或者过度劳损所致的骨形态改变，如断裂、畸形、出现骨擦音、出现骨擦感、异常活动等。断骨部位多见明显的外伤出血或骨折周围的青紫肿胀，某些开放性骨折及多发性骨折等甚至出现发热、休克等情况。

【病证分类辨治】

1. 气滞血瘀型

蒙里夺（病证表现）：局部疼痛、肿胀、瘀斑，肌肉紧张，活动受限，舌质暗，舌有瘀斑，脉弦涩。

兴冷（属经）：属热经热病。

佳合蒙（治则）：维角烊丢象（活血化瘀），沆笨挡蒙（行气止痛）。

欧夺息佳、冈偶（用方、方解）：

者学欧（红花）15g，珍桐（桃仁）15g，达柯芍（赤芍）15g，仰松芭（香附）12g，莴壳溜（泽兰）18g，莴灰秋（土大黄）10g，水煎服。

者学欧，性热，味苦，属热药，入冷经，养血活血；珍桐，性冷，味苦，属冷药，入热经，活血通络；达柯芍，性冷，味苦，属冷药，入热经，凉血散瘀，消肿止痛；仰松芭，性热，味微甘，属热药，入冷经，行气疏肝，理气止痛；莴壳溜，性冷，味苦，属冷药，入热经，活血化瘀，解毒散肿；莴灰秋，性冷，味苦、涩，属冷药，入热经，清热解毒，凉血止血。

2. 气虚血瘀型

蒙里夺（病证表现）：局部疼痛，活动受限，疲倦无力，少气懒言，头晕，面色苍白，口唇淡白，爪甲淡白，舌质淡绛，舌有瘀斑，苔薄，脉弦，脉细。

兴冷（属经）：属冷经冷病。

佳合蒙（治则）：维洗赊洛（舒经通络），布笨怡象（补气养血）。

欧夺息佳、冈偶（用方、方解）：

豆顿（杜仲）18g，雉豆莴岗（桑枝）12g，莴强牛（续断）18g，仰嗟嘎（鸡血藤）20g，水煎服。

豆顿，性热，味甘，属热药，入冷经，补肝肾，强筋骨；雉豆莴岗，性冷，味苦，属冷药，入热经，通经络，活关节，补肝肾，强筋骨；莴强牛，性热，味甘，属热药，入冷经，补肝肾，补骨；仰嗟嘎，性热，味甘、微苦，属热药，入冷经，养血活血，清热除湿。

3. 气血亏虚型

蒙里夺（病证表现）：局部疼痛，活动受限，面色苍白，眼睑苍白，目光无神，四肢厥冷，大汗淋漓，口干，口渴，舌质淡，舌苔薄，脉微细。

兴冷（属经）：属冷经冷病。

佳合蒙（治则）：布笨怡象（补气养血）。

欧夺息佳、冈偶（用方、方解）：

佳莪罢（七叶莲）15g，珍发秋（木瓜）12g，珍布仰（金樱子）15g，酒桑咯咯列里（牛膝）20g，水煎服。

佳莪罢，性冷，味苦，属冷药，入热经，活络，活血止痛；珍发秋，性冷，味酸、涩，属冷药，入热经，舒筋理气，消肿通络；珍布仰，性热，味甘、涩，属热药，入冷经，补肾，生津，活血，通络；酒桑咯咯列里，性冷，味酸、苦，属冷药，入热经，活血化瘀，通络化瘀。

4. 湿热内蕴型

蒙里夺（病证表现）：局部疼痛，活动受限，五心烦热，烦躁不安，口唇紫暗，纳呆，视物朦胧，大便秘结，小便短赤，病变局部有波动感，皮肤色红，肤温较高，舌质红，脉滑数，舌苔白腻或黄腻。

兴冷（属经）：属热经热病。

佳合蒙（治则）：旭嘎凯滁内（清热祛湿），挡蒙（止痛）。

欧夺息佳、冈偶（用方、方解）：

莴哈收（地蜂子）15g，佳莴遍尖脑（半枝莲）15g，者学欧（红花）15g，莴米仰（马齿苋）20g，佳嘎旅（生扯拢）20g，水煎服。

莴哈收，性冷，味苦、涩，属冷药，入热经，清热解毒，收敛止血，散瘀止痛；佳莴遍尖脑，性冷，味辛、苦，属冷药，入热经，活血祛瘀，消肿止痛；者学欧，性热，味苦，属热药，入冷经，活血祛瘀；莴米仰，性冷，味酸、微苦、涩，属冷药，入热经，清热解毒，消肿，凉血；佳嘎旅，性冷，味甘、苦，属冷药，入热经，祛风除湿，通络止痛。

【预防调护】

1. 尽早进行合理的功能锻炼，恢复患者的肢体功能，预防肢体失用性萎缩及关节挛缩。

2. 多吃一些含钙丰富的物品。

3. 调整药物，保持较好的精神状态。

4. 注意安全，防止跌倒等再次对骨骼造成损伤。

【按语】

苗医认为骼冲由跌打损伤、枪伤、坠落等外来暴力或年老、体虚或邪毒损伤等因素引起。外部伤害导致机体气滞血瘀、气虚血瘀，或者毒邪侵入机体使脏腑功能紊乱；内部脏腑病变使筋骨失养，易于折断受损。治疗以挡蒙（止痛）为主，并根据疾病的发展施以旭嘎凯滁内（清热祛湿）、维洗赊洛（舒经通络）、布笨怡象（补气养血）等方法辨证治疗。

第十节　茵信
Yens hxend（扭伤）

【概述】

苗医称扭伤为茵信（*Yens hxend*）。茵信是外力直接或间接作用于筋肉，或长期超负荷体力劳作等引起的疾病，分腕部、肘关节、颈部、肩关节、腰部、膝关节、踝关节七个部位的小症，是一大症。

中医认为扭伤多由运动过度、不慎跌倒、过度扭转等引起经脉、关节损伤，致使经气运行受阻、气血瘀滞而引起，属于"伤筋"范畴。

西医认为扭伤是四肢关节或躯体部位的软组织损伤，无骨折、脱臼、皮肉破损等。

【呼候疾鹏·苗医症疾】

茵信是一大症，分为腰部、腕部、肘关节、颈部、肩关节、膝关节、踝关节七个部位的小症。

【爱讲夺·成因】

外来暴力和风寒湿邪致肌肉筋膜损伤，使病变部位血瘀气滞而发为本病。

【梗夺蒙·病由】

外力或风寒湿邪等因素作用于机体局部，造成病变部位气血不畅，血瘀内停。肌肉、筋膜、脉络受损，产生红、肿、热、痛。气血是生命活动的主要物质基础，人体正常的生理功能依赖于气血的濡养，"气为血之帅，血为气之母"，气行则血行，气滞则血停。外界因素使病变部位肌肉组织损伤，气血运行不畅，进而发生病理改变。

【诊查要点】

1.诊断依据

（1）临床表现为病变部位的肿胀、疼痛，皮肤有瘀斑，触之温热，扭伤处活动不利，甚至影响日常生活活动。

（2）近期有外伤史或者长期超负荷体力劳作。

2.相关检查

CT检查提示病变部位有关节或软组织的损伤。

【鉴别诊断】

骼冲 *Cangt lod*（断骨）

从病因基础上来看，骼冲是由于跌仆、闪挫、压轧、扭伤、撞伤、刀枪攻击、高处坠落、长期积累劳损、外毒侵袭等导致的身体某一部位骨结构完全或部分断裂。茵信是由于暴力打压、冲击、碰撞等外力造成的局部肿胀、疼痛、瘀斑、肢体活动受限等症状。骼冲往往程度较茵信更重，局部的疼痛更剧烈，并伴有肢体形态的改变、骨擦音、骨擦感等。二者可以借助X线或CT等辅助检查给予诊断。

【病证分类辨治】

1.手腕扭伤

蒙里夺（病证表现）：外力冲击、异常姿势、跌倒等因素致手腕损伤，病变部位表现为关节红肿热痛，无力，活动受限，可伴见淤青。

兴冷（属经）：属热经热病。

佳合蒙（治则）：维洗维像样（舒筋活血），沉笨挡蒙（行气止痛）。

欧夺息佳、冈偶（用方、方解）：

莴久欧（土三七）20g，莴壳溜（泽兰）30g，嘎龚布梭学嘎八（见血飞）30g，水煎服，将药渣捣烂外敷。

莴久欧，性冷，味甘、微苦，属冷药，入热经，清热解毒，活血散瘀，消肿止痛；莴壳溜，性冷，味苦、辛，属冷药，入热经，解毒消肿，活血祛瘀；嘎龚布梭学嘎八，性冷，味苦，属冷药，入热经，祛风解毒，消肿止痛，活血散瘀。

2.颈部扭伤

蒙里夺（病证表现）：颈部突然用力扭转，感觉一侧疼痛，头多偏向患侧，颈部活动受限，触摸扭伤部位肌肉僵硬，并伴有轻度肿胀及压痛。

兴冷（属经）：属热经热病。

佳合蒙（治则）：维洗维像样（舒筋活血），沆笨挡蒙（行气止痛）。

欧夺息佳、冈偶（用方、方解）：

莴哈（姜黄）10g，雉豆莴岗（桑枝）10g，达柯芍（赤芍）15g，莴久欧（土三七）15g，加九留（四块瓦）10g，水煎服。

莴哈，性冷，味辛、苦，属冷药，入热经，行气活血；雉豆莴岗，性冷，味苦，属冷药，入热经，祛风除湿，温经通络，利水消肿；达柯芍，性冷，味苦，属冷药，入热经，凉血化瘀，消肿止痛；莴久欧，性冷，味甘、微苦，入热经，清热解毒，活血行血；加九留，性热，味辛，属热药，入冷经，温经散寒，活血散瘀，止痛解毒。

3. 手道拐（肘关节）扭伤

蒙里夺（病证表现）：外伤导致肘关节处疼痛，功能障碍，只能半屈半伸，可见局部肿胀或瘀斑，肘关节内后方和内侧有压痛。

兴冷（属经）：属热经热病。

佳合蒙（治则）：维洗赊洛（舒经通络），漳沾挡象（散结止痛）。

欧夺息佳、冈偶（用方、方解）：

早期治疗：佳嘎旅（生扯拢）15g，者学欧（红花）10g，达柯芍（赤芍）15g，莴壳溜（泽兰）20g，水煎服。

佳嘎旅，性冷，味辛，属冷药，入热经，祛风除湿，通络止痛；者学欧，性热，味苦，属热药，入冷经，养血行血；达柯芍，性冷，味苦，属冷药，入热经，凉血化瘀，消肿止痛；莴壳溜，性冷，味辛、苦，属冷药，入热经，活血祛瘀、解毒消肿。

后期治疗：婶佬莴（元宝草）15g，莴珍苍（大仙桃草）15g，莴久欧（水三七）15g，水煎服。

婶佬莴，性冷，味辛、苦，属冷药，入热经，清热解毒，疏经通络，清热凉血；莴珍苍，性热，味甘、微辛，属热药，入冷经，行血止血，止痛；莴久欧，性冷，味苦、微甘，属冷药，入热经，清热解毒，化瘀止痛。

4. 肩关节扭伤

蒙里夺（病证表现）：肩关节扭转，肌肉、筋膜发生损伤或撕裂，可见病变部位活动障碍、肿胀、疼痛等。

兴冷（属经）：属热经热病。

佳合蒙（治则）：维洗赊洛（舒经通络），漳丢象挡蒙（散瘀止痛）。

欧夺息佳、冈偶（用方、方解）：

莴哈（姜黄）8g，珍桐（桃仁）10g，雉豆莴岗（桑枝）10g，嗟尚（大血藤）15g，莴壳溜（泽兰）15g，水煎服。

莴哈，性冷，味辛、苦，属冷药，入热经，行气散瘀，通经止痛；珍桐，性冷，味苦、甘，属冷药，入热经，行血通络，清热解毒；雉豆莴岗，性冷，味苦，属冷药，入热经，祛风祛湿，通利关节；嗟尚，性冷，味苦，属冷药，入热经，活血通经，祛风祛湿；莴壳溜，性冷，味辛、苦，属冷药，入热经，活血化瘀，解毒散肿。

5. 腰扭伤

蒙里夺（病证表现）：腰部扭伤，患处疼痛、酸胀，甚者行动受限，腰部不能前屈、后伸及侧弯。

兴冷（属经）：属热经热病。

佳合蒙（治则）：维洗赊洛（舒经通络），沉笨挡蒙（行气止痛）。

欧夺息佳、冈偶（用方、方解）：

仰松芭（香附）12g，莴壳溜（泽兰）15g，姜给巴（枳壳）10g，珍桐（桃仁）15g，佳嘎旅（生扯拢）15g，水煎服。

仰松芭，性热，味辛、微苦，属热药，入冷经，理气止痛；莴壳溜，性冷，味辛、苦，属冷药，入热经，活血化瘀，解毒消肿；姜给巴，性冷，味苦、辛，属冷药，入热经，理气化瘀，消滞散肿；珍桐，性冷，味苦、甘，属冷药，入热经，活血行血，通经解毒；佳嘎旅，性冷，味辛，属冷药，入热经，疏风散湿，通经止痛。

6. 膝关节扭伤

蒙里夺（病证表现）：膝关节因外力或不适动作致韧带或肌肉损伤，出现膝关节肿胀疼痛，跛行，活动受限，不能伸屈。

兴冷（属经）：属热经热病。

佳合蒙（治则）：维角烊丢象（活血化瘀），沉笨挡蒙（行气止痛）。

欧夺息佳、冈偶（用方、方解）：

莴久欧（土三七）15g，嘎粪布梭学嘎八（见血飞）20g，佳嘎陇给（徐长卿）12g，仰松芭（香附）10g，水煎服。

莴久欧，性冷，味甘、微苦，属冷药，入热经，清热解毒，散瘀止痛；嘎粪布梭学嘎八，性冷，味苦，属冷药，入热经，祛风止痛，散瘀止血，消肿解毒；佳嘎陇给，性热，味辛，属热药，入冷经，解毒散肿，通经络；仰松芭，性热，味辛、微苦，属热药，入冷经，理气止痛。

7. 螺丝拐（踝关节）扭伤

蒙里夺（病证表现）：因外力撞击、跌仆、不适动作致踝关节扭伤、疼痛、肿胀，甚至不能行走，可伴见瘀斑。

兴冷（属经）：属热经热病。

佳合蒙（治则）：维洗维像烊（舒筋活血），沉笨挡蒙（行气止痛）。

欧夺息佳、冈偶（用方、方解）：

莴久欧（三七）20g，莴壳溜（泽兰）30g，嘎龚布梭学嘎八（见血飞）30g，水煎服，药渣捣烂外敷痛处。

莴久欧，性冷，味甘、微苦，属冷药，入热经，散瘀止血，消肿止痛，清热解毒；莴壳溜，性冷，味辛、苦，属冷药，入热经，散瘀止血，消肿止痛，清热解毒；嘎龚布梭学嘎八，性冷，味苦，属冷药，入热经，祛风止痛，散瘀止血，消肿解毒。

【预防调护】

1. 避免突然发力，进行重体力劳动时注意各个部位协调用力。
2. 适宜的锻炼及针对薄弱肌群的训练。
3. 注意抵御寒湿，避免过度疲劳。
4. 尽量避免各种强迫姿势的长时间工作。

【按语】

苗医认为茵信是外力作用于筋肉或长期超负荷体力劳作等，使机体各个关节部位的扭伤，多表现为局部疼痛、肿胀、活动受限等。在治疗上大多采用维洗维像样（舒筋活血）、沉笨挡蒙（行气止痛）、维角烊丢象（活血化瘀）、漳沾挡象（散结止痛）等法。除此之外，应加强肌肉功能的锻炼，增强各个肌肉之间的协调能力，防止二次损伤。

第十一节　蒙稿疾
Mongb gek jil（漏肩风）

【概述】

苗医称漏肩风为蒙稿疾（*Mongb gek jil*），是指风寒湿邪直接侵入肩部，导致肩部气滞血瘀，或肩部劳损筋肉失养而成的疾病。

中医认为漏肩风是由风寒侵袭肩部或劳损等因素致肩部经气不利，气血运行不畅，气滞血瘀，损及筋脉所引起的疾病。

本病相当于西医肩关节周围炎，俗称凝结肩、五十肩。

【呼候疾鹏·苗医症疾】

蒙稿疾为风寒湿邪引起的小疾。

【爱讲夺·成因】

本病多为风寒湿邪引起，与过度劳损、体质密切相关。

【梗夺蒙·病由】

外感风寒湿邪直接侵入肩部，血遇寒则凝，经气不利，气血运行受阻，气滞血瘀，不通则痛。过度使用肩关节，致肩部筋肉劳损，气血亏虚，病变部位失养，不荣则痛。

【诊查要点】

1. 诊断依据

（1）临床表现为肩部广泛压痛、拒按，肩关节活动受限，初起可见肌肉痉挛，后期则会有肌肉萎缩表现。

（2）肩关节处怕冷。

2. 相关检查

X线、肩部造影等检查可以辅助诊断该病。

【鉴别诊断】

蒙洗特柯 *Mongb khob hfad hxid*（落枕）

苗医认为蒙洗特柯是睡前感受风寒或枕头高度不当、姿势不对而引起头颈气血循行不畅，气滞血瘀，颈部肌肉疼痛的病证。蒙稿疾的病因多与风寒湿邪，过度劳损、体质偏盛相关，临床表现主要为肩部广泛压痛、拒按，肩关节活动受限。蒙洗特柯的病变部位在颈部肌肉，恢复快；蒙稿疾的病变范围在肩部肌肉，恢复慢，后期可出现肌肉的萎缩，由此可鉴别。

【病证分类辨治】

蒙里夺（病证表现）：肩部活动受限，甚者肩背不能上抬，肩部有广泛明显的压痛，疼痛可向颈部及肘部放射，可见三角肌萎缩等。

兴冷（属经）：属冷经冷病。

佳合蒙（治则）：维洗赊洛（舒经通络），滇劫潺内（祛风除湿）。

欧夺息佳、冈偶（用方、方解）：

茵朴翁（何首乌）15g，仰松芭（香附）10g，豆野给（白马骨）20g，珍发秋（木瓜）20g，岗馊蚱（土鳖虫）10g，水煎服。

茵朴翁，性热，味苦、甘、涩，属热药，入冷经，解痉止痛；仰松芭，性热，味辛、微苦，属热药，入冷经，理气止痛；豆野给，性冷，味苦、微辛，属冷药，入热经，清热利湿，消肿拔毒，祛风；珍发秋，性冷，味酸，属冷药，入热经，平肝，通络除湿；岗馊蚱，性热，味咸，属热药，入冷经，有小毒，活血化瘀，通络止痛。

【预防调护】

1.尽早进行推拿按摩、康复、针灸等手法治疗及红外灯照射等理疗。

2.适当活动肩关节，减轻肩部压力。

3.防止过度的劳损。

4.避风寒。

【按语】

苗医认为蒙稿疾是风寒湿邪直接侵入肩部，导致肩部气滞血瘀，气血运行受阻，或肩部劳损，筋肉失养而成的疾病。风寒湿邪直接侵袭和过度劳损使肩部经气不利，气血运行受阻，气滞血瘀，即"不通则痛"；筋肉劳损，气血亏虚，失于濡养，即"不荣则痛"。治疗上以维洗赊洛（舒经通络）、滇劫滁内（祛风除湿）为治疗原则。本病因肩关节活动受限，后期会出现肌肉失用性萎缩，故在日常生活中要注意避免肩部受寒或过度的劳损；出现症状应及时就诊，防止疾病迁延不愈而越发加重。

第十二节　蒙洗特柯
Mongb khob hfad hxid（落枕）

【概述】

苗医称落枕为蒙洗特柯（*Mongb khob hfad hxid*）。蒙洗特柯是睡前感受风寒，或枕头高度不当、姿势不对导致头颈长时间过度偏转，出现颈部肌肉疼痛的病证。

中医认为落枕是睡姿不良，颈部受挫，或风邪侵袭，或肝肾亏虚复感外邪引起的疾病。

西医认为落枕是入睡前无明显症状，晨起后项背部酸痛、颈部活动受限的疾病，也称为失枕。

【呼候疾鹏·苗医症疾】

蒙洗特柯是一小症。

【爱讲夺·成因】

本病多因睡时感受风寒或枕头高度不适宜，姿势不当引起。

【梗夺蒙·病由】

由于感受风寒之邪，经脉拘急不利，加上睡姿不当，气血循行不畅，气滞血瘀，不通则痛；肝肾亏虚之人气血不足，加之睡觉姿势异常，致使气血不通，肌肉失养，不荣则痛而发生本病。

【诊查要点】

1. 诊断依据

（1）多因睡眠姿势不当或睡前感受风寒所致。

（2）一般为睡醒后突然出现一侧颈部疼痛、酸胀、活动受限，头部歪向患侧，甚者可累及肩部及胸背部。

（3）患侧常伴有颈部肌群紧张及压痛。

2．相关检查

X线检查等可辅助诊断。

【鉴别诊断】

蒙稿疾 *Mongb gek jil*（肩周炎）

蒙稿疾是风寒湿邪直接侵入肩部，导致肩部气滞血瘀，气血运行受阻，或肩部劳损，筋肉失养而成的疾病；病位在肩关节周围的软组织；疼痛多来源于痉挛的肌肉，活动受限在肩关节，可见关节囊收缩变化，肱二头肌收缩可引起疼痛，后期可见三角肌的萎缩。蒙洗特柯的病变部位在颈部，是因睡前感受风寒邪气或者睡姿不正确导致的；临床表现为睡眠后突然出现一侧颈部疼痛、酸胀、活动受限，头部歪向患侧。因此可以与蒙稿疾相鉴别。

【病证分类辨治】

蒙里夺（病证表现）：睡醒后突然出现一侧颈部疼痛、酸胀、活动不利，头部歪向病侧，活动时伤侧疼痛加剧，甚者可累及肩部及胸背部。

兴冷（属经）：属热经热病。

佳合蒙（治则）：维洗赊洛（舒经通络），沆笨挡蒙（行气止痛）。

欧夺息佳、冈偶（用方、方解）：

佳豆给棕（威灵仙）15g，加九留（四块瓦）10g，嗟格里那（伸筋草）12g，仰松芭（香附）10g，水煎服。

佳豆给棕，性热，味辛、咸，属热药，入冷经，祛风除湿，通络止痛；加九留，性热，味辛、苦，属热药，入冷经，散寒止痛，活血解毒；嗟格里那，性热，味辛、微苦，属热药，入冷经，舒筋通络，活血祛风；仰松芭，性热，味辛、微苦，属热药，入冷经，理气止痛。

【预防调护】

1.枕头高度适宜并注意颈部保暖。

2.睡姿正确，避免损伤。

3. 加强颈部肌肉力量的锻炼。

4. 多按摩放松颈部肌肉。

【按语】

蒙洗特柯的病变部位在颈部，多由睡前感受风寒邪气或者睡姿不正确引起。临床表现为睡醒后突然出现一侧颈部疼痛、酸胀、活动受限，头部歪向患侧。此病属热经热病。通常以维洗赊洛（舒经通络）、沉笨挡蒙（行气止痛）为原则进行治疗。蒙洗特柯患者需注意颈部的保暖，多按摩放松颈部的肌肉缓解疼痛，并加强颈部肌肉的功能训练。

第九章　各窟叽薄（窟架）

各窟叽薄（窟架）由命窟、光窟、声窟、气窟、食窟、汉窟、毛窟、性窟、尿窟、肛窟组成。其既是有关信息、物质出入的通道，又是人体能量显示的机括。凡此十窟，皆以通为顺，以塞为逆。命窟即前囟门，功能治理光、气、水、土、石、汁水、浆液、血、惠气、灵气等，以奉养本命而生气魄。本命是存在于脑中的生灵能，气魄是生灵能发放于体表外的一种能量。光窟在人的双眼，是光线出入的孔窍。声窟在人的两耳，是声音传入的通道。气窟是人的鼻孔，是气体出入的通道，司嗅觉、助发音，下通肺，上通眼，内连命窟，是本命元神的嗅觉官和气官。食窟是人的口腔，汗窟即汗孔，毛窟即毛孔，性窟即男女生殖器的开口孔道，尿窟为小便的出口通道，肛窟为排泄大便的肛门。

第一节　蒙吉洛欧仰
Mongb jul lol eb hniangk（汗症）

【概述】

苗医称汗症为蒙吉洛欧仰（*Mongb jul lol eb hniangk*）。蒙吉洛欧仰因风毒、水毒、热毒、水湿寒毒侵入人体引起。

中医汗症，是因阴阳失调，腠理不固，而致汗液外泄失常的病证。

西医中的甲状腺功能亢进、自主神经功能紊乱、风湿热、结核病等所致的汗出亦可参考本节辨证论治。

【呼候疾鹏·苗医症疾】

汗症属小症，分冷汗（仰赊）、热汗（仰凯）。冷汗包括气虚汗症、血虚汗症，热汗包括虚热汗症、热毒汗症，共四个小疾。

【爱讲夺·成因】

苗医认为致病最重要的因素就是毒，毒不仅无处不在，而且多种多样，因此苗医创立了"毒"学说。苗医从性质上将毒进行了分类，总结为"苗医四大毒"。"苗医四大毒"包括风毒、水毒、热毒、湿毒四种。汗症多因风毒、水毒、热毒、水湿寒毒等毒邪侵入人体后产生。

【梗夺蒙·病由】

人体受到风毒、水毒、热毒、湿毒等毒邪侵袭，首先会出现血、气、水损伤。人体内的气、血、水受到损伤，会出现血热大汗；单独伤气，可引起气虚冷汗；因为苗医认为气和水相互联系，伤血必定导致伤气，当血液亏虚时，也会引起冷汗。血虚还会导致盗汗。

【诊查要点】

1. 诊断依据

（1）不因外界环境影响，在头面、颈胸，或四肢、全身出汗者，昼日汗出溱溱，动则益甚为自汗；睡眠中汗出津津，醒后汗止为盗汗。

（2）除外其他疾病引起的自汗、盗汗。

2. 相关检查

血沉、抗链球菌溶血素"O"、T_3、T_4、基础代谢、血糖、胸部 X 线、痰涂片等检查等检查有助于诊断。

【鉴别诊断】

1. 仰赊 _Seil hniangk_（冷汗）

冷汗有气虚汗症和血虚汗症之分。两者都属于冷经冷病，均可出现自行出汗，且患者均会伴有不同程度的虚证。但气虚汗症恶风明显，出汗可仅为局部出汗；血虚汗症除了出汗之外，还会伴有心架的症状，如胸闷、心慌等。

2. 仰凯 *Tob hniangk*（热汗）

热汗分为虚热汗症和热毒汗症。两者出汗时均有发热、心烦等伴随症状。虚热汗症属冷经、热毒汗症属热经。虚热汗症是因气、血、水的亏损而导致的异常出汗，出汗时间多为夜间，发热多为低热；热毒汗症是因为热毒侵袭而产生，发热多为高热。

【病证分类辨治】

1. 仰聆

（1）气虚汗症

蒙里夺（病证表现）：出汗，恶风，畏寒，动则汗出，或半身出汗，或某一部位出汗，易感冒，周身疼痛，面色苍白。

兴冷（属经）：属冷经冷病。

佳合蒙（治则）：布笨怡象（补气养血），麦舰麦韦素迄（健脾和胃）。

欧夺息佳、冈偶（用方、方解）：

嘎劳挡嘎（糯稻根）20g，娜丽（山药）20g，那哈（夜寒苏）20g，凯欧（黄精）20g，水煎服。

嘎劳挡嘎，性冷，味淡，属冷药，入热经，收敛止汗；娜丽，性热，味甘，属热药，入冷经，理气止痛，补虚；那哈，性热，味辛，属热药，入冷经，补益气血；凯欧，性热，味甘，属热药，入冷经，补气养水，健脾益气，滋阴润肺。

（2）血虚汗症

蒙里夺（病证表现）：自汗，面色苍白，心慌，胸闷，睡眠差，气短，神疲乏力，纳少，小便清长。

兴冷（属经）：属冷经冷病。

佳合蒙（治则）：布笨怡渥（补气养阴），汗吾迄曲靳（益胃生津）。

欧夺息佳、冈偶（用方、方解）：

佳欧芜（党参）20g，莴朴翁（首乌藤）15g，嘎劳挡嘎（糯稻根）20g，佳波翁（睡莲）15g，珍布仰（金樱子）12g，水煎服。

佳欧芜，性热，味甘，属热药，入冷经，补中益气，健脾，益肺；莴朴翁，性热，味甘、微涩，属热药，入冷经，补肝肾，养精血；嘎劳挡嘎，性冷，味淡，属冷药，入热经，收敛止汗；佳波翁，性冷，味淡，属冷药，入热经，补气补血；珍布仰，性热，味甘、涩，属热药，入冷经，补肾生津，收敛止血。

2. 仰凯

（1）虚热汗症

蒙里夺（病证表现）：盗汗，自汗，五心烦热，或食后潮热，脸面潮红，口渴。

兴冷（属经）：属冷经冷病。

佳合蒙（治则）：汗吾窝摆都（滋阴降火），布笨怡象（补气养血）。

欧夺息佳、冈偶（用方、方解）：

莫布套学（血人参）20g，波嘎梯（百合）15g，啥黑珍利（乌梅）20g，佳珍嘎佬苑（石串莲）20g，水煎服。

莫布套学，性热，味涩、微苦，属热药，入冷经，滋阴补肾，补气涩血；波嘎梯，性热，味甘、微苦，属热药，入冷经，润肺止咳，清心安神；啥黑珍利，味酸，性冷，入热经，止汗；佳珍嘎佬苑，性热，味甘、淡，属热药，入冷经，养阴清肺。

（2）热毒汗症

蒙里夺（病证表现）：发热，汗出，汗黏稠，面红烘热，烦躁不安，口苦，尿黄，量少。

兴冷（属经）：属热经热病。

佳合蒙（治则）：汗吾窝摆都（滋阴降火），怡渥布笨（养阴益气）。

欧夺息佳、冈偶（用方、方解）：

佳架山（龙胆草）15g，白芍（与中药同名）15g，苞姜给打（茯苓）20g，水煎服。

佳架山，性冷，味苦，属冷药，入热经，清热燥湿，清肝泻火，解毒；白芍，性冷，味苦，属冷药，入热经，养血柔肝；苞姜给打，性热，味甘，属热药，入冷经，利水渗湿，宁心安神。

【预防调护】

1. 汗出之时，腠理空虚，易于感受外邪，故当避风寒，并及时用干毛巾将汗擦干，以防感冒。

2. 出汗多者，需经常更换内衣，并注意保持衣服、卧具干燥清洁。

【按语】

汗症是苗医窟架疾病中的一种。苗医把人体遍布于皮肤的汗孔称为汗窟，汗窟主要受脑架和惠气的控制。苗医认为"百病由毒而生，毒为百病之源"，当人体受到四大毒侵犯时，可出现脑架调节失灵、惠气不足，从而导致窟架开合失常，进而引起汗症。汗症又可分为冷汗和热汗，两者均会出现异常出汗，可通过伴随症状进行区分。汗症治疗时需要先根据症状辨别冷汗、热汗。冷汗常以补益扶正、止汗为主；热汗又有虚热汗症与热毒汗症之分，前者治疗时需滋阴泻火、补益气血，后者治疗时应滋阴降火、养阴益气。

第二节　蒙杠嘎久杠
Mongb gangb ghab jud ghad（痔疮）

【概述】

痔疮一词是近代传入苗族地区的外来语，苗医多把痔疮称为蒙杠嘎久杠（*Mongb gangb ghab jud ghad*），亦称杠嘎久杠、岗干讲点、岗干蒙。蒙杠嘎久杠是因个人体质与体态变化，影响血流，造成气滞血瘀从而产生的。年龄增大、久病体虚、妊娠、久坐等原因均会导致痔疮。

中医的痔是直肠末端黏膜下和肛管皮肤下的直肠静脉丛发生扩大、曲张形成的柔软静脉团，或肛缘皮肤结缔组织增生、肛管皮下静脉曲张破裂形成的隆起物。男女老幼皆可为患，故有"十人九痔"之说，其中以青壮年患者占大多数。根据发病部位不同，痔分为内痔、外痔及混合痔。

西医痔疮可参照本病辨治。

【呼候疾鹏·苗医症疾】

苗医把痔疮分为内痔、外痔，内痔被称为老鼠偷粪，外痔被称为老鼠钻洞。

【爱讲夺·成因】

苗医认为"百人生百病"每个人的体质有所不同，老年人、久病之人、孕妇更容易患上痔疮。苗医把"人天合一"的自然观作为养身保健的基本理念。"人天合一"的自然观认为，人与自然界的各种因素息息相关，因此人们也必须遵循自然规律养成良好的生活习惯，如劳作适度、劳逸结合等。不良的生活习惯则是不遵循自然规律的表现，会对人体造成各种伤害。久坐是不良生活习惯中的一种，久坐人群更易患痔疮。

【梗夺蒙·病由】

体质、不良生活习惯等原因均可引起肛门直肠处的血流发生障碍，进而导致气滞血瘀、毒邪内结，日久发为痔疮。

【诊查要点】

1. 诊断依据

（1）内痔多发于成年人。初发常以无痛性便血为主要症状，血液与大便不相混，多在排便时滴血或射血。出血呈间歇性，每因饮酒、过劳、便秘或腹泻复发或加重。出血严重者可引起贫血。肛门检查见齿线上黏膜呈半球状隆起，色鲜红、暗红或灰白。随着痔核增大，在排便时或咳嗽时可脱出肛外，若不及时回纳，易形成嵌顿，并有分泌物溢出，肛门坠胀。

（2）外痔为肛门边缘赘生物，逐渐增大，质地柔软，一般不痛，无出血，仅觉肛门异物感，当染毒肿胀时才觉疼痛。发生于截石位 6、12 点处的外痔常由肛裂引起，发生于 3、7、11 点处的外痔多伴内痔。

2. 相关检查

血常规、尿常规、便常规、生化全项、肛门视诊、直肠指诊、肛门镜等检查可协助诊断。

【鉴别诊断】

1. 法嘎都差 Flaf ghab nangb ghangb（脱肛）

痔疮中的外痔与法嘎都差都可出现异物脱出及肛门异物感。法嘎都差的脱出物呈环状或螺旋状，脱出长度一般不超过 3cm，表面光滑，色淡红或鲜红，无静脉曲张，一般无出血。

2. 痔疮

痔疮中有内痔与外痔之分，两者需要鉴别。内痔主要临床症状为出血和脱出，外痔常见症状为肛门不适、潮湿不适、瘙痒等。

【病证分类辨治】

1. 内痔（老鼠偷粪）

蒙里夺（病证表现）：病初起，内痔较小，不脱出肛门，只在解便时有血点滴流下；

随着痔疮增大，出血量增多，排便时脱出肛外，排便完后可自行回纳。

兴冷（属经）：属两经冷热并病。

佳合蒙（治则）：赊象挡象（凉血止血），漳丢象挡蒙（散瘀止痛）。

欧夺息佳、冈偶（用方、方解）：

佳炮（芒硝）100g，佳巩山（苦参）50g，煎水外洗。

佳炮，性冷，味咸、苦，属冷药，入热经，清热软坚；佳巩山，性冷，味苦，属冷药，入热经，清热利湿。

2．外痔（老鼠钻洞）

蒙里夺（病证表现）：肛门前后有褶皱、异物感，肛门外湿润、发痒，发作时可出现肛周肿块，色青紫、硬、疼痛。

兴冷（属经）：外痔发作时，出现肿块，疼痛，属热经热病；肿块自行消退，属冷经冷病。

佳合蒙（治则）：旭嘎凯滁内（清热利湿），漳丢象挡蒙（散瘀止痛）。

欧夺息佳、冈偶（用方、方解）：

珍莎（花椒）10g，茵榜降卧（蛇床子）20g，明矾（与中药同名）15g，嘎龚豆榴（石榴皮）50g，豆姜额（苦楝子）150g，煎水坐浴。

珍莎，性热，味麻、辣，属热药，入冷经，温中散寒，燥湿；茵榜降卧，性冷，味苦，属冷药，入热经，燥湿祛风，止痒；明矾，性热，味涩，属热药，入冷经，收敛；嘎龚豆榴，性热，味苦、涩，属热药，入冷经，收敛；豆姜额，性冷，味苦、涩，属冷药，入热经，有小毒，顺气。

【预防调护】

1. 保持大便通畅，定时排便，大便时不要久蹲努责。

2. 及时治疗肠道急、慢性炎症。

3. 保持肛门部清洁。

4. 少食辛辣刺激之品，多吃蔬菜水果。

【按语】

蒙杠嘎久杠属于肛窟疾病。苗医把人体肛门称为肛窟，肛窟是将食物糟粕和废气排出人体的出口。苗医毒学说认为"适度为养分，过度为毒"，体质、妊娠、不良的生活习惯等原因均可造成肛门血流障碍，日久人体内的平衡被打破，因此发为痔疮。苗医在治疗本病时多以外治法为主，以散瘀止痛为主要治疗原则，严重时应行手术治疗。养成良好的生活习惯有助于预防本病。

第三节　法嘎都差
Flaf ghab nangb ghangb（脱肛）

【概述】

苗医把脱肛称为法嘎都差（*Flaf ghab nangb ghangb*），也叫洛阿久岗。法嘎都差多由气虚、湿热等引起。

中医脱肛是指直肠黏膜、肛管、直肠全层，甚至部分乙状结肠向下移位，脱出肛外的一种疾病。其特点是直肠黏膜及直肠反复脱出肛门外，伴肛门松弛，多见于儿童及老年人。病机为中气下陷，固摄失司。

西医肛管直肠脱垂可参照本病辨治。

【呼候疾鹏·苗医症疾】

法嘎都差可分为气虚和湿热两个小疾。

【爱讲夺·成因】

法嘎都差多由气虚、湿热引起。成人脱肛多与劳力过度、久病久泻、饮食不洁等有关，小儿先天禀赋不足也可发生本病。

【梗夺蒙·病由】

本病属于窟架中的肛窟疾病，肛窟具有"窟架易漏"的特点。劳力过度、久病久泻、饮食不洁、先天禀赋不足等原因，可造成人体气血不足，进而导致窟架功能减弱，管束失禁，体内脏器失约发生脱肛。

【诊查要点】

1. 诊断依据

（1）多见于儿童、老年人、久病体弱患者及经产妇。

（2）起病缓慢，无明显全身症状。早期，直肠或肛管随大便脱出肛外，便后能自行回纳，后逐渐不能自行回纳，需用手托回。日久失治，脱出物逐渐增长，甚至咳嗽、远行时也可脱出。病情严重时可伴有大便不尽或下腹坠胀感，直肠黏膜因反复脱出，常发生充血、水肿、糜烂、渗液，甚至渗血。

（3）查体可见肛门松弛，收缩力减弱，肛门镜检可看到直肠内黏膜折叠。

2. 相关检查

血常规、尿常规、便常规、生化等检查初筛。钡灌肠造影了解有无过长的乙状结肠。排粪造影可见，用力排便时直肠内出现套叠，继而发展为直肠外脱垂。

【鉴别诊断】

内痔（老鼠偷粪）

痔核分颗脱出，无环状黏膜皱襞，呈暗红、青紫或灰白色，容易出血。

【病证分类辨治】

蒙里夺（病证表现）：肠黏膜突出肛门之外，肛门发热、肿痛，面红，身热，口干口臭，胸闷，腹胀，大便稀，尿少色黄。

兴冷（属经）：属冷经冷病。

佳合蒙（治则）：汗吾汕布丢（滋肝补肾），怡渥布笨（养阴益气）。

欧夺息佳、冈偶（用方、方解）：

额留（黄芪）30g，佳榴腔（升麻）10g，娜丽（山药）20g，珍布仰（金樱子）20g，水煎服。

额留，性热，味甘，属热药，入冷经，补气补血调经；佳榴腔，性热，味辛，属热药，入冷经，祛风除湿，提升，消肿；娜丽，性热，味甘，属热药，入冷经，止血，理气止痛，补虚；珍布仰，性热，味甘、涩，属热药，入冷经，补肾生津，活血，止痛。

【预防调护】

1.患脱肛后，应及时治疗，防止病情发展到严重程度。

2.避免负重远行，积极治疗慢性腹泻、便秘、咳嗽等疾病，防止腹压过度增高。

3.经常进行提肛运动，加强身体锻炼，增强体质。

【按语】

法嘎都差属于肛窟疾病。本病多由气虚、湿热引起。成人脱肛多与劳力过度、久病久泻、饮食不洁等有关,小儿先天禀赋不足也可发生本病。多种原因日久造成人体气血不足,进而导致窟架功能减弱、管束失禁,体内脏器下垂发生脱肛。治疗时以补益为主,除了内服药物以外,还可配合外治法。苗医常用姜哥爬收(五倍子)联合佳炮(芒硝)煎水后坐浴治疗脱肛。

第四节 迈蒙象
Hniub mais mongb hxangt(火眼)

【概述】

苗医称火眼为迈蒙象(*Hniub mais mongb hxangt*),它是由风毒、热毒导致的一种具有极强传染性的小症。

中医称火眼为目赤,多由风火、肝火或阴虚火旺所致。常见于中医学的暴风客热、天行赤眼、天行赤眼暴翳、白睛溢血等。

西医的急性结膜炎与本病类似,系感受风热所致,指双眼红赤疼痛,畏光多泪,发热头痛病证。多发于夏秋炎热季节。

【呼候疾鹏·苗医症疾】

本病属小症,分风毒火眼和热毒火眼两个小疾。

【爱讲夺·成因】

本病由风毒、热毒引起。风毒、热毒均属于苗医四大毒。因风散行易变、无孔不入,所以风毒是四大毒中最活跃的毒素。风毒易犯体表,并能助长诸毒;当外界的热毒侵入人体或体内的冷不能制约热时便会出现以热为特征的疾病。热毒和风毒侵袭眼睛可发生本病。

【梗夺蒙·病由】

风毒、热毒直接侵犯眼睛、血液。热毒致病可引起局部出现以热为特征的疾病，风毒常可与热毒结合侵入眼睛，引起眼球红肿、热痛、流泪等症。本病具有极强的传染性。

【诊查要点】

1. 诊断依据

本病以风毒、热毒侵犯引起眼球发红、肿痛，流泪或视力模糊，泪水黏稠为诊断依据。

2. 相关检查

在发病早期和高峰期做结膜分泌物涂片或结膜刮片检查，确定致病菌，并进行药敏试验，选择有效药物治疗。一般病程晚期细菌学检查阳性率较低。

【鉴别诊断】

娘迈象拉来 *Hniub mais hxangt lax lal*（睑弦赤烂）

两者均由风毒、热毒引起，均可出现眼红、疼痛。迈蒙象的病位在结膜、眼球，最主要的症状是眼痒、眼红、眼痛。娘迈象拉来病位在眼睑，主要表现是眼睑溃烂。迈蒙象具有很强的传染性，两者不难鉴别。

【病证分类辨治】

蒙里夺（病证表现）：起病急，眼球、眼睑红肿，热痛如火烧，流泪，畏光，恶热，头痛、鼻塞，发热，热痛如火。

兴冷（属经）：属热经热病。

佳合蒙（治则）：迫喔劫漳止（疏散风热），泱疴挡蒙（消炎止痛）。

欧夺息佳、冈偶（用方、方解）：

佳架山（龙胆草）15g，珍陆（栀子）12g，莴欧吾（千里光）15g，莴壳欧（薄荷）10g，接岗远（蝉蜕）5g，水煎服。

佳架山，性冷，味苦，属冷药，入热经，清热燥湿，清肝泻火，解毒；珍陆，性冷，味苦，属冷药，入热经，泻火解毒，清热利湿；莴欧吾，性冷，味辣，属冷药，入热经，清热解毒；莴壳欧，性冷，味辣，属冷药，入热经，疏散风热；接岗远，性冷，味咸，属冷药，入热经，安神止痒。

【预防调护】

1. 患者须进行隔离治疗，滴眼液不可混用。按医嘱及时用药。单眼患者须采用侧卧位，即患眼最低位，以防止污染健侧眼。勿用手揉眼，以防止交叉感染。

2. 患者回家后注意，洗手时用流动水。滴用眼药前后均要用肥皂洗手2遍。家属为患者点眼后，也需用肥皂洗手2遍。用过的毛巾、手帕等个人用品要每日用开水烫洗。生活用品勿与周围人员共用，切断传播途径。

3. 不可用热毛巾敷眼，应冷敷；不能包盖，以保证分泌物从结膜中顺利引流。

4. 患有急性结膜炎需来院就诊冲洗。

【按语】

迈蒙象属于窟架疾病中光窟类疾病。苗医认为人的双眼是光线出入的通道，是人体观察外界事物的器官，因此把双眼称为光窟。苗医"人天合一"的观念认为，人与自然之间和谐共存，自然界中的冷、热、风、湿会随季节和环境变化而变化。正常情况下，人体能适应这些变化。但是当气候异常时，冷、热、风、湿等就会转化成"毒素"侵犯人体，产生各种疾病。本病由人体非适应的热毒、风毒侵犯眼部后引发，主要症状是眼红、眼肿等。治疗以清热解毒、祛风除湿为主。本病具有传染性，健康人应避免与患有本病的患者接触，防止传染。

第五节　娘迈象拉来
Hniub mais hxangt lax lal（睑弦赤烂）

【概述】

苗医称眼睑溃烂为娘迈象拉来（*Hniub mais hxangt lax lal*），本病是风毒、热毒直接侵袭眼睑，出现伤血、伤皮等症状的一种疾病。

中医称眼睑溃烂为睑弦赤烂，以睑弦红赤、溃烂、刺痒为特征。总因风、湿、热三邪为病，虽然皆由外风引动，但由于内邪不同而表现各异。内有脾胃蕴热，受风则易化燥；内有湿热，受风后湿热更盛而溃烂；内有心火，受风邪后循经上灼睑眦而眼眦红赤糜烂。另外患沙眼或拔剪倒睫损伤睑弦，也可导致风邪侵入而发病。素有屈光不正、营养不良、睡眠不足等，也易罹患本病。

西医称眼睑溃烂为溃疡性睑缘炎（包括鳞屑性、溃疡性、眦性睑缘炎），俗称烂弦风、烂眼边。

【呼候疾鹏·苗医症疾】

娘迈象拉来属小疾。

【爱讲夺·成因】

苗医认为，毒是致病最重要的因素。人们每时每刻都在接触毒、摄入毒、调控毒和排出毒。一般情况下，人体各种功能相互调节，外界的毒气相互制约，就不会引起疾病。当人体生灵能不足（免疫机能下降），供生物质缺乏或紊乱，结构发生异常时，风毒、热毒侵入人体，导致娘迈象拉来。

【梗夺蒙·病由】

苗医认为"毒可致乱，乱可生毒"，食纳之乱、情绪因素、意外之伤、不良习惯、过度劳作、房事所伤等属于"乱"，均能造成人体生灵能不足，使人抵御"毒"的能力减弱，因此风毒、热毒直接侵犯眼睑，引起皮肤、血液的损伤。而后出现相应的症状，初起眼睑痒痛、红肿，流泪，日久热炽溃烂，长期难愈。

【诊查要点】

1. 自觉睑弦眦部痒、痛、灼热不适。
2. 睑弦红赤、溃烂或脱层。
3. 睫毛成束或脱落或稀疏，甚则成秃睫。

【鉴别诊断】

嘎岭迈坡蒙 Ghab liut mais pub mongb（眼睑肿痛）

两者都由风毒引起，均会引起眼部红肿、疼痛。但娘迈象拉来病位在睑弦眦部，主要表现为眼睑红肿、溃烂，流泪，畏光；而嘎岭迈坡蒙的病位在泪囊，两者较容易鉴别。

【病证分类辨治】

蒙里夺（病证表现）：最初眼痒、眼红，刺痛，畏光畏热，眼皮肿胀、溃烂，睫毛倒长，病久眼睑缘形成疤痕、变形，眼睑外翻，在农村常常有患者因此而失明。

兴冷（属经）：属冷热并病。

佳合蒙（治则）：旭嘎凯滁内（清热利湿），摆都沓佳（泻火解毒）。

欧夺息佳、冈偶（用方、方解）：

榜莴芜（野菊花）15g，莴里八降（车前草）10g，莴坝仰（夏枯草）15g，佳巩山（苦参）12g，水煎服。

榜莴芜，性冷，味苦，属冷药，入热经、快经、半边经，清热解毒；莴里八降，性冷，味甘，属冷药，入热经，清热；莴坝仰，性冷，味苦、微辛，属冷药，入热经，清肝明目，消肿散结；佳巩山，性冷，味苦，属冷药，入热经，清热利湿。

【预防调护】

1. 应排除诱因，增强身体素质，注意卫生以预防本病。

2. 已患病者，避免因眼痒不适而揉搓，应及早治疗，以免病情加重。

【按语】

娘迈象拉来属于窟架疾病中的光窟类疾病。当风毒、热毒侵犯时人体无力抵御毒邪，使毒邪直接侵犯眼内，引起皮肤、血液的损伤，而后出现眼睑痒痛、红肿，流泪等症，日久热炽溃烂，长期难愈。治疗时也以清热解毒，祛风除湿为主要治疗原则。提高人体的生灵能有助于本病的预防。

第六节　嘎岭迈坡蒙
Ghab liut mais pub mongb（眼睑肿痛）

【概述】

苗医称眼睑肿痛为嘎岭迈坡蒙（*Ghab liut mais pub mongb*）。本病是一种由风毒引起的，以眼结膜发红肿痛、流泪不止为主要症状的疾病。

中医称眼睑肿痛为流泪症，主要由肝血不足，泪窍不密，风邪外引或肝肾两虚不能约束其液，而致眼泪长流或椒疮邪毒侵入泪窍，导致排泪窍道狭窄或阻塞，泪不下渗而外溢。

西医称眼睑肿痛为泪囊炎，其因毒力强的细菌如链球菌或混合肺炎链球菌等感染所致。患者长时间患沙眼、慢性结膜炎或慢性鼻炎，累及鼻泪管黏膜，造成鼻泪管阻塞而发为本病。

【呼候疾鹏·苗医症疾】

嘎岭迈坡蒙属小疾。

【爱讲夺·成因】

多种原因均能引起人体生灵能的衰弱、物质摄入不足或紊乱、结构发生异常，这些病变会使得人体的动态平衡被打破。因此自然界中原本正常的风毒侵犯眼部，造成本病。

【梗夺蒙·病由】

嘎岭迈坡蒙是由风毒引起的疾病。风毒是四大毒中最活跃的毒素，具有易犯体表，携带诸毒的特点。眼睛位于人体体表，容易受到风毒侵犯。风毒是其他毒素的催化剂，常能与其他毒素结合而致病。风毒侵入眼内损伤眼球结膜并引起发红、肿痛、流泪。

【诊查要点】

1. 诊断依据
临床以眼结膜发红肿痛，流泪不止为主要表现。

2. 相关检查
（1）血常规检查，可明确感染程度和性质。
（2）泪囊分泌物的细菌培养及药物敏感试验，明确感染的性质和致病菌的种类，并为药物治疗提供重要参考。
（3）病理学检查。
（4）CT检查。

【鉴别诊断】

娘迈象拉来 Hniub mais hxangt lax lal（睑弦赤烂）
两者均由风毒引起，均可出现眼红、眼痛。但本病的病位在泪囊，最主要的症状是眼结膜发红肿痛、流泪不止。娘迈象拉来的病位在眼睑，主要临床表现是眼边溃烂。

【病证分类辨治】

蒙里夺（病证表现）：初起眼角发痒，遇风加重，流泪不止，结膜发红，日久泪水变稠变黄，汇集眼角。

兴冷（属经）：属热经热病。

佳合蒙（治则）：旭嘎凯滌内（清热利湿），滇劫沓痂（祛风解毒）。

欧夺息佳、冈偶（用方、方解）：

莴榜学（酢浆草）15g，斗挖斗（白芷）10g，佳架山（龙胆草）20g，佳格勒（紫背天葵）15g，水煎服。

莴榜学，性热，味酸，属热药，入冷经，清热利湿，凉血消肿，解毒散瘀；斗挖斗，性热，味辛，属热病，入冷经，化瘀疏风止痛；佳架山，性冷，味苦，属冷药，入热经，清热燥湿，清肝泻火，解毒；佳格勒，性冷，味涩，属冷药，入热经，有小毒，清热解毒，清火消肿。

【预防调护】

1. 注意眼部卫生，以防毒邪深入或病变反复，定期检查眼睛。

2. 椒疮重病、流泪症及将行眼部手术患者应注意检查是否患有本病，以便早期发现，及时治疗。

3. 忌过食辛辣炙煿等有刺激性的食物，特别是素患眼疾者，以免脾胃蕴积湿热，引发眼病。

4. 及时彻底治疗沙眼、睑缘炎等外眼部炎症，以预防本病。

5. 有鼻中隔偏曲、下鼻甲肥大或慢性鼻炎者应尽早治疗。

【按语】

嘎岭迈坡蒙属于窟架疾病中光窟类疾病。苗医认为"无毒不致病，无乱不成疾"，自然界中原本正常的风毒，会成为致病毒邪。风毒侵入眼球、结膜，引起眼球、结膜发红、肿痛、流泪。治疗时以清热利湿，祛风解毒为主要治疗原则。

第七节　娘岭迈将点狼
Ghab liut mais jangx dix nangl（针眼）

【概述】

苗医称针眼为娘岭迈将点狼（*Ghab liut mais jangx dix nangl*）。本病多为风毒所致。

中医针眼指风热之邪侵犯眼睑，眼睑边缘或睑内出现局限性红肿硬结，形似麦粒，易于溃脓。

西医睑腺炎可发生于上下睑，素体虚弱、视力疲劳及不良卫生习惯者较易患该病。睑腺炎中的急性化脓性炎症，可参照本病辨治。

【呼候疾鹏·苗医症疾】

娘岭迈将点狼属小疾。

【爱夺讲·成因】

苗医认为，毒多种多样，无处不有，无所不在。风毒伤人具有善行易变，易滞留筋脉、脑架，易犯体表，易携诸毒等特点。在人体各种功能正常调节的情况下，风毒不会致病的；但若机体气血不畅，脾胃积热，脾胃虚弱，可侵袭机体可致病。本病多为风毒所致。

【梗夺蒙·病由】

本病多以风毒为患。风热邪气侵袭胞睑，气血运行不畅；过食辛辣之品，脾胃积热，上攻胞睑，营卫失调，气滞血瘀均可导致本病发生。而脾胃虚弱，余邪未清，蕴伏之邪夹风上扰，可使本病反复发作。风毒犯眼，侵入眼睑和睫毛根，故见结节、压痛、脓点。若风毒入里，可致发热、口渴、大便干结。

【诊断要点】

1. 诊断依据

眼睑及睫毛根部有红色脓肿，大者如黄豆、有压痛，重者耳后淋巴结肿大，伴见发热、口渴、大便干结，病程短，一般 3 ～ 5 天痊愈。

2. 相关检查

血常规检查有助于诊断。

【鉴别诊断】

1. 嘎岭迈坡蒙 Ghab liut mais pub mongb（眼睑肿痛）

二者皆由风毒所致。嘎岭迈坡蒙因风毒侵入眼部损伤眼球结膜所致；主要病机为肝血不足，泪窍不密，风邪外引或肝肾两虚，不能约束其液。而娘岭迈将点狼由风热之邪客袭胞睑，气血运行不畅，或过食辛辣，脾胃积热，上攻胞睑，营卫失调，气血凝滞所致。嘎岭迈坡蒙以眼结膜发红肿痛，流泪不止为主症。娘岭迈将点狼以眼睑及睫毛根部有红色脓肿为特征。

2. 娘迈象拉来 Hniub mais hxangt lax lal（睑弦赤烂）

娘迈象拉来由风、湿、热三邪所致，外风引动，内有脾胃蕴热、湿热、心火相兼伤血、伤皮等而致病。而娘岭迈将点狼由风热之邪客袭胞睑，气血运行不畅，或过食辛辣，脾胃积热，上攻胞睑，营卫失调，气血凝滞所致。娘迈象拉来以睑弦红赤、刺痒、溃烂为特征，而娘岭迈将点狼以眼睑及睫毛根部有红色脓肿为特征。

【病证分类辨治】

蒙里夺（病证表现）：眼睑及睫毛根部有红色脓肿，大者如黄豆大，有压痛，重者耳后淋巴肿大，伴见口渴、发热、大便干，病程一般 3 ～ 5 天。

兴冷（属经）：属热经热病。

佳合蒙（治则）：旭嘎凯沓痢（清热解毒），迫喔劫漳止（疏散风热）。

欧夺息佳、冈偶（用方、方解）：

榜莴芜（菊花）15g，莴灰莴菲（蒲公英）20g，莴乃略芭（一枝黄花）15g，佳架山（龙胆草）20g，水煎服。

榜莴芜、莴灰莴菲，性冷，味苦，属冷药，入热经、快经、半边经，清热解毒，止痛散结；莴乃略芭，性冷，味苦，属冷药，入热经，有小毒，疏风清热，解毒消肿；佳架山，性冷，味苦，属冷药，入热经，清热燥湿，清肝泻火，解毒。

【预防调护】

1. 注意眼睛卫生。

2. 禁止挤压排脓，以防脓毒扩散，出现严重并发症。

3. 皮肤面未出现脓头时，不宜过早切开。

4. 饮食清淡，忌食辛辣厚味及炙煿之品。

【按语】

苗医认为疾病的产生主要受"一毒、二伤、三亏、四积、五菌、六虫、七乱、八特"的影响，但不外乎"无毒不生病""无乱不成疾"两方面。此外苗医言"人食五谷生百病"。五谷虽然养人，但如果饮食不节、不洁，也会让人生病。交环理论认为，以食为天，以和为贵，以乱则为病。本病多因风毒为患；过食辛辣之品，脾胃积热，上攻胞睑，也可导致本病发生。治疗上以清热解毒、疏散风热为主，且饮食宜清淡。

第八节　尼江点
Nif jan gxdix（口疮）

【概述】

苗医称口疮病为尼江点（*Nif jan gxdix*），指口腔内长疱疹，破溃后形而成溃疡，主要由于湿热毒邪从口侵入，损伤口腔黏膜，湿热久滞，损伤经脉，致黏膜起疱溃烂。

中医口疮病是指口腔黏膜因邪热熏蒸，或失于气血荣养，而使口腔局部出现小溃疡，以灼热疼痛为特征的口腔黏膜病。

西医口腔溃疡，可发生于口腔黏膜的任何部位，以口腔的颊、唇、齿龈或软腭等处的黏膜多见，是一种以周期性反复发作为特征的口腔黏膜局限性溃疡损伤，发生单个或者多个大小不等的椭圆形或圆形溃疡，表面覆着灰白或黄色假膜，中央凹陷，边界清楚，周围黏膜色红、微肿，溃疡局部灼痛明显，具有周期性、自限性、复发性的特点。口疮性口炎、复发性口疮均可参照本病辨治。

【呼候疾鹏·苗医症疾】

尼江点属小症，分热经水毒口疮和热经湿热口疮两个小疾。

【爱讲夺·成因】

苗医认为本病多为湿热毒邪引起。疾病的发生发展与内外因素密切相关，气、血、水的病理变化是疾病发生的内在基础，外界毒素侵袭是疾病发生的必要条件，两者共同导致疾病的发生。当外界的热毒侵犯人体，或体内冷不能制约热时便会致病。湿为外界潮湿之气，湿毒伤人常见头身困重、肌肤不仁、四肢酸楚、关节屈伸不利等症状，同时具有重着、生痰、易伤筋脉等特点。热主蒸腾、发散、亢奋；湿性重着，易停滞、阻塞，水能生湿，湿为水之气。湿热胶结则致本病。

【梗夺蒙·病由】

水能生湿，湿、热外毒侵袭机体，加之人体功能调节失常，各种毒失去制约，胶结为患。湿热毒邪从口侵入，损伤口腔黏膜，久滞损伤经脉，致黏膜起泡溃烂。

【诊查要点】

1. 诊断依据

（1）可发生在口腔黏膜的任何部位，以口腔的唇、颊、软腭或齿龈等处黏膜多见，表现为单个或多个大小不等的椭圆形或圆形溃疡，直径约 3～5mm，表面有灰白或黄色假膜，中央凹陷，边界清楚，周围黏膜红而微肿，溃疡局部灼痛。

（2）辛辣饮食、烟酒可诱发，以周期性反复发作为特征的口腔黏膜局限性溃疡损伤，具有复发性、周期性、自限性的特点。

2. 相关检查

口腔检查：口腔黏膜溃疡较表浅，呈圆形或椭圆形，少则一两个，多则十余个，表面附着淡黄色分泌物，溃疡周围黏膜大多充血。

【鉴别诊断】

1. 赖洛连讲岗 *Laf louf ncongt shix drongx*（口疳）

尼江点属热经热病，常伴消化功能症状如不思饮食、腹泻等；口疮的疼痛程度较口疳重；口疮在发作时常伴随感冒初起，或高烧持续或口干。赖洛连讲岗包括冷经冷病和热经热病。患处色多为灰白色，且形状较口疮小；常伴口臭症状；表现为反复发作，发作周期长，患处红肿程度较口疮低；疲劳够易复发。

2. 凯给宁宫 *Kaib ghab lik ghongd*（烂喉痧）

凯给宁宫多有感受风热邪毒病史，有传染性；尼江点由湿热毒邪从口侵入所致，不具有传染性。凯给宁宫多因体质虚弱，热毒、邪毒侵入人体，侵犯咽喉、气管，引起高热、咽喉腐烂；尼江点多为水湿热毒从口侵入，损伤口腔黏膜，湿热久滞，伤及经脉所致。凯给宁宫以咽喉红肿溃烂，发热，肌肤满布丹痧为主症；尼江点以口腔的唇、颊、软腭或齿龈等处黏膜发生溃疡，局部灼痛，周围黏膜红肿为特征。

【病证分类辨治】

1. 热经水毒口疮

蒙里夺（病证表现）：发病初起出现感冒症状，发热或不发热，咳嗽，流清涕，呕吐，不思饮食，腹泻之后口腔起疱、溃烂形成溃疡，疼痛，流涎。

兴冷（属经）：属热经热病。

蒙合蒙（治则）：赊象挡象（凉血止痛），旭嘎凯滁内（清热利湿）。

欧夺息佳、冈偶（用方、方解）：

莴梗比（鹅不食草）15g，豆嘎雷溜（仙人掌）15g，莴乃略芭（一枝黄花）20g，潘豆艻（十大功劳）20g，水煎服。

莴梗比，性热，味辣，属热药，入冷经，通窍；豆嘎雷溜，性冷，味苦，属冷经，入热经，活血化瘀；莴乃略芭，性冷，味苦，属冷经，入热经，有小毒，疏风清热；潘豆艻，性冷，味苦，属冷经，入热经，泻火解毒。

2. 热经湿热口疮

蒙里夺（病证表现）：高热持续不退，烦躁不安，口腔黏膜起疱、溃烂、疼痛，口干，尿黄、量少，大便干结。

兴冷（属经）：属热经热病。

蒙合蒙（治则）：赊象维象（凉血活血），旭嘎凯沓痂（清热解毒）。

欧夺息佳、冈偶（用方、方解）：

鸡苦胆（与中药同名）、豆比吼哈羌（三颗针）等量，水煎服。

鸡苦胆，性寒，味苦，属冷药，入热经，降火通便；豆比吼哈羌，性冷，味苦，属冷经，入热经，清热燥湿，泻火解毒。

【预防调护】

1. 避风寒，适寒温。

2. 抒情志，少烦忧。

3. 调饮食，戒烟酒。饮食以营养丰富、不伤脾胃为原则。

4. 慎起居，适劳逸。起居要律，动静结合。

【按语】

人类生活在自然界，气候或环境改变会直接或间接影响机体的生理状态。若环境恶劣或气候异常，超出机体的适应能力，则发病。《乾州厅志》载："春始见微霜，四时皆热，而人多生寒疾，盖地气卑湿，雾多风少，且冬寒返暖，则阴中之阳不固，夏时阴雨反凉，则阳中之阴邪易侵，故阳不下降，阴不上升，多上热下寒之疾也。"说明风、湿、寒、暑、雾、霜皆可使人致病。

自然界的风、冷、湿、热毒均属外毒。机体的脏器、气血、筋脉、组织一直在摄入毒，产生毒，运行毒，排泄毒。在人体各种功能正常调节下，各种毒相互制约，不会致病。当体内气、血、水功能紊乱，生灵能不足，气候环境等异常改变，导致某种毒素过盛，该毒会侵袭机体而致病。本病由水湿热毒从口侵入，损及口腔黏膜所致，治疗上以清热利湿、解毒、活血、凉血止痛为主。

第九节　蒙岗迷
Mongb gangb hmid（牙痛）

【概述】

苗医称牙痛为蒙岗迷（*Mongb gangb hmid*），又称迷蒙、蒙面，包括牙龈炎、龋齿及牙周炎。

中医认为牙体或牙周的病变均可引起牙痛。常见的疾病有牙痛、齿槽风、牙咬痛、龋齿等，多由风邪入侵、虚火上炎、胃热上蒸、脾气虚弱以及虫牙等所致。

西医牙痛多见于牙髓炎、龋齿、牙本质过敏和根尖周围炎等，此类疾病均可参照本病辨治。

【呼候疾鹏·苗医症疾】

蒙岗迷仅热经胃热牙痛一个小疾。

【爱讲夺·成因】

苗医认为自然环境、饮食不调、情志因素、劳累过度、房事不节及先天禀赋异常都可导致本病。本病多因饮食不洁或过食辛辣之品引起。

【梗夺蒙·病由】

苗医学认为"无热不成火，无火不成炎，无炎则不痛，火盛血肉腐烂成脓"，水能生湿，湿热胶结，加之平素嗜食辛辣之品，长期饮食不洁，致使湿热毒邪与污秽之物结合，伤气、伤血。血热上火而成炎，故牙痛甚，火盛则腐烂成脓。

【诊查要点】

1. 诊断依据

（1）牙痛部位剧烈疼痛，初起时牙龈局部出现小坚硬肿块，后变软，腐烂成脓。疼痛剧烈时多伴口渴，发热，大便干燥等。

（2）饮食肥甘厚味、辛辣之品多可诱发。

2. 相关检查

口腔检查：疼痛侧上、下颌牙齿的牙体疾病（外伤牙折、发育异常、龋齿、磨损、牙隐裂、楔状缺损等），牙龈有无红肿和脓肿，有无阻生牙，牙龈乳头是否红肿，龈颊沟及面部有无肿胀、充填体和修复体，开口是否受限等。

【鉴别诊断】

迷洛象 Ghab hgox hmid lol hxangd（齿衄）

迷洛象主要表现为血自齿缝溢出，齿龈红肿疼痛而出血，血色鲜红。蒙岗迷是指各种疾病等引起的，以牙痛部位剧烈疼痛，初起时牙龈局部出现一小坚硬肿块，腐烂成脓，之后变软等症为特征的牙痛。迷洛象多因外邪伤气、伤血、伤水引起。蒙岗迷多因饮食不洁或过食辛辣之品引起，水湿热毒与污秽之物伤气、伤血而发病。

【病证分类辨治】

蒙里夺（病证表现）：患处剧烈疼痛，初起时牙龈局部出现小坚硬肿块，之后变软，腐烂成脓。剧烈疼痛时常有发热，口渴，大便干燥等。

兴冷（属经）：属热经热病。

蒙合蒙（治则）：浃疴挡蒙（消炎止痛），旭嘎凯沓痂（清热解毒）。

欧夺息佳、冈偶（用方、方解）：

莴哈收（地蜂子）15g，佳豆给棕（威灵仙）10g，朗访幼（石斛）12g，豆比吼哈羌（三颗针）10g，水煎服。

莴哈收，性冷，味苦，属冷药，入热经，清热解毒，收敛止血，散瘀止痛；佳豆给棕，性热，味辛、辣，属热药，入冷经，疏风散寒，止痛；朗访幼，性微寒，味甘，属冷药，入热经，滋阴除热，养胃生津；豆比吼哈羌，性冷，味苦，属冷药，入热经，清热燥湿，泻火解毒。

【预防调护】

1.进食和食物刺激常使牙痛加重，所以牙痛患者应食用温度适宜、易于消化的食物。

2.忌食辛辣、煎炒和过酸、过甜之品，以免食物刺激使病情加重。

3.注意口腔卫生，保持牙齿洁净，以预防牙病。

【按语】

饮食不调可导致疾病发生。交环理论认为，以食为天，以和为贵，以乱为病。五谷虽然养人，但若饮食偏嗜、饮食不节、不洁，也会让人生病。毒是导致疾病的外在因素，自然界中的湿、风、冷、热毒属于外毒，机体的脏器、筋脉、气血、组织都在摄入毒、产生毒、运行毒、排泄毒；而当人体功能调节失常，各种毒则会致病。本病多因饮食不洁或过食辛辣之品引起。治疗应以清热解毒，消炎止痛为主。

第十节　蒙波泪
Mongb nais jid（鼻渊）

【概述】

苗医称鼻渊为蒙波泪（*Mongb nais jid*），多为风毒、热毒、寒毒侵入鼻内，损伤津液以致鼻塞不通而流泪的症状。

中医鼻渊由邪犯鼻窦，湿热蕴结，酿成痰浊所致，指以鼻流浊涕、量多不止为特征的鼻病。

西医鼻窦黏膜的化脓性感染如急性鼻窦炎、慢性鼻窦炎均可参照本病辨治。

【呼候疾鹏·苗医症疾】

本病属小症，分冷病气虚鼻痛和热经鼻痛两个小疾。

【爱夺讲·成因】

外界的热毒侵犯人体，或体内冷不能制约热时便会出现以热为特征的疾病。外界冷毒侵袭人体生灵能，体内生灵能衰弱易致冷毒生成。风是自然界中气体的运动状态，与气息息相关，风性善行多变，主乱、主痛，能助长诸毒和夹带诸毒。本病主要为风毒、热毒、寒毒侵入鼻内，热毒内蕴损伤津液，风毒、寒毒滞留鼻腔导致。

【梗夺蒙·病由】

风毒热毒侵入鼻内，热毒内蕴，损伤津液，以致鼻流浊涕；风毒、寒毒久留鼻腔，故见鼻塞、流清涕。

【诊查要点】

1. 诊断依据

（1）病史：可有伤风鼻塞病史。

（2）临床症状：本病以脓涕量多为主要症状，常同时伴有鼻塞及嗅觉减退，症状可局限于一侧，也可双侧同时发生。部分患者可伴有明显的头痛，头痛的部位常局限于前额、鼻根部或颌面部、头顶部等，发作有一定的规律性。

（3）检查：鼻黏膜充血肿胀，以中鼻甲及中鼻道为甚，中鼻甲肥大或呈息肉样变，中鼻道、嗅沟、下鼻道或后鼻孔可见脓涕。前额部、颌面部或鼻根部可有红肿及压痛。鼻窦 X 线或 CT 检查常显示窦腔模糊、密度增高及混浊，或可见液平面。上颌窦穿刺冲洗可了解窦内有无脓液及其性质、量、气味等，但此项检查需在患者无发热、全身症状基本消失的情况下施行。

2. 相关检查

电子鼻咽镜见鼻甲肿大，鼻道内见脓涕。X 线、CT 见窦腔模糊，密度增高，或见液平面。

【鉴别诊断】

内洛象 *Khongd nais lol hxangd*（鼻衄）

内洛象由邪毒伤肺伤胃，热邪上扰损伤血脉，使血液外出所致。蒙波泪多为风毒、寒毒、热毒侵入鼻内，热毒内蕴损伤津液而致。内洛象因感受风热、燥热，胃有蓄热，或饮食不节、产生内热，热盛损伤血脉，迫血外溢。蒙波泪主要为风毒、寒毒、热毒侵入鼻内，热毒内蕴损伤津液，致鼻痛、鼻流浊涕；风毒、寒毒久留鼻腔，鼻塞不通，致流涕。内洛象的临床特征为血从鼻腔溢出，不论外伤、倒经所致，均属此病。蒙波泪以鼻流浊涕，量多如泉下渗为主要特征。

【病证分类辨治】

1. 冷病气虚鼻痛

蒙里夺（病证表现）：鼻流清涕，量多，鼻塞，不闻香臭，无臭但自觉有腥味，稍遇风寒，鼻塞流涕加重，自汗，气短，肢软无力。

兴冷（属经）：属冷经冷病。

蒙合蒙（治则）：怡渥布笨（养阴益气），替笨荷筛（理气温通）。

欧夺息佳、冈偶（用方、方解）：

佳欧万朗（蛇倒退）20g，莴榜肖妖（满天星）15g，佳欧芫（党参）15g，豆野给（白马骨）20g，莴梗比（鹅不食草）10g，水煎服。

佳欧万朗，性热，味酸、微涩，属热药，入冷经，利水消肿，散瘀化滞；莴榜肖妖，性平，味淡、微甘，属两经药，清热解毒利湿；佳欧芫，性热，味甘，属热药，入冷经，健脾益肺，养血生津；豆野给，性冷，味苦、微辛，属冷药，入热经，清热利湿，消肿拔毒；莴梗比，性热，味辣，属热药，入冷经，通窍散寒，祛风除湿。

2. 热经鼻痛

蒙里夺（病证表现）：鼻塞，难分香臭，头胀头痛，鼻流脓涕，热盛则鼻涕黏稠，色黄而臭，鼻内红肿，急躁，口苦咽干，夜寐梦多，头昏脑涨，大便干结。

兴冷（属经）：属热经热病。

蒙合蒙（治则）：渗象通窍（凉血通窍），旭嘎凯沓痂（清热解毒）。

欧夺息佳、冈偶（用方、方解）：

舒比丢（鬼箭羽）10g，莴相学（牛蒡子）10g，莴壳欧（薄荷）8g，嘎老莴相豆（大青木）10g，雉豆莴岗（桑叶）10g，榜佳腔（金银花）12g，水煎服。

舒比丢，性冷，味苦，属冷药，入热经，通经络；莴相学，性冷，味苦，属冷药，入热经，疏散风热；莴壳欧，性冷，味辣，属冷药，入热经，疏散风热，清利排毒；嘎老莴相豆，性冷，味苦，属冷药，入热经，清热利湿，凉血解毒；雉豆莴岗，性冷，味苦，属冷药，入热经，疏散风热，清肺润燥，祛风除湿；榜佳腔，性冷，味甘、微涩，属冷药，入热经，清热解毒，凉血。

【预防调护】

1. 保持鼻腔通畅，利于鼻内分泌物排出。

2. 注意采用正确的擤鼻方法，以免邪毒窜入耳窍致病。

3. 及时彻底治疗伤风鼻塞和邻近器官的疾病。

4. 适当锻炼，增强体质，提高抵抗力。

5. 禁食辛辣刺激食物。

6. 防治牙病可减少牙源性上颌窦炎的发生。

【按语】

人类生活在自然界，气候或环境改变会直接或间接影响机体的生理状态；若环境恶劣或气候异常，超过了机体的适应能力，则发病。热主蒸腾，主发散，主亢奋；冷主凝聚，主收缩，主衰退。二者相克，维持人体体温和功能的动态平衡，但在一定条件下两者会相互转化，如热不足以制冷则冷毒自生，冷不足以制热则热毒自成，二者制约失衡，出现冷极生热，热极生冷；热能生风，风能助火，风火相资，风能助火势，但风也能降温而助冷。本病多由风热、风寒之毒入侵鼻内所致。治疗上以理气温通，养阴益气，清热解毒，凉血通窍为主。

第十一节　干热布·松勒
Khangd naix but·diongx naix（耳鸣耳聋）

【概述】

苗医称耳鸣耳聋为干热布·松勒（*Khangd naix but·diongx naix*），别名笨干已、松内、嘎芮也朗。本病多因感受风、寒、热、湿、水毒所致。

中医耳鸣指患者自觉耳内鸣响，如闻蝉声或如潮声。耳聋是指不同程度的听觉减退，甚至消失。耳鸣可伴有耳聋，耳聋亦可由耳鸣发展而来。按虚实可分为虚聋和实聋。

西医耳鸣主要是指外界无相应的声源或电刺激，而耳内自觉有声响的一种主观感觉。西医耳聋主要因听觉系统中的传音、感音和听觉传导通路之中的听神经以及各级神经中枢发生病变，导致听功能发生障碍，出现不同程度的听力减退，按其病变性质可分为功能性耳聋和器质性耳聋。耳鸣耳聋可作为临床常见症状，见于各科的多种疾病，也可指单独的疾病。

【呼候疾鹏·苗医症疾】

本病属小症，分热经耳鸣耳聋及冷经耳鸣耳聋两个小疾。

【爱夺讲·成因】

外伤，内损以及外感风、寒、热、湿、水毒等都可导致该病的发生。

【梗夺蒙·病由】

风、热、寒、湿均可伤血、伤气、伤水，气、血、水受损，损及心神、血脉，气血阻滞，上逆则耳鸣耳聋。

【诊查要点】

1.诊断依据

耳鸣为患者自觉耳内鸣响，耳聋为患者自觉不同程度的听觉减退，甚至消失。

2.相关检查

（1）客观性耳鸣可用助听器或听诊器检查。

（2）若怀疑有腭肌阵挛者，可利用肌电图检查，将电极置于肌肉处，记录肌肉活动时电位改变与耳鸣的关系。

（3）X线血管造影有助诊断血管畸形、动静脉窦、血管分布等，根据情况，可选用颞骨 CT、MRI 检查。

【鉴别诊断】

蠹玛亮 *Juad hnaod*（幻听）

幻听和耳鸣均可在无声源时产生声音听觉。二者的区别在于耳鸣为单调、无意义的鸣响，幻听为有意义的声音，如语言、唱歌或音乐。幻听属于精神科诊治的范畴，应注意鉴别。

【病证分类辨治】

1.热经耳鸣耳聋

蒙里夺（病证表现）：疾病初期常能听到虫爬样声音，随病情的加重，声音逐渐大如虫叫，自觉耳道有异物阻塞感，常伴有头晕头痛、面红、口苦、咽干、胸闷、急躁易怒、痰多色黄等症状。

兴冷（属经）：属热经热病。

佳合蒙（治则）：旭嘎凯滁穆（清热除烦），挡疏停网亭（养心安神）。

欧夺息佳、冈偶（用方、方解）：

莴坝仰（夏枯草）20g，珍陆（栀子）10g，榜莴芜（野菊花）20g，莴榜学（酢浆草）20g，水煎服。

莴坝仰，性冷，味苦、微辛，属冷药，入热经；珍陆，性冷，味苦，属冷药，入热经，泻火解毒；榜莴芜，性冷，味苦，属冷药，入热经，清热解毒；莴榜学，性热，味酸，属热药，入冷经，清热利湿，凉血消肿，解毒散瘀。诸药合用，清热除烦，养心安神。

2. 冷经耳鸣耳聋

蒙里夺（病证表现）：初起出现耳鸣，随后听力逐渐丧失，常伴有头晕、疲劳、乏力、声音低沉、语无伦次、腰背酸软、失眠、遗精等症状。

兴冷（属经）：属冷经冷病。

佳合蒙（治则）：布笨怡象（补气养血），挡疏停网亭（养心安神）。

欧夺息佳、冈偶（用方、方解）：

打两嘎嘎果（双肾草）15g，莴朴翁（何首乌）15g，鸡（灵芝）10g，水煎服。

打两嘎嘎果，性热，味甘、微苦，属热药，入冷经，补肾；莴朴翁，性热，味甘、微涩，属热药，入冷经，补肝肾，养精血；鸡，性热，味咸，属热药，入冷经，养心安神。

【预防调护】

1. 加强身体锻炼，增强体质，调适温暖，谨防虚邪贼风侵袭，是预防风热外袭而致耳鸣耳聋的关键。出现后要及早治疗。

2. 保持心情舒畅，避免过度忧郁与愤怒，更要注意精神调理。

3. 注意饮食调理，少食肥甘厚味，以防积滞成痰，避辛辣，清淡饮食。

4. 注意养息，尤忌房劳过度。

5. 对重度耳鸣耳聋患者，要嘱其注意交通安全，以免发生意外事故。

【按语】

耳鸣耳聋是两个既有区别，又有关联的疾病。在内伤疾病初期，通常会表现为耳鸣，因失于重视或养护而进一步导致疾病加重，出现耳聋。因二者病机一致，故苗医治法相同。对于该疾病的预防也十分重要。一方面，我们可以从致病因素进行预防，生活中应避免劳累、合理饮食、合理作息、注意调养等；另一方面，大多数耳鸣耳聋因内伤亏虚、外邪入侵所致，我们更应该注重调养正气。

第十二节　蒙嘎调宫
Mongb ghab diux ghongd（喉痹）

【概述】

苗医称喉痹为蒙嘎调宫（*Mongb ghab diux ghongd*）、嘎宫布当。本病以咽部干痒疼痛、声嘶为主要表现。

中医喉痹即喉痛，主要症状为咽喉干燥，或红肿疼痛，或喉中有异物感，或咽痒不适，或吞咽不利，可伴有恶寒、发热、咳嗽、声音嘶哑等症。

西医急、慢性咽炎，主要由咽部非特异性炎症所致，以咽干、咽痒、咽痛咽部灼热感、吞咽疼痛为主要表现，常可伴头痛、恶寒、高热、痰黏难咯、恶心等不适。疼痛程度轻重不一，视疾病性质和患者对痛的敏感性而异。

【呼候疾鹏·苗医症疾】

本病属小症，分热经喉痛和冷经喉痛两个小疾。

【爱夺讲·成因】

本病因外感风热湿毒，或体质虚弱所致。

【梗夺蒙·病由】

风热湿毒入侵，首先侵犯喉咙，伤血伤水，反复发作，日久化热成脓。

【诊查要点】

1. 诊断依据

（1）喉部干痒，疼痛，肿胀，异物感，吞咽不利，可伴发恶寒、发热等全身症状。

（2）可有感受风寒、风热等病史，或者久病不愈等因素。

2. 相关检查

（1）咽部检查：可见咽部黏膜弥漫性充血肿胀，悬雍垂、腭弓以及咽侧索呈充血肿胀状态。双侧颌下淋巴结肿大可有压痛。

（2）实验室检查：有细菌感染时白细胞总数升高，尤以中性粒细胞最为明显；病毒感染者，淋巴细胞或者单核细胞总数升高。

【鉴别诊断】

乳蛾 *Mongb ghab ghongd ngai*（**刚独**）

二者临床均表现为咽部疼痛。乳蛾以咽部疼痛剧烈为主症，通连耳窍，吞咽时疼痛加剧，常伴见高热、恶寒、食欲不振等；慢性乳蛾常以咽痛、咽部异物感为主症。乳蛾多发于青少年，以喉核红肿疼痛为主；喉痹为咽部黏膜弥漫性肿胀。

【病证分类辨治】

1．热经喉痛

蒙里夺（病证表现）：喉咙肿痛，发热，头痛，咳嗽，喉肿成脓，声音嘶哑，口干欲饮，尿少色黄。

兴冷（属经）：属热经热病。

佳合蒙（治则）：迫喔劫漳止（疏散风热），洼嘎挡蒙（利咽止痛）。

欧夺息佳、冈偶（用方、方解）：

榜佳腔（金银花）10g，芮乃略芭（一枝黄花）15g，芮相学（牛蒡子）12g，潘豆芳（十大功劳）12g，芮祖别芭（前胡）10g，芮久碧幼（一朵云）10g，水煎服。

榜佳腔，性冷，味甘、微涩，属冷药，入热经，清热解毒；芮乃略芭，性冷，味苦，属冷药，入热经，有小毒，疏风清热，解毒消肿；芮相学，性冷，味苦，属冷药，入热经，疏散风热；潘豆芳，性冷，味苦，属冷药，入热经，泻火解毒；芮祖别芭，性冷，味苦、微辣，属冷药，入热经，散风清热；芮久碧幼，性热，味甘、淡，属热药，入冷经，润肺。

2．冷经喉痛

蒙里夺（病证表现）：声音嘶哑，咽喉干痒、疼痛，咳嗽无痰，早晚痛甚。

兴冷（属经）：属冷经冷病。

佳合蒙（治则）：旭嘎凯滁内（清热利湿），泱病挡蒙（消炎止痛）。

欧夺息佳、冈偶（用方、方解）：

鸡衣（苦丁茶）20g，姜加栽董（麦冬）15g，闹格（玉竹）15g，基加欧确（天冬）12g，波嘎梯（百合）15g，水煎服。

鸡衣，性冷，味苦、涩，属冷药，入热经，清热解毒；姜加裁董，性热，味甘，属热药，入冷经，滋阴生津，润肺止咳；闹格，性热，味甘，属热药，入冷经，养阴润燥，生津止渴；基加欧确，性热，味甘、微苦，属热药，入冷经，养阴清热，润燥生津；波嘎梯，性热，味甘、微苦，属热药，入冷经，润肺止咳。

【预防调护】

1. 适当锻炼身体，增强自身抵抗力，预防外邪入侵。
2. 禁烟酒，清淡饮食，避免辛辣食物的刺激，勤洗手，保持口腔清洁。
3. 避免接触粉尘、烟雾以及刺激性气味。
4. 适劳逸，避免受凉。

【按语】

喉痹在临床上有急、慢之分。该病易受空气影响，罹患该病时，应及早针对病因进行治疗，西医可应用抗生素治疗或抗病毒药物治疗，中医方面可采取中药内服、针灸、吹药等治疗手段。急性期若治疗得当，可在 1～2 周恢复，若失治、误治可能并发其他严重疾病。因此，早诊断、早治疗对该病具有重要意义。

第十三节　蒙嘎宫昂
Mongb ghab ghongd ngal（痛娥子）

【概述】

苗医称痛娥子为蒙嘎宫昂（*Mongb ghab ghongd ngal*），表现为扁桃体肿大，腐烂成脓，伴见咳嗽，发热，吞咽不利等表现。

中医称本病为喉蛾，临床以咽喉疼痛剧烈为主要表现，疼痛可连及耳下、颌下，咽喉干燥、灼热，可伴见高热、头痛面赤、口渴欲饮、全身不适等症。

西医主要指急、慢性扁桃体炎。急性扁桃体炎起病急，以发热、咽痛剧烈为主要表现，患者常呈现急性面容，可伴见全身酸困、食欲不振。慢性扁桃体炎多由急性扁桃体炎反复发作转为慢性，以经常咽部不适，有异物感，发干、发痒，有刺激性咳嗽、口臭等为主症。

【呼候疾鹏·苗医症疾】

本病属小症，分热经痛蛾子和冷经痛蛾子两个小疾。

【爱夺讲·成因】

本病多由风毒、热毒及污秽之物引起。

【梗夺蒙·病由】

邪毒常从口入侵，犯及扁桃体，伤及气血，热郁日久化火成炎症，火盛则伤血伤肉，血肉腐烂成脓，以致出现高热、疼痛、咳嗽等症。

【诊查要点】

1.诊查依据

（1）以咽喉疼痛剧烈为主要表现，疼痛可连及耳下、颌下，咽喉干燥、灼热，可伴见高热、头痛面赤、口渴欲饮、全身不适等症。

（2）患者有感受风热或时行疫毒等情况。

2.相关检查

（1）口腔检查：可见双侧扁桃体充血、肿大，甚至化脓、腐烂，表面覆盖假膜，柔软易碎，呈白色或黄色，易擦去不易出血，可见颌下淋巴结肿大。

（2）实验室检查：血常规可见白细胞明显增多，咽拭子涂片可见链球菌。

【鉴别诊断】

埔共 *Ghangt geut cangb*（喉关痛）

二者均可出现喉核肿痛。埔共可见口涎外溢，言语含糊，张口困难，分泌物从鼻孔流出等表现；查体见一侧腭舌弓红肿隆起，悬雍垂水肿，并偏向对侧，或患侧腭咽弓红肿，喉核被推向对侧下方，表面未见伪膜覆盖，可资鉴别。

【病证分类辨治】

1.热经痛蛾子

蒙里夯（病证表现）：突然恶寒，发热，头痛，喉痛，吞咽困难，重者高热，口干，口臭，扁桃体肿大，或腐烂成脓，尿少色黄，大便干结。

兴冷（属经）：属热经热病。

佳合蒙（治则）：旭嘎凯沓痲（清热解毒），漳丢象泱安（散瘀消肿）。

欧夺息佳、冈偶（用方、方解）：

佳比利吉（八爪金龙）15g，衣修（生石膏）30g，额给戈罢（桔梗）10g，岗野（僵蚕）8g，水煎服。

佳比利吉，性冷，味苦，属冷药，入热经，清利咽喉，散瘀消肿；衣修，性冷，味淡，属冷药，入热经，清胃热；额给戈罢，性冷，味苦、微辛，属冷药，入热经，宣肺，散寒祛痰；岗野，性热，味咸，属热药，入冷经，祛风，排毒。

2. 冷经痛蛾子

蒙里夺（病证表现）：扁桃体疼痛，咽干，口臭，或干咳，低热，体质虚弱，反复发作。

兴冷（属经）：属冷经冷病。

佳合蒙（治则）：斟怡渥布笨（养阴益气），素象泱安（活血消肿）。

欧夺息佳、冈偶（用方、方解）：

阿迈葆珍佳（无花果）20g，蜂蜜适量，水煎服。

阿迈葆珍佳，性冷，味苦，属冷药，入热经，健脾益胃，消肿解毒；蜂蜜，性热，味甘，属热药，入冷经，滋阴补虚。

【预防调护】

1."虚邪贼风避之有时。"衣着要冷热适中，谨防外感，注意口腔卫生，及时治疗临邻近组织疾病。

2."调和阴阳。"保护及扶助正气，故要积极锻炼身体，增强体质，提高机体免疫力。

【按语】

本病具有传染性，罹患该病患者，应适当进行隔离，并卧床休息，清淡饮食，保持大便通畅。治疗上尽快控制疾病的发生发展，尽早进行干预可及时有效减轻咽部疼痛，缓解全身不适症状，可采取中医药内服、针灸、含漱等治疗方式。必要时应使用足量敏感的抗生素。对于呈不可逆性病变的患者，可考虑手术切除扁桃体。

第十四节　蒙宁宫
Mongb lik ghongd（咽痛）

【概述】

苗医称咽痛为蒙宁宫（*Mongb lik ghongd*），以咽部肿胀疼痛为主要表现。

中医咽痛可归为"喉痹"，主要症状为咽干咽痛，咽部肿胀不适，分为风热喉痹、风寒喉痹及虚火喉痹。

西医咽痛主要由咽部疾病引起，以咽炎多见，也可是咽部邻近器官或全身疾病在咽部的表现。其表现为咽部刺痛、钝痛、烧灼痛、隐痛、胀痛、跳痛等，可分阵发性或持续性。疼痛程度轻重不一，视疾病的性质和患者对痛的敏感性而异。西医的急、慢性咽炎可参照本病进行辨证论治。

【呼候疾鹏·苗医症疾】

本病属小症，分热经咽炎和冷经咽炎两个小疾。

【爱夺讲·成因】

本病主要由风热湿毒所伤，或因平素体弱、感冒反复发作引起。

【梗夺蒙·病由】

风热湿毒，从口鼻侵入，首先侵犯咽部，热邪伤血伤津，以致咽干、疼痛。

【诊查要点】

1. 诊断依据

（1）咽部干燥、疼痛，痛感逐渐加剧，吞咽不利，可伴发全身症状。

（2）有感受风寒、风热等邪毒，或者久病不愈等因素。

2. 相关检查

咽部检查：可见咽部黏膜充血、肿胀，或有颗粒突起，颗粒可融合成片。

【鉴别诊断】

刚独 *Mongb ghab ghongd ngai*（乳蛾）

二者临床上均表现为咽部疼痛。刚独患者以咽部疼痛剧烈为主，通连耳窍，吞咽时疼痛加剧，常伴见高热、恶寒、食欲不振等症状；慢性刚独者，常以咽痛、咽部异物感为主症。而蒙宁宫疼痛较刚独较轻，常为咽干咽痛，咽部肿胀不适，常无异物感。

【病证分类辨治】

1. 热经咽炎

蒙里夺（病证表现）：发热，恶风，头痛，咳嗽，咽部发红，咽肿，咽痛，可伴有吞咽困难，重者高热，恶心，头痛，尿少色黄，大便秘结。

兴冷（属经）：属热经热病。

佳合蒙（治则）：旭嘎凯沓痂（清热解毒）。

欧夺息佳、冈偶（用方、方解）：

岗野（僵蚕）6g，莴壳欧（薄荷）8g，豆里欧确（草珊瑚）15g，水煎服。

岗野，性热，味咸，属热药，入冷经，补气、补血、排毒；莴壳欧，性冷，味辣，属冷药，入热经，疏散风热，清利咽喉；豆里欧确，性冷，味苦，属冷药，入热经，清热解毒，舒经消肿。

2. 冷经咽炎

蒙里夺（病证表现）：咽部干燥，咽中异物感，咽部稍胀痛，恶心，咳嗽，痰清色白。

兴冷（属经）：属冷经冷病。

佳合蒙（治则）：汗吾窝摆都（滋阴降火），卸复奈波挡苟（清肺止咳）。

欧夺息佳、冈偶（用方、方解）：

莴冲岗（白花蛇舌草）18g，苞脚桑（金果榄）15g，榜拉梯（枇杷叶）10g，加岗打乌（穿心莲）10g，水煎服。

莴冲岗，性平，味微甘，属两经药，清热解毒，利湿消肿；苞脚桑，性冷，味苦，属冷药，入热经，清利咽喉；榜拉梯，性冷，味苦，属冷药，入热经，清热利湿，活血消肿；加岗打乌，性冷，味苦，属冷药，入热经，清虚热，补气。

【预防调护】

1.避风寒，适寒温，注意口腔卫生。

2.保护和扶助正气，积极锻炼身体，增强体质，提高机体免疫力。

3.避免过食辛辣刺激食物。

【按语】

咽痛在临床上是一种常见的症状，不同原因所致咽痛的伴随症状也不同。任何刺激咽喉以及口腔黏膜的物质都可能引起咽痛。在治疗方面，主要根据其相应的病因治疗原发病。该病常发生于冬季，因此避免冷空气的接触可有效预防感冒引起的咽痛。

第十章　外科病证

第一节　尖吴铺象
Jil wal pub hxangt（乳痈）

【概述】

苗医称乳痈为尖吴铺象（*Jil wal pub hxangt*），别名尖吴蒙，多因母体个人卫生不良，或婴儿口腔卫生护理不佳，或乳头破裂及乳汁淤积，热毒趁机侵入而发病。

中医乳痈，临床以乳房部结块、肿胀疼痛，伴有全身发热，溃后脓出稠厚为主要表现。常发生于哺乳期妇女，尤以尚未满月的初产妇多见。

西医急性乳腺炎，以乳房部结块、肿胀疼痛、伴发热等全身症状为主要表现，好发于产后尚未满月的哺乳妇女，可参照本病辨治。

【呼候疾鹏·苗医症疾】

尖吴铺象为大症，属热经热病，分红肿期与溃烂期。

【爱讲夺·成因】

本病多因母体个人卫生不良，或婴儿口腔卫生护理不佳，或乳头破裂及乳汁淤积，热毒趁机侵入而发病。

【梗夺蒙·病由】

热毒侵入乳内，乳中气血受阻，胀满疼痛。

【诊查要点】

1. 诊断依据

（1）多发于产后尚未满月的哺乳妇女，尤以乳头破碎或乳汁淤积者多见。

（2）淤乳期：患者感觉患侧乳房肿胀疼痛，并出现硬块（或无硬块），多在乳房外下象限，乳汁排出不畅；同时伴有发热、寒战、头痛身楚、食欲不振等全身症状。经治疗，若2～3日内寒热消退、肿消痛减，病将痊愈。

（3）成脓期：上述症状加重，硬块逐渐增大，继而皮肤发红灼热，疼痛呈搏动性，有压痛，患侧腋窝淋巴结肿大，并有高热不退，此为化脓的征象。若硬块中央渐软，按之有波动感者，表明脓肿已熟。但深部脓肿波动感不明显者，需进行穿刺才能确定。

（4）溃脓期：自然破溃或切开排脓后，一般肿消痛减，寒热渐退，逐渐痊愈。若脓流不畅，疼痛不减，身热不退，可能形成袋脓，或脓液波及其他乳囊（腺叶），形成"传囊乳痈"，亦可发展为败血症。若有乳汁从疮口溢出，久治不愈，则可形成乳漏。

2. 相关检查

血常规检查白细胞总数高于 $10 \times 10^9/L$，中性粒细胞高于75%有助于诊断。

【鉴别诊断】

尖屋良迈疾 Goul hcud liangx hlargl njuad（乳房结节）

尖吴铺象为产妇喂养过程中，乳房红肿疼痛，常伴发热，后期发展为流脓的病证；而尖屋良迈疾随月经来潮肿胀，有规律地增大或缩小，常受情志影响，故可鉴别。

【病证分类辨治】

1. 红肿期

蒙里夺（病证表现）：初期产妇突然恶寒，战栗，发热，患侧乳房肿胀疼痛、变硬，皮肤发红，触摸有肿块。

兴冷（属经）：属热经热病。

佳合蒙（治则）：旭嘎凯沓痂（清热解毒），泱疴挡蒙（消炎止痛）。

欧夺息佳、冈偶（用方、方解）：

莴灰卡娜（紫花地丁）20g，莴灰莴菲（蒲公英）20g，豆比吼哈羌（三颗针）15g，莴乃略芭（一枝黄花）15g，水煎服。

莴灰卡娜，性冷，味苦，属冷药，入热经，解毒，清热，消肿；莴灰莴菲，性冷，味微苦，属冷药，入热经，止痛散结；豆比吼哈羌，性冷，味苦，属冷药，入热经，清热燥湿，泻火解毒；莴乃略芭，性冷，味苦，属冷药，入热经，有小毒，疏风清热，解毒，消肿。

2．溃烂期

蒙里夺（病证表现）：乳房发热、红肿、流脓、胀痛，畏寒，发热，恶心，头晕，不思饮食，大便干结。

兴冷（属经）：属热经热病。

佳合蒙（治则）：旭嘎凯沓痂（清热解毒），漳丢象挡蒙（散瘀止痛）。

欧夺息佳、冈偶（用方、方解）：

榜佳腔（金银花）20g，佳美勒（败酱草）20g，水煎服。

榜佳腔，性冷，味甘、微涩，属冷药，入热经，清热解毒，凉血；佳美勒，性冷，味苦、涩，属冷药，入热经，祛瘀排脓。

【预防调护】

1. 妊娠5个月后，经常用温热水或75%酒精擦洗乳头；孕妇有乳头内陷者，应经常挤捏提拉矫正，可用小酒杯叩吸。

2. 应指导产妇合理哺乳，养成定时哺乳的习惯，保持乳汁排出通畅；乳汁过多时，可用吸乳器将乳汁吸尽排空，以防淤乳。

3. 保持乳头清洁，如有乳头皲裂、擦伤应及时治疗。

4. 注意婴儿口腔清洁，不可让婴儿口含乳头睡觉。

5. 乳母应保持精神舒畅，避免情绪过度激动，断乳时应逐渐减少哺乳次数，然后再行断乳。

【按语】

苗医认为本病由卫生不洁、喂养不当等造成气血瘀滞，热毒蕴结于乳络，导致气血瘀阻，故而疼痛。治疗主要以散结消肿、祛瘀排脓为法，善用佳美勒（败酱草）、莴灰莴菲（蒲公英）、榜佳腔（金银花）等清热解毒消痈之品。引发疼痛。同时注意喂养卫生及习惯的养成。

第二节　僵疾普
Jil wal pub hxangt（疝气）

【概述】

苗医称疝气为僵疾普（*Jil wal pub hxangt*）。本病由于母体妊娠时感受寒湿，或劳累过度，或住地潮湿，水湿之邪伤水、伤气、伤血，造成胎疾；或因喂养不当，久啼久哭导致。

中医狐疝是以肝郁气滞或中气下陷、寒湿凝滞致腹腔内容物，行立时由少腹滑入阴囊，卧则复入少腹，如狐之出入无定，按之柔软为主要表现的病证。

西医腹股沟斜疝以疝囊从腹壁下动脉外侧的内环突出，向内、向下、向前斜行经过腹股沟管，再穿出皮下环并进入阴囊为主要表现时可参照本病辨治。

【呼候疾鹏·苗医症疾】

僵疾普为小症，分为冷经疝气和热经疝气两个小疾。

【爱讲夺·成因】

多种原因导致冷经、热经，气、血、水受损发为本病。

【梗夺蒙·病由】

本病的病机复杂，因母体妊娠时感受寒湿，或劳累过度，或住地潮湿，水湿之邪伤水、伤气、伤血，造成胎疾；或因喂养不当，婴儿久啼久哭伤气，也可造成疝气。

【诊查要点】

1. 诊断依据

（1）本病可见于任何年龄，以5岁以下小儿及20岁以上男性多见。

（2）患部有肿物突起，按之柔软。患者咳嗽时，按肿物处有冲击感；肿物卧则入腹，立则复出。

（3）肿物日渐增大，甚则患侧阴囊同时肿胀下坠，以致行走不便，并有重坠感。有的在平卧或手推后可以回复原位，有的仅能部分回纳，伴少腹阴囊牵痛。

（4）嵌闭合绞窄时，肿物不能回复，患者咳嗽时手按肿物处无冲击感，局部紧张，压痛明显，可伴有恶心呕吐、少腹剧痛、大便闭、肢冷、汗出、脉沉迟等症。

2. 相关检查

患者取平卧位，患侧髋部屈曲、内收，松弛腹股沟部。顺腹股沟向外上方向轻推肿块即可回纳。如在腹股沟韧带中点上方 2cm 处按压内环，并令患者站立咳嗽，可阻止肿块突出，移去按压手指，肿块即复出。如为不完全性斜疝，疝内容物未凸出外环，可用手指按压外环口，令患者咳嗽时有冲击感。透光试验呈阴性。

【鉴别诊断】

冷经疝气和热经疝气：冷经疝气阴囊处肿胀伴疼痛，喜热畏寒；而热经疝气阴囊肿胀，卧床消失，起床站立后又复肿大，故二者可相鉴别。

【病证分类辨治】

1. 冷经疝气

蒙里夺（病证表现）：阴囊肿硬冷痛，喜热畏寒，或有阴囊水肿，胀痛。

兴冷（属经）：属冷经冷病。

佳合蒙（治则）：荷筛漳射（温经散寒），沉笨挡蒙（行气止痛）。

欧夺息佳、冈偶（用方、方解）：

雄凶（茴香）10g，芮山落（乌药）12g，嘎考珍挨（橘核）15g，佳蒙枪（青木香）10g，水煎服。

雄凶，性热，味辛，属热药，入冷经，散寒止痛，理气和胃；芮山落，性热，味辛、微辣，属热药，入冷经，温胃散寒，理气止痛；嘎考珍挨，性冷，味苦，属冷药，入热经，通络；佳蒙枪，性冷，味苦，属冷药，入热经，理气止痛。

2. 热经疝气

蒙里夺（病证表现）：阴囊胀肿，小腹胀痛，面红，多因哭、怒、劳累而发生，卧床肿胀消失，起床站立时阴囊又肿大，疼痛大发作。

兴冷（属经）：属热经热病。

佳合蒙（治则）：替笨挡蒙（理气止痛）。

欧夺息佳、冈偶（用方、方解）：

阿蒙（延胡索）15g，额留（黄芪）20g，阿梅棍（苦养头）15g，豆姜额（苦楝子）

20g，水煎服。

阿蒙，性温，味辛，属热药，入冷经，理气止痛；额留，性热，味甘，属热药，入冷经，补气补血调经；阿梅棍，性冷，味酸、苦，属冷药，入热经，补气健脾；豆姜额，性冷，味苦、涩，属冷药，入热经，有小毒，顺气止痛。

【预防调护】

1. 注意保温，不宜过劳，保持情绪稳定。
2. 节制性交，忌食生冷及辛辣食物。
3. 为防止因肿物脱出疝环而影响日常生活可使用疝带。

【按语】

苗医认为引起本病的主要原因为素体虚弱，加之冷毒、热毒、瘀毒、湿毒外犯，以致气滞、血瘀、水停，发为疝气。治疗上以温经散寒、理气止痛等为主。

第三节　点村蛾
Dix cet ves（粉刺）

【概述】

苗医称粉刺为点村蛾（*Dix cet ves*）。点村蛾是指青年男女面部出现的皮疹或小结节。

中医粉刺，是一种以颜面、胸、背等处见丘疹，顶端如刺状，可挤出白色碎米样粉汁为主要表现的毛囊、皮脂腺慢性炎症，俗称"青春痘"。

西医称之为痤疮，临床以皮肤出现散在性粉刺、丘疹、脓疱、结节及囊肿，伴皮脂溢出为主要表现。

【呼候疾鹏·苗医症疾】

本病为小疾，属冷热并病。

【爱夺讲·成因】

本病的病因常与身体发育有关，多在青春期出现。

【梗夺蒙·病由】

风热邪毒侵入人体，青年男女气血正盛，风热之邪于体内相争，故而出现大小不等的皮疹。

【诊查要点】

本病以青春期面部或胸部、背部出现皮疹为诊断依据。

【鉴别诊断】

僵岗莴溜 *Jangx gangb gek liek*（皮肤疖子）

多因个人卫生不洁，污秽之物侵袭皮肤所致，夏秋之季多发。起初呈凸出红肿小硬结，几天后呈黄白色小脓点，破溃后脓液排出，很快痊愈；重者红肿高起如核桃样大，红肿疼痛，后逐渐变软成脓破溃，反复发作，可与点村蛾鉴别。

【病证分类辨治】

蒙里夺（病证表现）：本病好发于青年男女，有的短期即愈，有的数年至数十年不愈。主要发生在颜面，偶有发生在胸背部，皮疹如针尖或绿豆大小，周围红，挤压有乳白色或米黄色渗出物，有的甚至发展为小脓包。

兴冷（属经）：属冷热并病。

佳合蒙（治则）：秋蹦盖跺都秀耳（清肺肾之火）。

欧夺息佳、冈偶（用方、方解）：

榜拉梯（枇杷叶）10g，潘豆芳（十大功劳）15g，嘎豆豆莴岗（桑白皮）15g，珍陆（栀子）10g，水煎服。

榜拉梯，性冷，味苦，属冷药，入热经，清热化痰，活血通络；潘豆芳，性冷，味苦，属冷药，入热经，泻火解毒；嘎豆豆莴岗，性热，味甘，属热药，入冷经，清肺泻火，消肿；珍陆，性冷，味苦，属冷药，入热经，清热解毒。

【预防调护】

1.经常用温水、硫黄皂洗脸，皮脂较多时可每日洗 2～4 次。

2. 忌食辛辣刺激性食物，如辣椒、酒类；少食油腻、甜食；多食新鲜蔬菜、水果；保持大便通畅。

3. 不要滥用化妆品，部分粉质化妆品会堵塞毛孔，造成皮脂淤积而成粉刺。禁止用手挤压粉刺，以免炎症扩散，愈后遗留凹陷性疤痕。

【按语】

苗医认为引起本病的原因主要跟身体发育有关，也受外感风热毒邪影响，青春期男女气血旺盛，邪正相争，故而发疹。苗医善用嘎豆豆莴岗（桑白皮）、佳巩山（苦参）、珍陆（栀子）等清热泻火之品治疗。自我调护则以养成良好的饮食及生活习惯为主，可多运动，听舒缓的音乐，缓解、释放压力。

第四节　岗秀布
Gangb xint bul（湿疹）

【概述】

苗医称湿疹为岗秀布（*Gangb xint bul*）。岗秀布发生在四肢弯曲部位，皮损为红斑或丘疹、水疱、脓疱、糜烂，渗出液结痂，边缘不清，瘙痒，类似于西医过敏性湿疹。

中医湿疹，是指皮损对称分布，多形性损害，剧烈瘙痒，有渗出倾向，反复发作的一种疾病，亦称为湿疮。

西医中以皮损具有多形性、对称性、瘙痒和易于反复发作等为主要临床表现的疾病，均可参照本病辨治。

【呼候疾鹏·苗医症疾】

本病属小症，分热经湿疹和冷经湿疹两个小疾。

【爱夺讲·成因】

本病多由风毒、热毒引起。

【梗夺蒙·病由】

风毒、热毒损伤皮肤，致伤气伤血，先起皮疹后起水疱，继而成脓，出现渗液或轻微糜烂。

【诊查要点】

1.诊断依据

临床以皮损具有多形性、对称性、瘙痒和易于反复发作等为主要表现，并易成慢性病变过程。

2.相关检查

皮肤斑贴试验可协助诊断。

【鉴别诊断】

讲岗烟 *Jangx gangb veis*（牛皮癣）

讲岗烟初起为红斑，高出皮肤，周围有大小不等的丘疹、水疱，结痂后脱屑，并逐渐向四周扩大，呈圆形，颜色暗红，甚痒，抓挠后产生糜烂，以兹鉴别。

【病证分类辨治】

1.热经湿疹

蒙里夺（病证表现）：起病急，发生在四肢弯曲部位，皮疹为红斑或丘疹、水疱、脓疮，糜烂，渗出液结痂，边缘不清楚，奇痒。

兴冷（属经）：属热经热病。

佳合蒙（治则）：旭嘎凯滪内（清热利湿），滇劫挡祛卡（祛风止痒）。

欧夺息佳、冈偶（用方、方解）：

佳架山（龙胆草）20g，珍陡（薏苡仁）15g，潘豆芀（十大功劳）20g，水煎服。

佳架山，性冷，味苦，属冷药，入热经，清热燥湿，清肝泻火，解毒；珍陡，性平，味甘、淡，属两经药，利水渗湿；潘豆芀，性冷，味苦，属冷药，入热经，泻火解毒。

2.冷经湿疹

蒙里夺（病证表现）：皮疹，皮肤逐渐变厚、粗糙，甚至脱皮，皮肤颜色变黄黑，皮疹边缘清楚，奇痒。

兴冷（属经）：属冷经冷病。

佳合蒙（治则）：滇劫滁内（祛风除湿），维象任杜（活血润肤）。

欧夺息佳、冈偶（用方、方解）：

佳巩山（苦参）30g，朗心沙（乌梢蛇）100g，嘎搞（野芝麻）15g，水煎服。

佳巩山，性冷，味苦，属冷药，入热经，清热利湿，祛风杀虫；朗心沙，性热，味甘、辛，属热药，入冷经，祛风通络；嘎搞，性热，味甘，属热药，入热经，清热解毒。

【预防调护】

1.湿疮患者应避免搔抓，以防感染。

2.忌食辛辣刺激性食物，如鱼、虾及鸡、鹅、牛、羊肉等发物或香菜、韭菜、芹菜、葱、姜、蒜等辛香之品。

3.急性湿疮忌用热水烫洗，忌用肥皂等刺激物清洗患处。急性湿疮或慢性湿疮，急性发作期间，应暂缓注射各种疫苗和接种牛痘。

【按语】

苗医认为引起本病的原因主要包括风、热毒邪侵袭肌肤，损伤气血，最终致病。治疗上以清热解毒、去湿止痒等为主。

第五节　嘎令多局书
Ghab liut dod ged hxangt（白驳风）

【概述】

苗医称白驳风为嘎令多局书（*Ghab liut dod ged hxangt*），指面部及躯干四肢出现白斑，又称岗降书。

中医之白驳风，是以皮肤出现大小不同、形态各异的白斑为主要临床表现的后天性局限性色素脱失性皮肤病。

西医称之为白癜风，为慢性疾病，易诊难治，临床以皮损大小不等，形态各异，常融合成片，呈白色或乳白色斑点或斑片，逐渐扩大，边界清楚，患处毛发亦可变成白色为主要表现。

【呼候疾鹏·苗医症疾】

本病属小疾。

【爱夺讲·成因】

本病为风热之毒侵犯肌肤所致。苗医认为饮食不节，风、燥、热毒内生，湿热蕴结皮肤，夹有火邪伤脉动血；或外感风热毒邪，气血郁滞，血行不畅，热与血相搏，则气血纵横，凝滞不散。

【梗夺蒙·病由】

风毒入侵易引起血热，血热与风毒搏结，肌肤受损，皮肤变红或白；风毒走窜，全身多部位均可产生病变。

【诊查要点】

1. 诊断依据

（1）本病以皮损大小不等，形态各异，常融合成片，呈白色或乳白色斑点或斑片，逐渐扩大，边界清楚，周边色素常反见增加，患处毛发亦可变白为临床诊断依据。

（2）本病男女皆可罹患，可发生于任何年龄、任何部位，尤以暴露及摩擦损伤部位多见，可对称或单侧分布，亦可沿神经走行呈节段性分布。本病常见于大病、久病之后，多具有长期慢性病史，或存在引起虚劳的其他致病因素。

2. 相关检查

皮肤病理检查提示表皮明显缺少黑素细胞及黑素颗粒。

【鉴别诊断】

嘎沙 Ghangb xat（疔疮）

嘎沙指初期局部皮肤高起，红肿热痛，病变组织迅速扩大和坏死，可伴有发热。嘎令多局书多不疼痛，在皮损表现和伴见症状上可资鉴别。

【病证分类辨治】

蒙里夺（病证表现）：身体多部位均可发生，患处皮肤变白，界限清楚，毛发也同时变白，不痛不痒，没有自觉症状，病程进展缓慢，少数患者皮色可自行恢复正常。

兴冷（属经）：病程缓慢，不痛不痒，属冷经冷病。

佳合蒙（治则）：追喔劫漳止（疏散风热），维象任杜（活血润肤）。

欧夺息佳、冈偶（用方、方解）：

莴米仰（马齿苋）30g，莴你掠（过路黄）20g，嗟格里那（伸筋草）20g，水煎服和清洗患处。

莴米仰，性冷，味酸、微苦、涩，属冷药，入热经，清热解毒凉血；莴你掠，性冷，味涩，属冷药，入热经，清热解毒，活血散瘀，利尿排石；嗟格里那，性热，味甘、微苦，属热药，入冷经，舒筋活血，祛风通络。

【预防调护】

1. 可进行适当的日光浴及理疗，但要注意光照的强度和时间，并在正常皮肤上涂抹避光剂或盖遮挡物，以免晒伤。

2. 避免滥用外用药物，尤其是刺激性过强的药物，以防损伤皮肤。

【按语】

嘎令多局书是皮肤类疾患中的一种常见病，起病缓，迁延难愈。苗医认为饮食不节，风燥热毒内生，湿热蕴结皮肤，夹有火邪伤脉动血；或外感风热毒邪，气血郁滞，血行不畅，热与血相搏，则气血纵横，凝滞不散，导致嘎令多局书的发生。治疗以疏散风热、活血润肤为法，常用莴米仰（马齿苋）等入热经药以清热解毒凉血，以此为白驳风的论治提供思路。

第六节　嘎沙
Kaib dul（疔疮）

【概述】

苗医称疔疮为嘎沙（*Kaib dul*）。本病初期局部皮肤高起，红肿热痛，随后向周围扩散，疼痛更加剧烈，出现蜂窝状脓洞；化脓期，病变组织很快扩大和坏死，或伴有发热。约1周，病情转化成脓，疼痛加重，高热不退；脓肿破溃后，病情减轻，进入恢复期。

中医疗疮是指一种急性化脓性疾病，以粟米样小脓头、根深坚硬如钉，发病迅速为临床特征。

西医中，疗疮属急性化脓性感染范畴，临床以皮肤出现红肿热痛，随后向周围扩散，疼痛剧烈，出现蜂窝状脓洞为主要表现。

【呼候疾鹏·苗医症疾】

本病属小疾。

【爱夺讲·成因】

本病多因个人卫生习惯不佳，感受风、湿、热毒及污秽之物所致。

【梗夺蒙·病由】

苗医认为疾病的发生是在内损和外因的共同作用下产生的。风、湿、热毒及污秽之物从毛孔侵入皮肤，感染人体，与气血搏结，加之人体内损，则成疮化脓，发为嘎沙。

【诊查要点】

本病以皮肤红肿热痛，随后向周围扩散，疼痛剧烈，出现蜂窝状脓洞为临床诊断依据。

【鉴别诊断】

1. 蒙刚欧娃囊 *Jangx gangb eb wal nangl*（蛇串疮）

风热邪毒侵入血液，血热窜皮，进而发为疱疹，因其形如蛇串，故称为蛇串疮。临床表现常对称分布。

2. 点村娥 *Dix cet ves*（粉刺）

青年男女面部出现皮疹或小结节，好发于 20～30 岁人群，有的短期即愈，有的数年至数十年不愈。

【病证分类辨治】

1. 初期

蒙里夺（病证表现）：初期局部皮肤高起，红肿热痛，随后向周围扩散，疼痛加剧，出现蜂窝状脓洞；

兴冷（属经）：属热经热病。

佳合蒙（治则）：旭嘎凯沓痂（清热解毒），维角烊丢象（活血化瘀）。

欧夺息佳、冈偶（用方、方解）：

佳架山（龙胆草）20g，莴灰莴菲（蒲公英）20g，莴灰卡娜（紫花地丁）20g，莴坝仰（夏枯草）20g，豆榜乃（木芙蓉）15g，水煎服。

佳架山，性冷，味苦，属冷药，入热经，清热燥湿，清肝泻火解毒；莴灰莴菲，性冷，味微苦，属冷药，入热经，清热解毒，散结止痛；莴灰卡娜，性冷，味苦，属冷药，入热经，清热解毒，消肿；莴坝仰，性冷，味苦、微辛，属冷药，入热经，消肿散结；豆榜乃，性热，味辛，属热药，入冷经，清热，凉血生肌。

2. 化脓期

蒙里夺（病证表现）：化脓期，病变组织迅速扩大和坏死，这时出现发热，畏寒，头痛，恶心，口干欲饮。

兴冷（属经）：属热经热病。

佳合蒙（治则）：旭嘎凯沓痂（清热解毒），漳沾挡象（散结止痛）。

欧夺息佳、冈偶（用方、方解）：

嘎老莴相豆（大青木）20g，莴灰卡娜（紫花地丁）20g，榜莴芜（野菊花）20g，莴灰莴菲（蒲公英）20g，豆野给（白马骨）15g，榜佳腔（金银花）20g，莴欧吾（千里光）20g，水煎服。

嘎老莴相豆，性冷，味苦，属冷药，入热经，清热利湿，凉血解毒；莴灰卡娜，性冷，味苦，属冷药，入热经，清热解毒，消肿；榜莴芜、莴灰莴菲，性冷，味微苦，属冷药，入热经，清热解毒，散结止痛；豆野给，性平，味淡、微甜，属两经药，祛风除湿；榜佳腔，性热，味甜、微涩，属热药，入冷经，凉血；莴欧吾，性热，味辣、苦，属热药，入冷经，清热解毒。

3. 恢复期

蒙里夺（病证表现）：大约 1 周病变转化成脓，疼痛加重，高热不退；脓肿破溃后，病情减轻，进入恢复期。

兴冷（属经）：属热经热病。

佳合蒙（治则）：布笨怡象（补气养血），替笨素迄（理气和胃）。

欧夺息佳、冈偶（用方、方解）：

姬佳诺（阳雀花根）20g，苞姜给打（茯苓）15g，佳欧芜（党参）15g，娜丽（山药）10g，水煎服。

姬佳诺，性热，味淡甜、微辛，属热药，入冷经，补气养阴；苞姜给打，性热，味甜，属热药，入冷经，利水渗湿；佳欧芜，性热，味甜，属热药，入冷经，补中益气；娜丽，性热，味甜，属热药，入冷经，补脾养胃，生津益肺。

【预防调护】

1. 严格消毒隔离。用过的敷料应予以焚毁，换药用具应彻底消毒。
2. 加强宣教，避免赤足劳动，以预防本病的发生。

【按语】

嘎沙起病急，病程短，易治易愈。苗医认为个人卫生和感受风、湿、热毒及污秽之物是本病发生的重要原因。初期以清热解毒为主，化脓期以清热解毒、散结止痛为主，恢复期以补气养血、理气和胃为主。在疾病的不同阶段，采用不同的治疗法则分期论治。调护强调避免赤足劳动，养成良好的个人卫生习惯。

第七节　凯豆
Kaib dul（烧伤）

【概述】

苗医称烧伤为凯豆（*Kaib dul*），别名凯英轮嘎歹、凯豆欧漏。凯豆为水火直接烫伤、烧伤皮肤。

中医烫伤主要指水火烫伤，指燃烧物及灼热的液体、固体、气体以及电流等直接作用于人体，导致肌肤烫伤或烧伤，甚至火毒内攻脏腑。损伤的面积和程度与温度及作用时间相关。以伤处红肿灼痛、起疱、结焦痂，伴发热烦躁，口干尿黄，甚至神昏等为主要表现。

西医烧烫伤通常由具有热力的火焰、蒸汽、热液体或固体所引起，亦可由电能、放射线以及强酸、强碱、磷等化学物质所致。烧伤主要损及皮肤，亦可损害呼吸道和消化道黏膜以及其他组织，还可入侵血液导致败血症。面、颈、四肢、关节部位的深度烧伤愈合后，疤痕挛缩会造成容貌毁损及功能障碍。上述疾病临床均可参照本病辨治。

【呼候疾鹏·苗医症疾】

凯豆分火毒伤皮、火毒伤血、火毒攻心三个证疾。

【爱讲夺·成因】

烧伤的原因主要包括火烧伤和沸水烧伤。

【梗夺蒙·病由】

苗医认为，火和沸水蕴毒，与皮肤接触会引起气、血、水受损。火毒旺盛，热邪入血，钻心；火毒伤气、气滞血瘀，加重疼痛，火毒伤水，肌肤失去濡养；热毒导致皮肤肌肉成脓溃烂。治疗不当还会影响皮肤、肌肉、关节的活动功能，甚至导致残疾。

【诊查要点】

1. 诊断依据

（1）有明确的沸水、火焰等损伤病史可查。

（2）体表有不同程度的创面，并可伴有不同程度的全身症状。

2. 相关检查

行血常规、尿常规、大便常规、生化全项等检查。

【鉴别诊断】

尚秀布 *Gangb xint bul*（湿疹）

尚秀布多发生在四肢，呈对称性分布，皮损为红斑或丘疹、水疱，边缘不清，伴奇痒。而凯豆有明确的诱因，易鉴别之。

【病证分类辨治】

1. 火毒伤皮

蒙里夺（病证表现）：火毒烧伤，皮肤红肿、疼痛、起水疱或脱皮；盛者皮肤焦黑，高热，烦躁，口渴，神志不清，小便少，色黄。

兴冷（属经）：属热经热病。

佳合蒙（治则）：旭嘎凯沓痂（清热解毒），泱疴挡蒙（消炎止痛）。

欧夺息佳、冈偶（用方、方解）：

豆比吼哈羌（三颗针）15g，潘豆芳（十大功劳）20g，莴灰卡娜（紫花地丁）20g，嘎老莴相豆（大青木）20g，水煎服。

豆比吼哈羌、潘豆芳，性冷，味苦，属冷药，入热经，泻火解毒；莴灰卡娜，性冷，味苦，属冷药，入热经，解毒，清热，消肿；嘎老莴相豆，性冷，味苦，属冷药，入热经，清热利湿，凉血解毒。

2. 火毒伤血

蒙里夺（病证表现）：疼痛，高热，烦躁不安，口干，喜冷饮，尿少，色黄，大便干结。

兴冷（属经）：属热经热病。

佳合蒙（治则）：旭嘎凯沓痂（清热解毒），汗吾握曲靳（滋阴生津）。

欧夺息佳、冈偶（用方、方解）：

莴灰秋（土大黄）20g，佳兴松（白毛夏枯草）20g，水煎服。

莴灰秋，性冷，味苦、涩，属冷药，入热经，清热解毒，凉血止血；佳兴松，性冷，味苦，属冷药，入热经，凉血化瘀。

3. 火毒攻心

蒙里夺（病证表现）：烧伤几日后，全身发凉，消瘦，精神萎靡，呼吸气短，手足战栗，创面色暗。

兴冷（属经）：属热经热病。

佳合蒙（治则）：旭嘎凯沓痂（清热解毒），滇喇曲哈儿（祛腐生肌）。

欧夺息佳、冈偶（用方、方解）：

岗郎炯（蚯蚓）适量，加董岗炯（蜂蜜）浸泡成水（或白糖共捣），外敷，1日数次。

岗郎炯，性热，味咸，属热药，入冷经、快经，清热；董岗炯，性热，味甘，属热药，入冷经，润肤，退热。

【预防调护】

1. 发现皮肤烧伤不要用热水洗，要先用凉水冲洗患处。

2. 不要用较强的刺激性药物外涂。

3. 预防继发感染，如有感染者及时用抗生素控制。

4. 避风寒，适寒温。

5. 抒情志，少烦忧。

【按语】

烧伤是一种常见的外科急症，苗医称为凯豆。凯豆为水火直接烫伤、烧伤皮肤，严重者可能引起休克。苗医根据疾病程度不同，分为伤皮、伤血、伤心。不同疾病程度有不同的处理方案。总体以泻火解毒为主。

第八节　蒙刚欧娃囊
Jangx gangb eb wal nangl（蛇串疮）

【概述】

苗医学上将蛇串疮称为蒙刚欧娃囊（*Jangx gangb eb wal nangl*）或兰蛇症。本病由于风热邪毒侵入血液，血热窜皮，进而发为疱疹，因其形如蛇串，故称为蛇串疮。

中医蛇串疮是指情志内伤、饮食不节、感染毒邪致使湿热火毒蕴结于肌肤而成的疾病。又称缠腰火丹、火带疮、蛇丹等。

西医带状疱疹可参照本病辨治。

【呼候疾鹏·苗医症疾】

蒙刚欧娃囊为大症，分兰蛇缠腰、兰蛇挂膀、兰蛇钻心三个小疾。

【爱讲夺·成因】

本病与风热、热毒伤血密切相关。风、热、毒、瘀为本病迁延不愈的重要原因。

【梗夺蒙·病由】

本病因感受六淫风热毒邪或郁火内盛，或因药物过敏秉体不受，邪毒化热，毒热迫血妄行，损伤脉络，血溢脉外，渗于肌肤，血热窜皮，发为疱疹，其形如蛇串，故又名兰蛇症。

【诊查要点】

1. 诊断依据

病变皮肤出现簇集成群水疱，沿一侧周围神经呈带状分布。有明显的神经痛，伴局部淋巴结肿大。疱疹之间的皮肤正常，病变范围一般不超过正中线。

2. 相关检查

疱疹病毒组织培养化验，血清学检查可辅助诊断该病。

【鉴别诊断】

嘎沙 *Ghangb xat*（疗疮）

嘎沙初期，局部皮肤高起，红肿热痛，随后向周围扩散，疼痛更加剧烈，出现蜂窝状脓洞；化脓期，病变组织迅速扩大和坏死，或伴有发热，一般单发或多发，没有对称性的特点。

【病证分类辨治】

1. 兰蛇缠腰

蒙里夺（病证表现）：起病前全身不适，发热，患处皮肤有烧灼样疼痛，或有水疱、红色疹斑，皮疹呈带状分布，发生于腰部。

兴冷（属经）：属热经热病。

佳合蒙（治则）：旭嘎凯滁内（清热利湿），挡蒙（止痛）。

欧夺息佳、冈偶（用方、方解）：

佳架山（龙胆草）15g，豆嘎里访（黄柏）12g，榜莴芜（菊花）10g，嗟格里那（伸筋草）10g，水煎服。

佳架山，性冷，味苦，属冷药，入热经，清热解毒，燥湿，清肝火；豆嘎里访，性冷，味苦，属冷药，入热经，清热解毒燥湿；榜莴芜，性冷，味苦，属冷药，入热经、快经、半边经，清热解毒；嗟格里那，性热，味甘、微苦，属热药，入冷经，祛风通络，舒筋。

2. 兰蛇挂膀

蒙里夺（病证表现）：起病时先发热，全身不适，患处皮肤刺痛，可出现水疱或粟米样大小红斑，夜间疼痛更甚。

兴冷（属经）：属热经热病。

佳合蒙（治则）：旭嘎凯沓痂（清热解毒），洼内挡祛卡（利湿止痒）。

欧夺息佳、冈偶（用方、方解）：

莴米仰（马齿苋）200g，捣烂内服，外敷局部。

莴米仰，性冷，味酸、微苦、涩，属冷药，入热经，清热除湿，凉血解毒。

3．兰蛇挂膀

蒙里夺（病证表现）：起病较急，起病前全身发热、不适，水疱与斑疹同时出现，沿胸前肋间隙、大腿、腹部等分布，疼痛剧烈。

兴冷（属经）：属热经热病。

佳合蒙（治则）：旭嘎凯沓痂（清热解毒），泱疴挡蒙（消炎止痛）。

欧夺息佳、冈偶（用方、方解）：

嘎老莴相豆（大青木）50g，豆野给（白马骨）30g，榜莴芜（菊花）20g，水煎服。

嘎老莴相豆，性冷，味苦，属冷药，入热经，清热凉血，利湿解毒；豆野给，性冷，味苦、微辛，属冷药，入热经，清热利湿，消肿拔毒；榜莴芜，性冷，味苦，属冷药，入热经、快经、半边经，清热解毒。

【预防调护】

1．保持患处皮肤干燥、清洁，注意休息。

2．清淡饮食，忌辛辣肥甘厚味。

【按语】

蛇串疮在苗医中称为蒙刚欧娃囊或兰蛇症。六淫风毒热之邪或过食燥热荤腥之品，血溢脉外，渗于肌肤，风热邪毒侵入血液，血热窜皮，进而发为疱疹。本病相当于西医的带状疱疹。清热解毒是重要的治疗法则，治疗过程中也需要注意饮食调护，忌食辛辣肥甘厚味。

第十一章　小儿病证

第一节　聂嘎过痉舍
Niak ghad gos jenb seil（小儿感冒）

【概述】

聂嘎过痉舍（*Niak ghad gos jenb seil*）与中医的小儿外感病类似。此外，嘎傣凯赊指小儿冷热病也称为小儿感冒，但其不一定是外感病。

中医将此类病证称为感冒，《幼科释谜》中解释感冒为"感者触也，冒其罩乎"，指外邪触罩肌表全身，概括了其含义。

西医将此类病证称为急性上呼吸道感染，简称上感，是指各种病原体侵犯喉部以上呼吸道的急性感染，包括急性鼻咽炎、急性咽炎、急性扁桃体炎。

本病一年四季均可发生，以气候骤变及冬春时节发病率较高。任何年龄的小儿皆可发病，婴幼儿更为多见。

【呼候疾鹏·苗医症疾】

本病属小症，分风热感冒和风寒感冒两个小疾。

【爱讲夺·成因】

本病多因气候变化或居住环境不良或体质虚弱，外感寒邪、热邪引起。

【梗夺蒙·病由】

外邪从口鼻侵入人体，首先犯肺，伤气伤血。血热则发热汗出；气逆上冲则咳嗽、咳痰；热盛则伤津耗液，出现口干、胸闷烦躁；寒盛则喷嚏，流涕清稀，全身肌肉紧张。

【诊查要点】

1. 诊断依据

（1）病史：常有气候骤变，冷暖失调，或与感冒患者接触、感受外邪等病史。

（2）症状：四季均可发生，以冬春季节多见。临床以恶寒发热、鼻塞流涕、喷嚏、咽痒、咽红为主要症状，多兼有咳嗽。如有兼证，可伴有高热、惊厥、剧烈咳嗽、咳痰，或呕吐、腹泻、腹胀。

2. 相关检查

病毒感染者外周血白细胞计数正常或偏低，中性粒细胞减少，淋巴细胞计数相对增高。病毒分离和血清学检查可明确病因。

细菌感染者外周血白细胞可增高，中性粒细胞增高，在使用抗菌药物前行咽拭子培养可发现致病菌。C反应蛋白和降钙素原有助于鉴别细菌感染。

【鉴别诊断】

1. 嘎泰江岗欧袜 *Morbilli*（麻疹）

本病属热病，具有传染性，以邪毒侵入人体后，全身出现痧子（皮疹）为主要表现的疾病。

2. 嘎傣僵豆欧 *Ghab daib jangx det eb*（水痘）

本病属热病，分轻水痘症和水痘重症两个小疾。嘎傣僵豆欧具有传染性。邪毒侵入人体后，出现皮疹瘙痒，后随为丘疹、黄豆样大小的疱疹，3～5天后结痂。

【病、证分类辨证】

1. 风热感冒

蒙里夯（病证表现）：突然发热，畏寒，出汗，头痛，鼻塞，咽喉发红疼痛，喷嚏，咳嗽，口唇发干色红。

兴冷（属经）：属热经热病。

佳合蒙（治则）：沓标漳射（解表散寒），迫喔劫漳止（疏散风热）。

欧夯息佳、冈偶（用方、方解）：

雉豆莴岗（桑叶）10g，榜莴芜（菊花）10g，莴壳欧（薄荷）5g，莴比审（虎耳草）

6g，嘎老莴相豆（大青木）10g，莴肖窖（猪殃殃）8g，水煎服。

雉豆莴岗，性冷，味苦，属冷药，入热经，疏散风热，清肺润燥，祛风除湿；榜莴芜，性冷，味苦，属冷药，入热经、快经、半边经，清热；莴壳欧，性冷，味辣，属冷药，入热经，疏散风热，清利咽喉；莴比审，性热，味甘、微苦，属热药，入冷经，疏风清热，凉血解毒；嘎老莴相豆，性冷，味苦，属冷药，入热经，清热利湿，凉血解毒；莴肖窖，性热，味辛、微苦，属热药，入冷经，清热解毒。

2. 风寒感冒

蒙里夺（病证表现）：发热轻，头痛，鼻塞，流涕清稀，喷嚏，咳嗽，咳痰，无汗。

兴冷（属经）：属冷经冷病。

佳合蒙（治则）：真稀沓标（辛温解表），任复奈波挡苟（润肺止咳）。

欧夺息佳、冈偶（用方、方解）：

榜佳腔（金银花）8g，莴相学（牛蒡子）6g，莴壳欧（薄荷）8g，莴梗比（鹅不食草）6g，莴祖别芭（白花前胡）6g，珍蟒（杏仁）5g，水煎服。

榜佳腔，性冷，味甘、微涩，属冷药，入热经，清热解毒；莴相学，性冷，味苦，属冷药，入热经，疏散风热，宣肺；莴壳欧，性冷，味辣，属冷药，入热经，清利咽喉；莴梗比，性热，味辣，属热药，入冷经，通窍散寒，祛风除湿；莴祖别芭，性冷，味苦、微辣，属冷药，入热经，散风清热，降气化痰；珍蟒，性冷，味苦，有小毒，属冷药，入热经，止咳平喘。

【预防调护】

1. 经常呼吸新鲜空气，多晒太阳，加强锻炼。

2. 避免与感冒患者接触，感冒流行期间少去公共场所，接触患者后要洗手。

3. 居室保持空气流通，必要时可进行空气消毒。

4. 发热期间多饮热水。

5. 宜食易消化、清淡的食物，忌食辛辣、冷饮和油腻食物。

【按语】

苗医认为小儿感冒主要由外感风毒、热毒、湿毒引起发热、畏寒、鼻塞、流清涕、咳嗽、头痛、周身疼痛。

第二节　嘎傣按哦
Ghad daib ait ngol（小儿咳嗽）

【概述】

苗医将小儿咳嗽称为嘎傣按哦（*Ghad daib ait ngol*），多由外邪风热、水湿、寒毒侵入人体或小儿体虚引起。

中医咳嗽因感受外邪或脏腑功能失调所致。有声无痰谓之咳，有痰无声谓之嗽，有痰有声谓之咳嗽。

西医上呼吸道感染、气管炎、支气管炎等以咳嗽为主要症状者，均可参照本病辨证治疗。

本病一年四季均可发生，以冬春季节多见，婴幼儿发病率较高，多数预后良好，部分可致反复发作，日久不愈。

【呼候疾鹏·苗医症疾】

本病属大症，分为嘎伤格按哦（小儿外伤咳嗽）、抵英遍仰按哦（小儿内损咳嗽）两个小症。

【爱讲夺·成因】

本病病因复杂，病情变化多端，多因外邪风热、水湿、寒毒侵入或小儿体虚，或他病遗留引起咳嗽。

【梗夺蒙·病由】

风邪热毒从口鼻侵入，首先犯肺伤气，气运无力，上行则咳嗽；热毒伤血，血行不畅，产生血虚咳嗽或血热咳嗽；血流瘀滞，水湿停留引起痰湿咳嗽；寒毒入侵，寒湿内结形成风寒咳嗽。

【诊查要点】

1. 诊断依据

（1）病史：小儿有感受风寒、乳食不节、素体虚弱、感冒等病史。

（2）症状：好发于冬春季节，多继发于感冒之后，常由气候变化引发，以咳嗽为主要症状，有咳声或伴咳痰。听诊时双肺呼吸音粗，也可听到散在的干、湿啰音。

2. 相关检查

血常规白细胞总数正常或偏低，由细菌引起或合并细菌感染时可出现白细胞总数升高、中性粒细胞增多，C反应蛋白增高。胸部X线多正常，或提示肺纹理增粗。

【鉴别诊断】

1. 聂嘎稿痂 Niak ghab gos jab（小儿肺结核）

本病亦称为稿痂、封勒普·纳娜。稿痂是恶病的总称，包括癌症、肝硬化等。本病多因先天禀赋不足，体质虚弱，或居住环境通风不畅，或长期与结核患者接触感染。一旦稿痂邪毒侵入人体，伤气、伤血，气血受损必然损及胃、肾、肺，造成肾虚、肺虚、气虚，患者体质虚弱，危及生命。

2. 聂嘎沃吼吼 Niak ghad ngol ngol hvuk hvuk（小儿哮喘）

本病又称为小儿瘊疱、按阿洛义、沃吼、净吼胞。素体先天不足，外界冷毒、热毒从口鼻入内，首先犯肺，引起咳嗽、泡沫痰，咳痰不畅便引起痰鸣音。

【病、证分类辨证】

1. 嘎伤格按哦（小儿外伤咳嗽）

（1）英赊按哦（小儿外伤，风寒咳嗽）

蒙里夺（病证表现）：咳嗽反复发作，痰色白清稀，畏寒，无汗，发热，头痛，鼻塞流涕，喉痒，全身酸痛。

兴冷（属经）：属冷经冷病。

佳合蒙（治则）：沓标漳射（解表散寒），卸复奈波挡苟（宣肺止咳）。

欧夺息佳、冈偶（用方、方解）：

莴梗比（鹅不食草）8g，嘎欧低（苏叶）10g，加灰柯（路边青）8g，莴首扎（岩白菜）10g，煎水加冰糖服。

莴梗比，性热，味辣，属热药，入冷经，通窍散寒，祛风除湿；嘎欧低，性热，味辛，属热药，入冷经，行气宽中，化痰利肺，发散风寒；加灰柯，性热，味辣，气香，属热药，入冷经、快经、半边经，解表散寒；莴首扎，性热，味甘，属热药，入冷经，润肺止咳，补虚。

（2）英都输按哦（小儿外伤，风热咳嗽）

蒙里夺（病证表现）：咳嗽不爽，痰色黄黏稠，不易咳出，口渴，咽痛，鼻塞，流脓鼻涕，有时发热头痛，汗出少。

兴冷（属经）：属热经热病。

佳合蒙（治则）：迫喔劫漳止（疏散风热），卸复奈波挡苟（宣肺止咳）。

欧夺息佳、冈偶（用方、方解）：

珍蟒（杏仁）6g，雉豆莴岗（桑叶）8g，莴久碧幼（一朵云）6g，额给戈罢（桔梗）6g，水煎服。

珍蟒，性冷，味苦，有小毒，属冷药，入热经，止咳平喘，润肺通便；雉豆莴岗，性冷，味苦，属冷药，入热经，疏散风热，清肺润燥，祛风除湿；莴久碧幼，性热，味甘、淡，属热药，入冷经，润肺止咳；额给戈罢，性冷，味苦、微辛，属冷药，入热经，宣肺，散寒，祛痰。

2. 抵英遍仰按哦（小儿内损咳嗽）

（1）松勒普蒙凯按哦（小儿内损肺热咳嗽）

蒙里夺（病证表现）：阵咳，痰稠不易咳出，咽喉干燥，发热，口渴，唇红面赤，眼红，口苦；病重者鼻衄，烦躁不安，大便干，尿少色黄。

兴冷（属经）：属热经热病。

佳合蒙（治则）：旭嘎凯任复奈波（清热润肺），阶哈格沣嘎（化痰利咽）。

欧夺息佳、冈偶（用方、方解）：

珍蟒（杏仁）6g，莴祖别芭（白花前胡）6g，榜拉梯（枇杷叶）8g，莴久碧幼（一朵云）8g，佳蒙枪（青木香）4g，莴丢（白折耳）10g，水煎服。

珍蟒，性冷，味苦，有小毒，属冷药，入热经，止咳平喘，润肺；莴祖别芭，性冷，味苦、辛，属冷药，入热经，散风清热，降气化痰；榜拉梯，性冷，味苦，属冷药，入热经，清热利湿；莴久碧幼，性热，味甘、淡，属热药，入冷经，止咳；佳蒙枪，性冷，味苦，属冷药，入热经，解毒；莴丢，性热，味酸、涩，属热药，入冷经，润肺止咳。

（2）按嘎溴（小儿内损痰湿咳嗽）

蒙里夺（病证表现）：咳嗽，痰多、色白而稀，胸满，不思饮食，精神萎靡。

兴冷（属经）：属冷经冷病。

佳合蒙（治则）：麦靓韦麦芳滁内（健脾燥湿），挡苟滇哈格（止咳化痰）。

欧夺息佳、冈偶（用方、方解）：

嘎刘昔更里（陈皮）6g，苞姜给打（茯苓）8g，科辣（制半夏）6g，榜拉梯（枇杷叶）10g，水煎服。

嘎刘昔更里，性热，味辛、苦，属热药，入冷经，健脾化痰顺气；苞姜给打，性热，味甘，属热药，入冷经，利水渗湿，健脾补中；科辣，性热，味麻、辣，属热药，入冷经，燥湿化痰，降逆止咳；榜拉梯，性冷，味苦，属冷药，入热经，清热利湿，活血通络。

（3）象体按哦（小儿内损血虚咳嗽）

蒙里夺（病证表现）：干咳无痰，或痰少，微黏稠，不易咳出，口渴咽干，喉痒，声音嘶哑，手脚心热，咳嗽痰中带血，午后轻微发热。

兴冷（属经）：属热经热病。

佳合蒙（治则）：旭嘎凯任早（清热润燥），卸复奈波挡苟（清肺止咳）

欧夺息佳、冈偶（用方、方解）：

豆超（棕树根）6g，珍佳俄董（麦冬）8g，莴祖别芭（白花前胡）6g，佳洛刘吉（矮地茶）6g，挂桂俄（白薇）6g，珍宫幼（南五味子）5g，水煎服。

豆超，性冷，味苦，涩，属冷药，入热经，补肾；珍佳俄董，性热，味甘，属热药，入冷经，滋阴生津，润肺止咳；莴祖别芭，性冷，味苦、微辣，属冷药，入热经，散风清热，降气化痰；佳洛刘吉，性冷，味苦，属冷药，入热经，止咳平喘；挂桂俄，性冷，味苦、咸，属冷药，入热经，清虚热凉血；珍宫幼，性冷，味苦，属冷药，入热经，收敛，顺气，祛风，通经脉。

（4）笨阿乌按哦（小儿内损气虚咳嗽）

蒙里夺（病证表现）：咳声弱，咳嗽无力，痰色白清稀，脸色苍白，气短，少言，说话无力，声音低微，畏寒，体弱，多汗。

兴冷（属经）：属冷经冷病。

佳合蒙（治则）：任复奈波挡苟（润肺止咳）。

欧夺息佳、冈偶（用方、方解）：

仰抵嘎（沙参）8g，娜丽（山药）8g，肝努净菾（岩豇豆）6g，乌旧（白及）8g，嘎炯令潘闹（太子参）8g，水煎服。

仰抵嘎，性热，味甘，属热药，入冷经，清热养阴，润肺止咳；娜丽，性热，味甘，属热药，入冷经，清热解毒，理气；肝努净菾，性冷，味苦，属冷药，入热经，清热解表，宣肺止咳；乌旧，性冷，味苦，属冷药，入热经，润肺止咳；嘎炯令潘闹，性热，味甘、微苦，属热药，入冷经，补气。

【预防调护】

1. 注意气候变化，尤其是秋冬季节，注意保暖，预防感冒。
2. 改善居住环境，保持室内空气流通，避免煤气、尘烟、油烟等刺激。
3. 注意合理喂养，加强户外锻炼，增强体质，提高抗病能力。
4. 饮食清淡，避免辛辣、油腻之品，多饮水。
5. 经常变换体位及拍背部以促进痰液排出。

【按语】

苗医认为，小儿咳嗽多由风热、水湿、寒毒侵入人体或小儿体虚而引起。其中风热、水湿、寒毒皆为外因，小儿体虚为其内损，这一理论与中医理论大致相同。

第三节　聂嘎沃吼吼
Niak ghad ngol ngol hvuk hvuk（小儿哮喘）

【概述】

苗医将小儿哮喘称为聂嘎沃吼吼（*Niak ghad ngol ngol hvuk hvuk*），又称为小儿瘕疱、按阿洛义、沃吼、净吼胞。本病分为冷经哮喘和热经哮喘。

中医小儿哮喘是指小儿时期常见的一种以发作性的哮鸣气促、呼气延长、不能平卧为临床特征的疾病。哮指声响，喘指气息。一年四季均可发生，春秋两季发病率高，有遗传夙根或过敏体质，气候骤变、寒温失常、接触异物、过劳等为诱发因素。

西医哮喘是由多种细胞和细胞组分共同参与的气道慢性炎症性疾患，这种慢性炎症导致气道反应性增加，当接触物理、化学、生物等多种刺激因素时，发生广泛可逆性气流受限，从而引起反复发作的喘息、气促、胸闷、咳嗽等症状，常在夜间和（或）清晨发作或加剧。多数患儿可经治疗缓解或自行缓解。另外，西医喘息性支气管炎及支气管哮喘均可参照本节疾病辨证治疗。

【呼候疾鹏·苗医症疾】

本症分小儿冷经瘰疱与小儿热经瘰疱两个小疾。

【爱讲夺·成因】

先天禀赋不足或平素体质虚弱，感受外邪而成本病。

【梗夺蒙·病由】

先天不足，外界冷毒、热毒从口鼻入内，邪毒首先犯肺，引起咳嗽、泡沫痰，咳痰不畅便出现"吼吼"的痰鸣音。

【诊查要点】

1.诊断依据

（1）病史：春秋季节多发，具有气候转变、受凉受热或接触某些过敏物质等诱发因素，或有婴儿期湿疹病史，或有家族哮喘病史。

（2）症状：咳嗽和喘息反复出现，并常于夜间或清晨加重。发作前可有流涕、打喷嚏、胸闷；发作时呼吸困难，呼气相延长伴有喘鸣声。严重者端坐呼吸，烦躁不安，大汗淋漓，面色青灰。体格检查可见桶状胸、三凹征，肺部满布哮鸣音，严重者气道广泛堵塞，哮鸣音反消失。另有咳嗽变异性哮喘，可无喘息症状，仅表现为反复发作的慢性咳嗽，常在夜间和清晨发作，运动后加重。

2.相关检查

血常规、胸部 X 线、肺功能、皮肤试验、血清特异性 IgE 的测定、血气分析等协助诊断。

【鉴别诊断】

1.嘎傣按哦 Ghad daib ait ngol（小儿咳嗽）

嘎傣按哦多由外邪风热、水湿、寒毒侵入人体或小儿体虚引起。有小儿感受风寒、乳食不节、素体虚弱、感冒等病史；好发于冬春季节，多继发于感冒之后，常因气候变化引发，以咳嗽为主要症状，伴咳痰。听诊时双肺呼吸音粗糙，也可听到散在干、湿啰音。

2. 久傣哦吼 Ngol hviek（小儿喘证）

久傣哦吼又称按瘊、净瘊，相当于支气管炎，多由风寒湿热侵入，或平素体质虚弱、久病、劳累过度，伤气、伤血引起。本病患儿的发病年龄较小，一般多见于 3 岁以下婴幼儿，患儿常为过敏性体质或有过敏史的家族史。常继发于上呼吸道感染。喘息、气促、咳嗽，多数有中低度发热。春冬季节高发。体格检查见呼气相延长，伴有哮鸣音、粗湿啰音。本病易反复发作。X 线检查可协助诊断。

【病、证分类辨证】

1. 小儿冷经瘊疤

蒙里夺（病证表现）：咳嗽，气促，喉间有痰鸣音，咳白色泡沫痰，畏寒，无汗，面色苍白或色暗，四肢冷，口渴或不渴，喜热饮。

兴冷（属经）：属冷经冷病。

佳合蒙（治则）：荷呼勒阶哈格（温肺化痰），挡苟挡靳（止咳平喘）。

欧夺息佳、冈偶（用方、方解）：

嘎会令（麻黄）3g，珍蟒（杏仁）5g，科辣（制半夏）5g，嘎欧低（苏子）4g，水煎服。

嘎会令，性温，味涩、微苦，属热药，入冷经，收敛，发汗，止咳平喘；珍蟒，性冷，味苦，有小毒，属冷药，入热经，止咳平喘，润肺；科辣，性热，味麻、辣，属热药，入冷经，燥湿化痰；嘎欧低，性热，味辛，属热药，入冷经，行气宽中，化痰利肺，活血温中。

2. 小儿热经瘊疤

蒙里夺（病证表现）：咳嗽哮喘，有痰鸣音，痰黏稠色黄，发热面赤，胸闷，口渴喜冷饮，尿少色黄，大便干。

兴冷（属经）：属热经热病。

佳合蒙（治则）：荷呼勒阶哈格（清肺化痰），挡苟挡靳（止咳平喘）。

欧夺息佳、冈偶（用方、方解）：

嘎会令（麻黄）3g，珍蟒（杏仁）5g，科辣（制半夏）5g，衣修（生石膏）15g，水煎服。

嘎会令，性温，味涩、微苦，属热药，入冷经，收敛发汗，平喘；珍蟒，性冷，味苦，有小毒，属冷药，入热经，止咳平喘，润肺通便；科辣，性热，味麻、辣，属热药，入冷经，燥湿化痰；衣修，性冷，味淡，属冷药，入热经，清胃热，退热。

【预防调护】

1. 注意气候变化，冬季外出时戴好口罩以防受寒，预防感冒，避免外感诱发哮喘。

2. 适当锻炼，增强体质，减少发作。

3. 避免接触过敏原，如花粉、尘螨等致敏物质，在无法避免接触过敏原或药物治疗无效时，可考虑针对过敏原进行特异性免疫治疗，但需要在有抢救措施的医院进行。

4. 加强自我管理，将防治哮喘的知识教给患儿家长，调动他们的防病积极性，更好地配合治疗和预防。

【按语】

本病比较常见。苗医认为该病多因先天禀赋不足，平素体质虚弱，感受外邪而成疾。苗医对本病的认识与中医病因大致相同，治疗要注意辨明证型而施治。

第四节 久傣哦吼
Ngol hviek（小儿喘证）

【概述】

苗医将小儿喘证称为久傣哦吼（*Ngol hviek*），又称按瘊、净瘊。

中医中本病属哮喘范畴，以喘息为主要临床表现，小儿脏腑娇嫩，脾常不足，易生痰湿，致痰饮储肺，肺气不足，卫外之阳不能充实腠理，易外感风寒，致肺气失宣，外邪引动痰饮，痰随气升，气因痰阻，相互搏结，阻塞气道，气机升降不利，肺气宣降失常而致咳喘。

西医中，喘息性支气管炎可参照本病辨证治疗。喘息性支气管炎是一种具有反复发作倾向的儿科常见支气管炎性病变，一般在3岁以下的婴幼儿中多见，患儿常为过敏体质或父母有过敏史。

【呼候疾鹏·苗医症疾】

小儿支气管炎为大症之一，分冷经支气管炎和热经支气管炎两个小疾。

【爱讲夺·成因】

本病由风寒湿热侵入，或平素体质虚弱、久病、劳累过度，伤气、伤血引起。

【梗夺蒙·病由】

风寒湿热从口鼻侵入，首先犯肺，伤气、伤血。气血不足，痰湿瘀阻，血脉运行无力，血行瘀滞，呼吸受限，气短，呼吸急促而成疾。

【诊查要点】

1. 诊断依据

（1）病史：发病年龄较小，一般多见于3岁以下婴幼儿，患儿常为过敏体质或是父母有过敏史。常继发于上呼吸道感染。

（2）症状：喘息、气促、咳嗽，多数有中低度发热。春冬季节高发。

（3）体格检查：呼气相延长，伴有哮鸣音、粗湿啰音。易反复发作。

2. 相关检查

病毒感染时白细胞、中性粒细胞均减少，细菌感染时则升高。支原体感染或混合感染时，血常规无特异性变化。胸部X线常显示肺部多形态的浸润影，呈节段性分布，多见于下肺野。必要时可完善特异性抗体检测。

【鉴别诊断】

1. 聂嘎沃吼吼 Niak ghad ngol ngol hvuk hvuk（小儿哮喘）

本病又称为小儿瘊疱、按阿洛义、沃吼、净吼胞。本病多因先天禀赋不足，平素体质虚弱，易感受外邪而成疾。春秋季节多发，受气候转变、外感寒热、接触某些过敏物质等诱发，或有婴儿期湿疹病史，家族哮喘病史。咳嗽和喘息反复出现，并常于夜间或清晨加重。发作前可有流涕、打喷嚏、胸闷，发作时呼吸困难，呼气相延长伴有喘鸣声。严重者呈端坐呼吸，烦躁不安，大汗淋漓，面色青灰；体格检查可见桶状胸、三凹征，肺部满布哮鸣音，严重者气道广泛堵塞，哮鸣音反消失。另有咳嗽变异性哮喘，可无喘息症状，仅表现为反复和慢性咳嗽，常在夜间和清晨发作，运动可加重咳嗽。X线检查可帮助鉴别。

2. 嘎傣按哦 *Ghad daib ait ngol*（小儿咳嗽）

本病多由外邪风热、水湿、寒毒侵入人体或小儿体虚而引起。本病好发于冬春季节，多继发于感冒之后，常因气候变化引发，以咳嗽为主要症状，或伴咳痰。听诊时双肺呼吸音粗，也可听到散在的干、湿啰音。胸部 X 线多正常，或提示肺纹理增粗。

【病、证分类辨证】

1. 冷经支气管炎

蒙里夺（病证表现）：呼吸急促，喉中有猫喘声，按喉时气憋气逆，胸闷，咳嗽不明显，泡沫痰，色白，难以咳出，口不渴或渴喜热饮，恶寒，天冷或受寒复发频繁，脸色发青。

兴冷（属经）：属冷经冷病。

佳合蒙（治则）：卸复奈波曲靳（宣肺平喘），卸昏挡苟挡靳（止咳平喘）。

欧夺息佳、冈偶（用方、方解）：

嘎会令（麻黄）10g，莴达赊巴（射干）12g，科辣（制半夏）15g，莴庆玛（紫菀）15g，真宫幼（五味子）10g，水煎服。

嘎会令，性温，味涩、微苦，属热药，入冷经，收敛，发汗，止咳平喘；莴达赊巴，性冷，味苦，属冷药，入热经，清热解毒，祛痰利咽；科辣，性热，味麻、辣，属热药，入冷经，燥湿化痰；莴庆玛，性热，味甘、微辛，属热药，入冷经，润肺止咳，温肺平喘；真宫幼，性冷，味苦，属冷药，入热经，收敛肺气。

2. 热经支气管炎

蒙里夺（病证表现）：呼吸急促，重者喉中有猫喘声，胸闷，呛咳，咳痰黏稠，口渴，出汗，脸红，身热，夏天发病较多。

兴冷（属经）：属热经热病。

佳合蒙（治则）：旭嘎凯任复奈波（清热润肺），挡苟挡靳（止咳平喘）。

欧夺息佳、冈偶（用方、方解）：

肝努净菾（岩豇豆）15g，榜拉梯（枇杷叶）15g，莴哈收（地蜂子）12g，莴久碧幼（一朵云）15g，珍蟒（杏仁）12g，水煎服。

肝努净菾，性冷，味苦，属冷药，入热经，清热解表，宣肺止咳；榜拉梯，性冷，味苦，属冷药，入热经，清热利湿，止咳；莴哈收，性冷，味苦，属冷药，入热经，清热解毒，收敛平喘；莴久碧幼，性热，味甘、淡，属热药，入冷经，润肺止咳；珍蟒，性冷，味苦，有小毒，属冷药，入热经，止咳平喘，润肺。

【预防调护】

1. 远离过敏原。

2. 防寒保暖，防止感冒。

3. 饮食清淡，多食新鲜水果青菜，勿食生冷鱼虾。

4. 注意通风换气，保持室内空气新鲜。

5. 如咳嗽、喘息，及时就医。

【按语】

苗医认为引起疾病的原因包括内损和外因，水、气、血是人体的基本物质，气、血、水相依相存，相互影响。风寒湿热从口鼻侵入，首先犯肺，伤气、伤血。气血不足，痰湿瘀阻，血脉运行无力，血行瘀滞，呼吸受限，气短，呼吸急促而成本病。

第五节　聂嘎稿痂
Niak ghab gos jab（小儿肺结核）

【概述】

苗医将小儿肺结核称为聂嘎稿痂（*Niak ghab gos jab*），亦称为稿痂、封勒普·纳娜。稿痂是恶病的总称，包括癌症、肝硬化等。聂嘎稿痂专指小儿肺结核。

中医上将小儿肺结核称为肺痨，肺痨的发生主要因患儿正气不足，肺脏虚损，感染病邪。补虚培元、抗结核杀虫为治疗本病的基本原则，即《医学正传·劳极》所说："一则杀其虫，以绝其根本，一则补其虚，以复其真元。"

西医小儿肺结核是指从出生至 16 岁孩童所感染的结核病，由结核杆菌引起的慢性感染性疾病，传染源主要是成年肺结核患者。

【呼候疾鹏·苗医症疾】

聂嘎稿痂是以小儿潮热、盗汗、咳嗽为主要症状，具有传染性。本病属大症之一，分冷经聂嘎稿痂和冷经气虚聂嘎稿痂两个小疾。

【爱讲夺·成因】

本病多因先天禀赋不足，体质虚弱，或居住环境通风不畅，或长期与结核患者接触而感染所致。

【梗夺蒙·病由】

稿痂邪毒侵入人体，伤气、伤血，损及于胃、肾、肺，造成肾虚、肺虚、气虚，患者体质下降，危及生命。

【诊查要点】

1. 诊断依据

（1）有结核病患者接触史；近期曾患急性传染病，如麻疹、水痘、百日咳等；详细询问卡介苗接种史，查看接种瘢痕。

（2）主要表现为低热、食欲不振、盗汗等结核中毒症状，呼吸系统症状多不明显，若出现咳嗽、痰多、咯血、呼吸困难等症状，表明病情严重。

（3）肺部体征不明显，浅表淋巴结轻度或中度肿大，肝脾也可表现为轻度肿大。

2. 相关检查

X 线检查，结核菌素皮肤试验，痰液、胃液涂片染色，结核杆菌培养，支气管镜检查，血沉，C 反应蛋白等协助诊断。

【鉴别诊断】

1. 公岩 *Morbilli*（麻疹）

公岩见于未患过麻疹或未接种过麻疹减毒活疫苗者。临床特征有发热、咳嗽、流涕、白睛红赤、畏光、多泪，口腔黏膜上可见麻疹黏膜斑。

2. 喔酷 *Ngol hviek*（肺炎喘嗽）

初起有恶寒发热、鼻塞流涕、咳嗽等类似感冒症状，但发热、咳嗽较重，伴气急痰鸣，鼻翼翕动。两肺可闻及细湿啰音，胸部 X 线检查可见斑片状阴影。

3. 公欧 *Ghab daib jangx det eb*（水痘）

初起时类似感冒，临床以发热、皮疹瘙痒且丘疹、疱疹、结痂并存为特征。

【病、证分类辨证】

1. 冷经聂嘎稿痧

蒙里夺（病证表现）：午后潮热，夜间盗汗，脸色潮红，干咳少痰，烦躁，咽干，口渴，唇干发红，大便干，尿黄，体质虚弱。

兴冷（属经）：属热经热病。

佳合蒙（治则）：汗吾窝摆都（滋阴降火），任复奈波挡苟（润肺止咳）。

欧夺息佳、冈偶（用方、方解）：

干落流（鳖甲）10g，豆莴播（地骨皮）8g，莴坝仰（夏枯草）6g，仰抵嘎（沙参）12g，姜加栽董（麦冬）8g，那哈（夜寒苏）6g，水煎服。

干落流，性冷，味甘、咸，属冷药，入热经，滋阴补肾，退虚热；豆莴播，性冷，味苦、微甘，属冷药，入热经，凉血退火，散瘀止血，除湿解毒，消肿止痛，清肺降火，生津止渴；莴坝仰，性冷，味苦、微辛，属冷药，入热经，消肿散结，治头晕；仰抵嘎，性热，味甘，属冷药，入热经，清热养阴；姜加栽董，性热，味甘，属热药，入冷经，滋阴生津，润肺止咳；那哈，性热，味辛，属热药，入冷经，补气补血。

2. 冷经气虚聂嘎稿痧

蒙里夺（病证表现）：干咳，午后低热，多汗，咳嗽，偶有夹血，血色鲜红，气短无力，消瘦，纳少，体质下降，少气懒言，嗜睡，大便稀，小便清长。

兴冷（属经）：属冷经冷病。

佳合蒙（治则）：布笨怡渥（益气养阴），旭嘎凯任复奈漓波（清热润肺），抵港（杀虫）。

欧夺息佳、冈偶（用方、方解）：

仰抵嘎（沙参）12g，波嘎梯（百合）10g，别跳米（芝麻）12g，姜加栽董（麦冬）10g，莴久碧幼（一朵云）10g，水煎服。

仰抵嘎，性热，味甘，属热药，入冷经，清热养阴，润肺止咳；波嘎梯，性热，味甘、微苦，属热药，入冷经，清心安神；别跳米，性热，味咸，属热药，入冷经，补血行气；姜加栽董，性热，味甘，属热药，入冷经，滋阴生津，润肺止咳；莴久碧幼，性热，味甘、淡，属热药，入冷经，润肺止咳。

【预防调护】

1. 饮食合理、营养，保持良好的卫生习惯。

2. 按时接种卡介苗。

3. 预防麻疹、百日咳。

4. 发现病例及早防治。

5. 进行宣教，重视隔离。

【按语】

结核病发病率近 20 年来在世界范围内明显下降。但近 10 年来，在艾滋病（AIDS）高发区如北美、非洲等地，结核病发病率却逐年上升，这一现象引起了广泛关注。另外，结核病在发展中国家仍是一个常见病。苗医将聂嘎稿痂（小儿肺结核）分为冷经聂嘎稿痂及冷经气虚聂嘎稿痂两个小疾。治疗上主要以汗吾窝摆都（滋阴降火）、任复奈波挡苟（润肺止咳），或布笨怡渥（益气养阴）、旭嘎凯任复奈漓波（清热润肺）、抵港（杀虫）为法。中医认为，小儿具有"肺常不足"的生理特点，肺为娇脏，小儿肺脏尤娇，从小儿呼吸系统的解剖生理特点与免疫功能来看，其特异性免疫和非特异性免疫功能均未发育成熟。小儿肺痨的发生主要因患儿正气不足，肺脏虚损，感染病邪所致。因此，补虚培元、抗结核杀虫为治疗本病的基本原则。

第六节　聂嘎蒙秋
Niak ghad mongb qub（小儿腹痛）

【概述】

苗医将小儿胸口及脐周围疼痛称为聂嘎蒙秋（*Niak ghad mongb qub*），与中医小儿腹痛相似。

中医上，腹痛是小儿常见的临床症候，既是一个症状，也是一个独立病证，可发生于任何年龄和季节。

西医中，凡胃脘以下、脐周及耻骨以上部位发生疼痛者，均统称为腹痛。很多内外科疾病均可出现腹痛的症状，如心肌炎、肝炎、急性阑尾炎、肠套叠、肠梗阻、急性胰腺炎、泌尿系结石、过敏性紫癜、小儿蛔虫病等。西医中无外科急腹症指征的小儿腹痛均可参照本病辨证治疗。

【呼候疾鹏·苗医症疾】

聂嘎蒙秋属大症之一，分冷经痛肚、食积痛肚、热邪痛肚、肚脐周围痛肚四个小疾。

【爱讲夺·成因】

苗医认为，本病多因体质虚弱，或饮食不节、过食生冷，或嗜食辛辣及肉食损伤肠胃导致。

【梗夺蒙·病由】

本病由于体质虚弱，风毒、热毒、水湿、虫毒等侵入人体，损伤气、血、水。伤气，气滞；伤血，血瘀；伤水，水停作患，食不化，水液不走；虫积为患，面黄肌瘦，精神疲乏。

【诊查要点】

1. 诊断依据

（1）有感受风寒、伤食、情志不遂、跌扑损伤等病史，易反复发作。

（2）以腹痛为主要表现，疼痛部位多在胃脘以下、耻骨以上，性质多见刺痛、绞痛、灼痛、胀痛，可呈持续性或间断性发作，时轻时重，时缓时急，疼痛发作持续时间和间隔时间长短不一，可自行缓解。年长患儿能够自诉症状；婴幼儿多不能正确表达，表现为突然反常哭闹，弯腰啼叫，双手捧腹，或呻吟不已，起卧颠倒，或屏气汗出，面色苍白等。可伴有恶心、腹胀、肠鸣、精神萎靡等表现，少有泛酸、呃逆、呕吐症状。

2. 相关检查

血常规及大便常规一般无明显异常。X线、B超检查可进一步排除其他器质性疾病引起的腹痛。

【鉴别诊断】

1. 穆丘 *Mongb buk dux*（胃脘痛）

胃居中焦，疼痛部位在胃脘近心窝处，痛时可牵连胁背，或兼见恶心呕吐、嗳气呃逆、嘈杂吞酸等，甚者呕血、便血。

2. 扎嘎 *Xud ghad xud dongf hxangt*（痢疾）

痢疾所致的腹痛伴有恶寒发热、里急后重和黏液脓血便，与腹痛不难鉴别。

3.穆干透 *Mongb hsongd dangb*（胁痛）

胁痛位于季肋下，偶有胃脘作痛，很少有痛及脐腹和小腹者。

4.其他器质性疾病

如急性阑尾炎、肠套叠、肠梗阻、急性胰腺炎、小儿蛔虫症、泌尿系结石等，应根据各自的特征性表现及相应的辅助检查进行鉴别。

【病、证分类辨证】

1.冷经痛肚

蒙里夺（病证表现）：腹部阵发性疼痛，得热痛减，面色苍白，肠鸣，重者额头出冷汗，唇舌暗紫，四肢冷，或吐或泻，尿清长。

兴冷（属经）：属冷经冷病。

佳合蒙（治则）：荷桐漳射（温中散寒），替笨挡蒙（理气止痛）。

欧夺息佳、冈偶（用方、方解）：

莴嘎勒（蜘蛛香）15g，白芍（与中药同名）6g，豆卡欧（吴茱萸）4g，佳嘎陇给（徐长卿）10g，潘豆芳（十大功劳）5g，水煎服。

莴嘎勒，性热，味麻、辣，属热药，入冷经，理气止痛，祛风解毒；白芍，性冷，味苦，属冷药，入热经，养血柔肝，止痛；豆卡欧，性热，味辣、麻，属热药，入冷经、慢经，有小毒，温中散寒，燥湿；佳嘎陇给，性温，味香、麻，属热药，入冷经、快经、半边经，发表，解毒止痛；潘豆芳，性冷，味苦，属冷药，入热经，健胃，泻火解毒。

2.食积痛肚

蒙里夺（病证表现）：肚腹胀痛，畏寒，不思乳食，嗳腐吞酸，或腹痛欲泻，泻后痛减，呕吐，呕吐物酸馊，矢气频作，时时哭啼，夜间不睡，粪便臭秽。

兴冷（属经）：属冷经冷病。

佳合蒙（治则）：掣鳞导捎（清食导滞），洗依烊阶咕（消食化积），沆笨挡蒙（行气止痛）。

欧夺息佳、冈偶（用方、方解）：

嘎腔赶芒（麦芽）10g，威多给（鸡内金）10g，佳保耶（石菖蒲）5g，豆比吼哈羌（三颗针）5g，白芍（与中药同名）10g，莴嘎勒（蜘蛛香）10g，水煎服。

嘎腔赶芒，性热，味甘，属热药，入冷经，健脾和胃，行气消食；威多给，性热，味咸，属热药，入冷经，除湿；佳保耶，性热，味麻、辣，属热药，入冷经，除湿健胃；豆比吼哈羌，性冷，味苦，属冷药，入热经，清热燥湿，泻火解毒；白芍，性冷，味苦，属冷药，入热经，养血柔肝，止痛；芮嘎勒，性热，味苦、辛，属热药，入冷经，开胃止呕，止泻，理气止痛。

3. 热邪肚痛

蒙里夺（病证表现）：腹部胀痛拒按，潮热，口渴，烦躁不安，手足心热，唇红，大便干结。

兴冷（属经）：属热经肚痛。

佳合蒙（治则）：拉凯赊嘎（泻热通便），替笨挡蒙（理气止痛）。

欧夺息佳、冈偶（用方、方解）：

阿梅棍（苦荞头）10g，芮米仰（马齿苋）10g，芮卧俄（地榆）10g，嘎刘昔更里（陈皮）10g，水煎服。

阿梅棍，性冷，味酸、苦，属冷药，入热经，清热解毒，消胀止痛；芮米仰，性冷，味酸、微苦、涩，属冷药，入热经，清热利湿，凉血解毒；芮卧俄，性冷，味酸、苦，属冷药，入热经，收敛止痛；嘎刘昔更里，性热，味辛、苦，属热药，入冷经，顺气止痛。

4. 虫积痛肚

蒙里夺（病证表现）：面黄肌瘦，突然脐周疼痛，恶心呕吐，烦躁不安，四肢冷，腹胀，便秘，甚则呕吐蛔虫。

兴冷（属经）：属冷热并病。

佳合蒙（治则）：抵岗挡蒙（杀虫止痛）。

欧夺息佳、冈偶（用方、方解）：

佳芮千地（夜关门）20g，芮佳嘎强溜（萹蓄）12g，珍莎（花椒）6g，珍陡（薏苡根）12g，啥黑珍利（乌梅）12g，水煎服。

佳芮千地，性冷，味苦，属冷药，入热经，清热利湿，消食化积；芮佳嘎强溜，性冷，味苦，属热药，入热经，快经，清热化湿，解毒驱虫；珍莎，性热，味麻、辣，属热药，入冷经，温中散寒，燥湿驱虫；珍陡，性平，味甘、淡，属两经药，健脾，利湿，清热解毒；啥黑珍利，性冷，味酸，属冷药，入热经，润肺止咳，健脾消积，解热镇咳，生津除烦，敛肺驱虫。

【预防调护】

1. 饮食合理，勿过食寒凉生冷、辛辣肥甘厚味及变质食物，以免损伤脾胃；宜进食清淡、营养丰富、易消化食物。

2. 注意保持小儿机体和腹部冷暖适宜。

3. 保持安静，消除患儿恐惧心理，避免患儿情绪激动。

4. 剧烈腹痛患儿应卧床休息，密切关注患儿体温、脉搏、血压、排泄物及腹痛进展情况，随时检查腹部体征，并做必要的辅助检查，以期诊察危重患儿。

【按语】

苗医将小儿胸口至脐围疼痛称为聂嘎蒙秋，与中医小儿腹痛相似，是小儿常见的疾病。小儿初生一周及两三个月之内，多有腹痛之患；无故啼哭不已或夜间啼哭甚，多是腹痛之故。《诸病源候论·小儿杂病诸侯》曰："小儿腹痛，多由冷热不调，冷热之气与脏器相击，故痛也。"后世一般将腹痛分为寒、热、虚、实四大类，以便临床掌握。腹痛的病因有很多，辨病时首先要鉴别腹部器官与非腹部器官引起的腹痛；若腹部器官引起的腹痛，注意鉴别是腹部器质性病变所致腹痛还是功能性腹痛，特别注意与外科急腹症的鉴别。应详细询问患儿的年龄，腹痛起病的缓急、病程长短，腹痛的性质、部位，发作的诱因等。此外，腹痛的伴随症状在鉴别诊断中也有重要意义。

第七节　昂傣加访
Vangl daib jangx fangx（婴儿黄疸）

【概述】

苗医称婴儿黄疸为昂傣加访（*Vangl daib jangx fangx*），亦称为嘎傣休调访、嘎傣兴访。

中医将此病称为"胎黄"或"胎疸"。早在隋代巢元方《诸病源候论·小儿杂病诸侯》中就有记载："小儿在胎，其母脏气有热，熏蒸于胎，至生下小儿，体皆黄，谓之胎疸也。"初步阐明了胎黄的症状和产生的原因。

西医将新生儿黄疸分为生理性黄疸和病理性黄疸两大类。生理性黄疸一般无其他症状；病理性黄疸常伴有精神倦怠，不欲吮奶，大便或呈灰白色等，有原发疾病表现。

【呼候疾鹏·苗医症疾】

昂傣加访属小症，分为热经婴儿黄疸和冷经婴儿胎黄两个小疾。

【爱讲夺·成因】

苗医认为，婴儿黄疸多为孕妇感染风毒湿邪，传于胎中，影响胎儿，与孕妇先天不足等有密切关系。

【梗夺蒙·病由】

本病因胎体幼弱，水、湿、寒毒侵入胎体，阻滞日久，形成胎毒，肝胆受累，胆汁外流致使皮肤、双目发黄。

【诊查要点】

1. 诊断要点

（1）本病黄疸出现早，发展快，黄色明显，也可消退后再次出现；或黄疸出现迟，持续不退，日渐加重。

（2）排除其他疾病引起的黄疸。

2. 辅助检查

胆红素检测、血常规、血型鉴定、红细胞脆性试验、肝功能、血常规、尿常规、脑脊液培养、血清特异性抗体、C反应蛋白、血沉检查、B超等可协助诊断。

【鉴别诊断】

穆希访 *Xangt hlaob jix ndongt shad*（生理性黄疸）

足月儿大多在生后第2～3天出现穆希访，4～5天达高峰，5～7天消退，最迟不超过2周。早产儿一般3～5天出现穆希访，5～7天达高峰，7～9天消退，最长可延迟到3～4周。

【病证分类辨治】

1. 热经婴儿胎黄

蒙里夺（病证表现）：婴儿皮肤、双目发黄，颜色鲜明，精神状态好，偶有发热，小便深黄。

兴冷（属经）：属热经热病。

佳合蒙（治则）：旭嘎凯滁内（清热除湿）。

欧夺息佳、冈偶（用方、方解）：

莴拿（刺桑）12g，白芍（与中药同名）10g，莴鼒（茵陈）15g，莴坝仰（夏枯草）15g，珍陆（栀子）15g，水煎服。

莴拿，性冷，味苦，属冷药，入热经，消食健脾；白芍，性冷，味苦，属冷药，入热经，养血柔肝止痛；莴鼒，性冷，味苦，属冷药，入热经，清热利湿，利胆；莴坝仰，性冷，味苦，微辛，属冷药，入热经，消肿散结；珍陆，性冷，味苦，属冷药，入热经，泻火解毒，清热利湿。

2. 冷经婴儿胎黄

蒙里夺（病证表现）：婴儿皮肤、双目发黄，颜色晦暗，精神萎靡，四肢冷，大便灰白溏稀。

兴冷（属经）：属冷经冷病。

佳合蒙（治则）：麦靓韦麦芍滁内（健脾除湿）。

欧夺息佳、冈偶（用方、方解）：

豆榜乳（木槿花）12g，莴他信（冬葵子）12g，豆莴纳（穿破石）15g，白芍（与中药同名）12g，珍豆莴播（枸杞子）12g，水煎服。

豆榜乳，性冷，味苦，属冷药，入热经，清热除湿；莴他信，性冷，味苦，属冷药，入热经，清热解毒；豆莴纳，性平，味淡、微苦，属两经药，散瘀；白芍，性冷，味苦，属冷药，入热经，柔肝止痛；珍豆莴播，性平，味甘，属两经药，利湿。

【预防调护】

1. 妊娠期注意饮食卫生，忌酒和辛热之品。

2. 有肝炎病史的女性应治愈后再妊娠，如妊娠后发现有肝炎应及时治疗。

3. 避免新生儿口腔黏膜、脐部和皮肤损伤，防止感染。

【按语】

苗医认为，婴儿黄疸多为孕妇感染风毒湿邪，传于胎中，影响胎儿，与孕妇先天不足等都有密切关系；或由于胎体幼弱，水、湿、寒毒侵入胎体，阻滞日久，形成胎毒，肝胆受累，胆汁外流致使皮肤、双目发黄。故苗医常以清热除湿，或健脾除湿为治疗原则。常配伍使用莴鼾、珍陆、豆榜乳、莴他信等清热苗药。

第八节　沙嘎
Hsad gad（小儿积食）

【概述】

苗医称小儿积食为沙嘎（*Hsad gad*），指小儿无论吃什么均能导致停食，又称小儿停食或小儿隔食。

中医认为，小儿积食是指小儿内伤乳食，停滞中焦，积而不化，气滞不行所形成的一种脾胃疾病，以不思乳食、食而不化、脘腹胀满、嗳气酸腐、大便溏薄或秘结为临床特征。

小儿积食相当于西医小儿消化功能紊乱，功能消化不良。

【呼候疾鹏·苗医症疾】

沙嘎分为有奶积停食和五谷停食两个小疾。

【爱讲夺·成因】

苗医认为，进食无节制或喂养不当，过食肉类、蛋白、奶制品等难以消化的食物，脾胃无力运化，久停损伤肠胃，引起小儿停食。

【梗夺蒙·病由】

小儿脾常不足，乳食不知自节。若调护失宜，喂养不当，则易为乳食所伤。伤于乳者，多因哺乳不节、冷热不调；伤于食者，多因饮食喂养不当，或过食膏粱厚味，或贪食生冷、坚硬难化之物，或添加辅食过多过快。

【诊查要点】

1. 诊断依据

（1）有喂养不当伤乳、伤食等病史。

（2）有不思乳食，食而不化，腹部胀满，嗳腐酸馊，大便不调等表现。

（3）可伴有烦躁不安，夜间哭闹或呕吐等症。

2．相关检查

大便常规检查可见不消化食物残渣或脂肪滴。实验室检查、B超、X线检查排除肝胆胰相关疾病。

【鉴别诊断】

1．久傣阿杠洛 Jib daib ax ghangb lot gad（厌食）

久傣阿杠洛多因先天不足，或喂养不当，或外邪损伤胃肠，消化功能下降所致。本病分为分气虚厌食偏食和血虚厌食偏食两个小疾。临床表现为长期食欲不振，厌食，一般无脘腹胀满、大便酸臭等症。可与沙嘎可鉴别。

2．内外科其他病证

腹胀是积食的主要临床表现。引起腹胀的原因比较复杂，内科疾病如感染性疾病，低氧血症，水、电解质紊乱及酸碱平衡失调等，外科疾病如下消化道梗阻、气腹、血腹等也可引起。应注意鉴别临床症状特点以明确原发疾病，血常规、血培养、生化全项、神经系统检查等有利于诊断相关疾病。

【病证分类辨治】

1．奶积停食

蒙里夺（病证表现）：小儿吸乳过多，一时难以消化，呕吐奶块，口中有酸奶味，烦躁不安，腹痛，哭啼，时做时止，舌红，唇白。

兴冷（属经）：多属冷经冷病。

佳合蒙（治则）：沅笨洗咕（行气消积），洗侬烊阶咕（消食化积）

欧夺息佳、冈偶（用方、方解）：

阿梅棍（苦荞头）10g，佳保耶（石菖蒲）5g，水煎服。

阿梅棍，性冷，味酸、苦，属冷药，入热经，理气助消化；佳保耶，性热，味酸、麻，属热药，入冷经，除湿健胃。

2．五谷停食

蒙里夺（病证表现）：呕吐酸馊食物及残渣，腹部胀痛，烦躁，哭闹不安，手脚心热，夜间额头出汗，面色青黄，不思进食，大便臭秽、黏腻，腹痛，便后痛减。

兴冷（属经）：属冷经冷病。

佳合蒙（治则）：洗侬烊阶咕（消食化积），麦舰麦韦素迄（健脾和胃）。

欧夺息佳、冈偶（用方、方解）：

豆卡欧（吴茱萸）3g，豆姜额（苦楝子）5g，嘎焖令潘闹（太子参）10g，娜丽（山药）6g，水煎服。

豆卡欧，性热，味麻、辣，属热药，入冷经、慢经，有小毒，温中散寒，燥湿；豆姜额，性冷，味苦，涩，属冷药，入热经，有小毒，驱蛔；嘎焖令潘闹，性热，味甘，微苦，属热药，入冷经，补气生津，健脾润肺；娜丽，性热，味甘，属热药，入冷经，清热解毒。诸药合用，共奏消食化积、温中养胃之效。

【预防调护】

1.哺乳时不宜过急，以防吞入空气；哺乳后，将小儿竖抱，轻拍背部，使吞入的空气排出，然后再让其平卧。

2.喂养小儿时，食物宜清淡而富有营养，忌辛辣和有腥臊味的饮食。

3.饮食清洁卫生。

4.专人护理，安静休息，消除恐惧心理。坐位抱患儿，头向前倾，用手托扶前额，使呕吐物吐出通畅，不呛入鼻管。

5.饮食适度，忌暴饮暴食，做到"乳贵有时，食贵有节"。

【按语】

苗医认为，小儿积食由于饮食不节，或喂养不当，或过食肉类、蛋白及奶制品等难以消化的食物，脾胃无力运化，久停损伤肠胃，引起停食。本病一年四季均可发生。预后一般良好，偶有患儿可因积滞日久，迁延失治，进一步损伤脾胃，导致气血化源不足，营养及生长发育障碍，而转化为疳证，故前人有"积为疳之母，无积不成疳"之说。

第九节 久傣更冬芒
Jib daib genx diongb hmongl（小儿夜哭）

【概述】

苗医称小儿夜哭称为久傣更冬芒（*Jib daib genx diongb hmongl*），别名为嘎傣冬芒阿更，多因肠胃虚弱、冷病血虚、冷病中邪、热经血热引起小儿每晚啼哭不停。

中医称小儿夜哭为夜啼，脾寒腹痛是导致夜啼的常见原因。

西医小儿夜哭是婴儿时期常见的一种睡眠障碍，一般孩子白日无恙，晚间哭闹不止。

【呼候疾鹏·苗医症疾】

本病属小症，分冷病肠胃虚弱夜哭、冷病血虚夜哭、冷病中邪夜哭、热经血热夜哭四个小疾。

【爱讲夺·成因】

小儿夜哭原因很多，饥饿、虫咬、潮湿、闷热、伤食、疾病等均可引起夜啼。

【梗夺蒙·病由】

诸多原因均可引起血热，烦躁不安，心神不定，饥饿，伤食损伤肠胃，胃不和眠不安，故啼哭；小儿心气较弱，受到惊恐，心神不宁，夜晚啼哭不止。

【诊查要点】

诊断依据：婴儿不明原因的入夜啼哭不安，时哭时止，或每夜定时啼哭，甚则通宵达旦，而白天如常。

【鉴别诊断】

小儿夜啼应与不适、拗哭鉴别。小儿夜间喂哺不足或过食，尿布更换不及时，环境及衣被冷热不适，均可引起啼哭，采取积极措施后婴儿啼哭即止。还有部分婴儿因不良习惯而夜间拗哭，如夜间开灯睡觉，摇篮摇摆、怀抱而寐等，应注意及时纠正不良习惯。

【病证分类辨治】

1. 冷病肠胃虚弱夜哭

蒙里夺（病证表现）：小儿夜间啼哭，白天正常，喜欢伏卧，四肢欠温，食少，大便溏稀，面色发青发或白。

兴冷（属经）：属冷经冷病。

佳合蒙（治则）：荷迄漳射（温胃散寒），麦舰麦韦芍恰迄（健脾补中）

欧夺息佳、冈偶（用方、方解）：

莴嘎勒（蜘蛛香）8g，嘎炯令潘闹（太子参）10g，苞姜给打（茯苓）8g，娜丽（山药）10g，珍访象（山楂）12g，水煎服。

莴嘎勒，性热，味麻、辣，属热药，入冷经，理气；嘎炯令潘闹，性热，味甘、微苦，属热药，入冷经，补气生津，健脾润肺；苞姜给打，性热，味甘，属热药，入冷经，健脾补中，宁心安神；娜丽，性热，味甘，属热药，入冷经，理气；珍访象，性热，味甘、微酸，属热药，入冷经，消食化积。

2. 冷病血虚夜哭

蒙里夺（病证表现）：小儿夜间啼哭，多见于生病之后，烦躁不安，唇舌淡红，恶寒，小便清长，面色青白。

兴冷（属经）：属冷经冷病。

佳合蒙（治则）：布笨恰象（补气养血），挡疏停网亭（养心安神）。

欧夺息佳、冈偶（用方、方解）：

珍陆（栀子）8g，白芍（与中药同名）6g，莴布套学（血人参）8g，挂桂俄（白薇）6g，水煎服。

珍陆，性冷，味苦，属冷药，入热经，泻火解毒，清热利湿；白芍，性冷，味苦，属冷药，入热经，养血柔肝；莴布套学，性热，味涩、微苦，属热药，入冷经，养血补血；挂桂俄，性冷，味苦、咸，属冷药，入热经，清热凉血。

3. 冷病中邪夜哭

蒙里夺（病证表现）：小儿夜间啼哭，多在受惊之后发生，睡中易惊醒，依赖母亲的怀抱，其他无异常。

兴冷（属经）：属冷经冷病。

佳合蒙（治则）：宕挡停网亭（镇静安神）。

欧夺息佳、冈偶（用方、方解）：

苞姜给打（茯苓）10g，莴里略坝（小远志）8g，莴朴翁（首乌藤）10g，水煎服。

苞姜给打，性热，味甘，属热药，入冷经，健脾补中，宁心安神；莴里略坝，性冷，味苦，微辛，入热经，宁心安神；莴朴翁，性热，味甘、微涩，属热药，入冷经，补肝肾，养精血。

4. 热经血热夜哭

蒙里夺（病证表现）：小儿夜间哭啼，喜仰卧，见灯火哭啼更甚，烦躁不安，颜面色赤，小便少，色黄，大便秘结。

兴冷（属经）：属热经热病。

佳合蒙（治则）：赊象维象（凉血活血），宕挡停网亭（镇静安神）。

欧夺息佳、冈偶（用方、方解）：

姜加莪董（麦冬）8g，莴壳欧（薄荷）6g，糯独佳开都（水黄连）3g，仰格陇给（竹叶）10g，水煎服。

姜加莪董，性热，味甘，属热药，入冷经，滋阴生津；莴壳欧，性冷，味辣，属冷药，入热经，疏散风热；糯独佳开都，性冷，味苦，属冷药，入热经，清热利湿，解毒；仰格陇给，性冷，味淡，属冷药，入热经，清热除烦安神。

【预防调护】

1. 要注意防寒保暖，但也勿衣被过厚。

2. 孕妇及哺乳期妇女不可过食寒凉及辛辣热性食物，避免受惊吓。

3. 不可将婴儿抱在怀中睡眠，不通宵开灯，养成良好的睡眠习惯。

4. 注意保持周围环境安静祥和，检查衣服被褥有无异物刺伤皮肤。

5. 注意寻找婴儿啼哭不止的原因，如饥饿、过饱、闷热、寒冷、虫咬、尿布浸渍、衣被刺激等，除去引起啼哭的原因。

【按语】

苗医认为引起小儿夜啼的病因包括脾寒、心热、惊恐。常因孕母素体虚寒、恣食生冷，胎禀不足，脾寒内生；或因护理不当，腹部中寒；或用冷乳哺食，中阳不振，以致寒邪内侵，凝滞气机，不通则痛，因痛而啼；若孕母脾气急躁，或平素恣食香燥炙烤之物，或过服温热药物，蕴蓄之热遗于胎儿；出生后将养过温，受火热之气熏灼，心火上炎，积热上扰，则心神不安而啼哭不止。心火过亢，阴不能潜阳，故夜间不寐而啼哭不宁；心主惊而藏神，小儿神气怯弱，智慧未充，若见异常之物，或闻特异声响，而致惊恐。惊则伤神，恐则伤志，致使心神不宁，神志不安，寐中惊惕，因惊而啼。治疗上，根据患儿不同病因施治，选择温脾行气、清心导赤、镇惊安神之法。

第十节　久傣洛欧扭
Lol eb niux（小儿流涎）

【概述】

苗医称小儿流口水为久傣洛欧扭（*Lol eb niux*），别名机洛欧扭浠，多由于先天不足或后天病证损伤口内肌肉及气、水导致唾液经常从嘴角流出。本病为小疾。

中医小儿流口水又称小儿流涎，指口中唾液不自觉流出。

西医小儿流涎包括生理性流涎、病理性流涎、神经系统疾病、先天性疾病四种。生理性原因包括食物刺激和乳牙萌生，病理性原因包括腮腺机械性损伤和口腔炎症，神经系统性疾病包括中枢神经性疾病和周围神经系统性疾病，先天性疾病包括三体综合征、先天性甲状腺功能减退等。

【爱讲夺·成因】

本病多因先天不足或后天病证引起。

【梗夺蒙·病由】

先天不足或后天病证损伤口内肌肉及气、水，以致唾液不收，经常流出。

【诊查要点】

诊断依据为口水经常从嘴角流出。检查染色体及甲状腺功能检查及其他相关检查。

【鉴别诊断】

新生儿生理性流口水：婴儿 4～5 个月时，饮食中含淀粉等营养成分的食物刺激唾液腺，唾液分泌明显增加。此时的婴儿口腔小而浅，吞咽反射功能还不健全，不会用吞咽动作来调节口水，所以只要口水多了就会流出口外。另外，不少婴儿喜欢吮吸指头、橡皮奶嘴等，这也刺激了唾液腺的分泌，使口水增多。6～7 个月婴儿乳牙初萌，会引起牙龈组织轻度肿胀不适，从而刺激牙龈上的神经，导致唾液腺反射性地分泌增加。

【病证分类辨治】

蒙里夯（病证表现）：唾液经常从嘴角流出，黏稠，量多，重者口角发红溃烂，面唇发红，小便少，色黄，大便秽臭，或干结。

兴冷（属经）：属热经热病。

佳合蒙（治则）：旭嘎凯沓痂（清热解毒），麦舰麦韦芎滁内（健脾除湿）。

欧夺息佳、冈偶（用方、方解）：

朗访幼（石斛）5g，珍陡（薏苡仁）10g，苞姜给打（茯苓）8g，水煎服。

朗访幼，性热，味甘，属冷药，入热经，滋阴除热，养胃生津；珍陡，性平，味甘、淡，属两经药，健脾，利湿，清热解毒；苞姜给打，性热，味甘，属热药，入冷经，利水渗湿，健脾补中。诸药合用，清热解毒，健脾除湿。

【预防调护】

1. 注意饮食卫生，勿暴饮暴食，防止损伤脾胃。

2. 勿常吻、捏其腮部，以免刺激涎液分泌。

3. 勤换兜布，用柔软纱布揩拭涎水。

【按语】

小儿流涎多因饮食不当致脾胃湿热，熏蒸于口，或脾胃虚弱，固摄失职等引起唾液从口内外流而发病；哺乳期妇女过食寒凉及辛辣热性食物，通过母乳传递于小儿，导致小儿脾胃虚寒或脾胃湿热，脾不摄津，出现流涎。治疗上根据患儿寒热表现，予温中补脾及清热泻脾之法进行。

第十一节　聂嘎扎嘎
Niak ghad xud ghab not lind（小儿腹泻）

【概述】

苗医称小儿腹泻为聂嘎扎嘎（*Niak ghad xud ghab not lind*），别名蒙秋扎嘎。本病多因体质虚弱，或胃肠功能低下，或饮食不节，或过食辛辣食物，或感受风湿水毒、热毒等所致。

中医小儿腹泻的主要病位在脾胃，多由湿热、风寒、伤食导致。

西医小儿腹泻，是由多病原、多因素引起的以腹泻为主的一组临床综合征。

【呼候疾鹏·苗医症疾】

大便次数多，清稀如水。本病属大症之一，分热经伤食泻肚、热病湿热泻肚、冷病风寒泻肚、冷病虚弱泻肚四个小疾。

【爱讲夺·成因】

本病多因体质虚弱，或胃肠功能低下，或饮食不节，或过食辛辣食物，或感受风湿水毒、热毒。

【梗夺蒙·病由】

小儿感受风寒水湿热毒，加之体质虚弱，邪毒损伤胃肠，影响食物消化；热毒伤血、伤气，食物消化运行不畅，分化受到影响，会导致大便溏稀。饮食不节或嗜食生冷辛辣等损伤胃肠功能，影响消化等以致腹泻。

【诊断要点】

1. 诊断依据

（1）大便性状有改变，呈稀便、水样便、黏液便或脓血便。

（2）大便次数比平时增多。

2. 相关检查

便常规、细菌培养、补体结合试验、酶联免疫吸附试验及电镜检查，检查有无脱水、酸中毒和电解质紊乱。

【鉴别诊断】

小儿腹泻应与以下疾病或症状相鉴别。

1. 扎嘎加 Xud ghad xud dongf hxangt（杆菌痢疾）

婴儿痢疾的表现多不典型。常无脓血便，临床一般表现为腹泻，较难鉴别。应注意流行情况，问明接触史。患儿排便前常哭闹，提示里急后重。仔细观察可见患儿大便频繁，但大便量少，有时可见水样便中混有脓血，镜下有较多脓细胞、红细胞和吞噬细胞。而大肠杆菌肠炎患儿每次大便量多，部分每次可达 20mL 以上，大便常夹带黏液，黏液量少、质稠脓，偶有少数白细胞与红细胞，应培养鉴别。

2. 单幼嘎膏穆 Ncjuas maol balf nchangd ndruct hlad（婴儿出血性肠炎）

起病与大肠杆菌肠炎无异，但治疗后腹泻不止且病情加重，腹胀较重，高热、频繁呕吐，重者吐咖啡样物。大便早期呈水样，潜血试验阴性，后出现暗红色果酱样大便。脱水重，早期可出现休克；中毒重者可昏迷、惊厥。

3. 扎嘎叉 Niak ghad xud ghab not lind（生理性腹泻）

渗出性体质小儿出生后不久即可排黄绿色稀便，大便次数多，但无呕吐，食欲好，体重增加正常。添加辅食后，大便自行恢复正常。

【病证分类辨治】

1. 热经伤食泻肚

蒙里夺（病证表现）：腹胀，腹痛，大便次数增多，泻后痛减，大便腐臭，矢气，口臭，纳减，不思饮食，呕吐，小便量少、色黄。

兴冷（属经）：属热经热病。

佳合蒙（治则）：洗依样阶咕（消食化积），旭嘎凯（清热和胃）。

欧夺息佳、冈偶（用方、方解）：

豆比吼哈羌（三颗针）3g，豆卡欧（吴茱萸）3g，莴米仰（马齿苋）3g，珍访象（山楂）5g，莴项嘎（鸡屎藤）5g，水煎服。

豆比吼哈羌，性冷，味苦，属冷药，入热经，清热燥湿；豆卡欧，性热，味辣、麻，属热药，入冷经、慢经，有小毒，温中，散寒，燥湿，顺气；莴米仰，性冷，味酸、微苦、涩，属冷药，入热经，清热利湿，凉血解毒；珍访象，性热，味甘、微酸，属热药，入冷经，消食化积；莴项嘎，性热，味甘、微涩，属热药，入冷经，消食化积。诸药合用，宽胸顺气，消食化积。

2. 热病湿热泻肚

蒙里夺（病证表现）：每天腹泻十余次，发热或不发热，肠鸣，大便呈水样，夹杂不消化食物残渣，绿色或黄色，伴少许黏液，肛门发热、微痛、发红，尿少色黄。

兴冷（属经）：属热经热病。

佳合蒙（治则）：旭嘎凯滁内（清热利湿），消食化滞。

欧夺息佳、冈偶（用方、方解）：

豆里乌（含珠海蚌）15g，莴米仰（马齿苋）15g，潘豆芳（十大功劳）8g，水煎服。

豆里乌，性冷，味苦、涩，属冷药，入热经，清热利湿，凉血解毒消积；莴米仰，性冷，味酸、微苦、涩，属冷药，入热经，清热利湿，凉血解毒；潘豆芳，性冷，味苦，属冷药，入热经，泻火解毒。诸药合用，清热利湿，顺通肠胃。

3. 冷经风寒泻肚

蒙里夺（病证表现）：大便稀烂，带有泡沫，色淡，肠鸣腹痛，发热，鼻塞，流清涕，轻微咳嗽，口不渴，小便清长。

兴冷（属经）：属冷经冷病。

佳合蒙（治则）：荷桐（祛寒温中），迫渥劫（疏风祛湿）。

欧夺息佳、冈偶（用方、方解）：

佳莴姣米（藿香）8g，佳嘎陇给（徐长卿）8g，珍陡（薏苡仁）10g，莴疗（辣蓼）8g，水煎服。

佳莴姣米，性热，味辛，属热药，入冷经，温中化湿；佳嘎陇给，性热，味香、麻，属热药，入冷经、快经、半边经，解毒消肿，温胃散寒；珍陡，性平，味甘、淡，属两经药，健脾利湿；莴疗，性冷，味苦，属冷药，入热经，祛风化湿，散瘀。诸药合用，温中散寒，顺通肠胃。

4. 冷病虚弱泻肚

蒙里夺（病证表现）：久泻不止，重者脱肛，吃后即泻，排泄物为未消化的食物残渣，四肢发冷，形体消瘦，精神萎靡。

兴冷（属经）：属冷经冷病。

佳合蒙（治则）：荷迄漳射（温胃散寒），麦舰麦韦芍恰迄（健脾补中）。

欧夺息佳、冈偶（用方、方解）：

莴它信（冬葵子）10g，珍布渴（刺梨根）12g，佳欧芜（党参）10g，水煎服。

莴它信，性冷，味苦，属冷药，入热经，清热解毒；珍布渴，性热，味酸、微涩，属热药，入冷经，消食健脾，收敛止泻；佳欧芜，性热，味甘，属热药，入冷经，补中益气健脾。

【预防调护】

1.饭前便后要洗手，注意卫生；不喝生水。

2.饮食注意卫生，生食、熟食要分开，海鲜一定要煮熟煮透后食用，最好不要生吃、半生吃。另外，凉拌菜时放些醋和大蒜，可以有效预防腹泻。

3.尽量减少与腹泻病人的接触，最好不要用共同的餐具。

【按语】

小儿腹泻的病因病机为小儿脾胃虚弱，运化功能不足，感受外邪，或乳食不当，调护不当，致使宿食停滞，损伤脾胃阳气，脾虚则运化失司，胃弱则不能腐熟水谷，中阳之气下陷而为泄泻。小儿脏腑娇嫩，形气未充，抵御外邪能力不足，外界气候寒、暑、温、凉的变化对小儿机体有所影响，其中，湿邪最能困遏脾气，为泄泻的主要病因；小儿脾常不足，消化功能尚未健全，如果饮食不节或不洁，都可能导致脾胃受损引起腹泻。治疗上，针对不同病因分别治以消食导滞、祛风散寒、清热利湿之法。

第十二节　久傣阿杠洛
Jib daib ax ghangb lot gad（小儿厌食、偏食）

【概述】

苗医将小儿厌食、偏食称作久傣阿杠洛（*Jib daib ax ghangb lot gad*），别名称沙干。本病多因先天不足、喂养不当或外邪损伤胃肠，消化功能下降所致。

中医认为厌食是指小儿较长时期不思进食，厌恶摄食的一种病证。本病多由饮食不节、喂养不当致病，还包括他病失调、脾胃受损，先天不足、后天失养，暑湿熏蒸、脾阳失展，情志不畅、思虑伤脾等。

西医小儿厌食症是指长期的食欲减退或消失、以食量减少为主要症状，是一种慢性消化功能紊乱综合征，为儿科常见病、多发病，1～6岁小儿多见，且有逐年上升趋势。严重者可导致营养不良、贫血、佝偻病及免疫力低下，出现反复呼吸道感染，对儿童生长发育、营养状态和智力发展有不同程度的影响。

【呼候疾鹏·苗医症疾】

厌食、偏食都属冷经证疾，属小症，分气虚厌食、偏食和血虚厌食、偏食两个小疾。

【爱讲夺·成因】

本病多因先天不足、喂养不当或外邪损伤胃肠，消化功能下降引起。

【梗夺蒙·病由】

先天不足、气血亏损，胃肠功能下降，食物难以消化，由停食发展为厌食。苗医认为首先是气亏，运化乏力，腹胀，厌食；其次是血亏，血脉受阻，食物难以消化，人体失养而成疾。

【诊查要点】

1. 诊断依据

（1）长期不思进食，厌恶摄食，食量显著少于同龄正常儿童。

（2）可有嗳气、泛恶、脘痞、大便不调等症，或伴面色少华、形体偏瘦、口干喜饮等症，但精神尚好，活动如常。

（3）排除其他外感、内伤慢性疾病。

2. 相关检查

（1）体格检查。

（2）微量元素检测。

（3）其他检查如消化系统检查、甲状腺功能检查等。

【鉴别诊断】

很多因素和疾病均可使食欲减退，其中以习惯不良、缺铁性贫血、佝偻病较多见。

1. 习惯不良

除家庭环境和病史中有明确饮食习惯不良外，必须排除其他疾病因素，并注意纠正不良习惯，循序渐进，正确诱导和鼓励。

2. 缺铁性贫血

缺铁性贫血是小儿多发病，不仅会导致贫血、代谢障碍、细胞免疫功能降低和行为异常等，还可引起胃酸减少、肠黏膜萎缩和吸收功能障碍等胃肠消化功能异常，影响小儿食欲，甚至影响生长发育，应提倡补铁食品，进行群体预防，经血红蛋白、血清铁、总铁结合力、红细胞游离原卟啉和血清铁蛋白等检查证实诊断者，及时用铁剂治疗。

3. 钩虫病

对钩虫流行区小儿有贫血、异食癖和精神食欲差者，应检查大便常规找钩虫卵，确诊后及时驱虫，并予铁剂。

【病证分类辨治】

1. 气虚厌食、偏食

蒙里夺（病证表现）：纳差，食欲不振，乏味，嗳气，恶心，大便溏稀，进食稍多即腹胀，或食而不化，面色苍白，消瘦少气，大便夹有不消化食物。

兴冷（属经）：属冷经冷病。

佳合蒙（治则）：怡迄麦舰麦韦芍（养胃健脾），沆笨（行气消积）。

欧夺息佳、冈偶（用方、方解）：

莴嘎勒（蜘蛛香）6g，姜给巴（枳壳）4g，佳莴姣米（藿香）6g，水煎服。

莴嘎勒，性热，味麻、辣，属热药，入冷经，健脾补中，理气；姜给巴，性冷，味苦，属冷药，入热经，理气宽中，行滞消积；佳莴姣米，性热，味辛，属热药，入冷经，清热解表，温中化湿。

2. 血虚厌食、偏食

蒙里夺（病证表现）：不思饮食，纳少，喜饮，皮肤干燥，大便干，尿少，寐欠安，手脚心发热。

兴冷（属经）：属冷经冷病。

佳合蒙（治则）：怡迄麦舰麦韦芍（健脾和胃），布笨怡象（补气养血）。

欧夺息佳、冈偶（用方、方解）：

姜加茇董（麦冬）8g，仰抵嘎（沙参）10g，朗访幼（石斛）6g，莴项嘎（鸡屎藤）

5g，水煎服。

姜加栽董，性热，味甘，属热药，入冷经，滋阴生津；仰抵嘎，性热，味甘，属热药，入冷经，清热养阴；朗访幼，性微寒，味甘，属冷药，入热经，滋阴除热，养胃生津；莴项嘎，性热，味甘、微涩，属热药，入冷经，消食化积。

【预防调护】

1. 对儿童，尤其是婴幼儿，要注意调节饮食，掌握正确的喂养方法，饮食起居按时、有度。对先天不足或后天脾弱失运的患儿，要加强饮食、药物调理，使之早日康复。

2. 矫治厌食不可单纯依赖药物，必须纠正不良的饮食习惯，如贪吃零食、偏食、挑食、饮食不按时等。注意少进食甘肥厚味、生冷干硬食品，不能滥服补品、补药。

3. 食物不要过于精细，鼓励患儿多吃蔬菜及粗粮。允许患儿少量进食喜爱的食物，以诱导开胃。

【按语】

小儿厌食的原因包括乳食不节，痰湿滋生，虫积伤脾，脾胃虚弱。小儿喂养以"乳贵有时，食贵有节"原则。饮食不节可导致脾胃受伤，受纳运化功能减弱，出现食欲不振或厌恶乳食之症；乳母过食寒凉，小儿嗜食生冷，导致脾阳受伤，痰湿内生，壅阻中州，影响脾胃消化功能，出现厌食；小儿脾胃虚弱，饮食不洁或有吮手指的习惯易患肠道虫证，虫积扰乱脾胃气机，影响消化吸收而致厌食；小儿禀赋不足，后天失养，致使脾胃虚弱，或疾病迁延，损伤脾胃，使消化功能下降而致厌食。治疗上，根据病因不同，选择燥湿健脾、杀虫消积、健脾和胃等法施治。